"百年苏医,十年改革"

高等医学教育改革发展实践与探索

苏州大学"卓越医生教育培养计划"实例
(2010—2020年)

龚 政 编
蒋星红 审

苏州大学出版社

图书在版编目(CIP)数据

高等医学教育改革发展实践与探索:苏州大学"卓越医生教育培养计划"实例:2010—2020年/龚政编. —苏州:苏州大学出版社,2022.9
ISBN 978-7-5672-3843-5

Ⅰ.①高… Ⅱ.①龚… Ⅲ.①高等教育-医学教育-教育改革-研究-中国-2010-2020 Ⅳ.①R-4

中国版本图书馆 CIP 数据核字(2022)第 149296 号

高等医学教育改革发展实践与探索

苏州大学"卓越医生教育培养计划"实例
(2010—2020年)
龚 政 编
责任编辑 倪 青
助理编辑 杨 冉

苏 州 大 学 出 版 社 出 版 发 行
(地址:苏州市十梓街1号 邮编:215006)
广东虎彩云印刷有限公司印装
(地址:东莞市虎门镇黄村社区厚虎路20号C幢一楼 邮编:523898)

开本 787 mm×1 092 mm 1/16 印张 19.25 字数 399 千
2022 年 9 月第 1 版 2022 年 9 月第 1 次印刷
ISBN 978-7-5672-3843-5 定价:58.00 元

图书若有印装错误,本社负责调换
苏州大学出版社营销部 电话:0512-67481020
苏州大学出版社网址 http://www.sudapress.com
苏州大学出版社邮箱 sdcbs@suda.edu.cn

序 Preface

过去的十年,对于我国高等医学教育事业来讲是大改革与大发展的十年。随着《国家中长期教育改革和发展规划纲要(2010—2020年)》《中共中央 国务院关于深化医药卫生体制改革的意见》出台,教育部、卫生部(现为国家卫生健康委员会,以下简称国家卫健委)共同组织实施"卓越医生教育培养计划",加快推进了高等医学教育综合改革,从以试点高校的改革为重点,到全面实施我国卓越医生教育培养计划,有力促进了我国医学人才培养质量的提高,为健康中国建设提供了坚实的人才保障。

十年来,苏州大学正好历经"十二五""十三五"两个发展阶段,学校改革与发展的目标是建设高水平研究型大学,主要任务是以建立现代大学制度为切入点,以回归大学本位、提高办学质量为着力点,不断完善学校内部治理结构与治理体系,提升学校办学水平与核心竞争力。医学教育是学校改革与发展的重要组成部分,作为国家"卓越医生教育培养计划——五年制临床医学人才培养模式改革"首批试点高校,学校围绕国家卓越医学人才培养新要求,在实践探索中主动对接国家医药卫生体制改革对医学教育的新要求,主动适应国际医学发展新趋势对医学教育提出的新挑战,充分依托综合大学办学优势,遵循医学教育规律,立足于长远制度建设,着眼于当前突出问题,全面激发医学本科人才培养活力,促进专业内涵建设与特色发展,使临床医学专业整体建设达到省内领先、国内一流的水平。

为贯彻《国家中长期教育改革和发展规划纲要(2010—2020年)》提出的卓越人才教育培养计划实施要求,早在2010年苏州大学就启动实施卓越医学人才培养工作,探索医学人才培养模式改革,确立"以学生为主体、目标为指引、能力为导向、终身学习为目的"的苏州大学卓越医学人才培养改革目标。2011年,学校敏锐地捕捉到世界医学教育改革的风向,开启了转化式医学教育的探索之路。以承担江苏省高等教育教学改革研究"重中之重课题"——"地方综合大学卓越医学人才培养模式改革研究与实践"、江苏省高等教育教学改革研究"重点课题"——"医学教育国际化背景下转化式学习体系构建的研究与实践"等重大教育教学改革课题为载体,针对当前高校培养出的医学毕业生存在的缺陷:突出表现在岗位胜任力与患者需求不匹配,团队合作欠佳,狭隘专注于技术而缺乏全面思维,确立"能力导向、融通整合、立足转化"的改革思路,以实施转化式教育为核心,着力构建综合大学医学人才培养体系。

学校卓越医学人才培养计划以"实施三个构建,形成三个支撑"为主要内容开展人才培养探索与实践。"实施三个构建",即构建新的人才培养模式、新的课程体系和新的教学内容,形成注重知识、能力和素质协调发展的卓越医学人才培养教育体系;"形成三个支撑",即形成雄厚的学科和师资力量、一流的教学设施与环境、先进的教学管理与制度,作为支撑卓越医学人才培养计划的保障体系。该培养计划具体包括:① 以岗位胜任力为导向优化医学人才培养模式,提供多元化成长发展空间,引导学生致力于创新方面的转化;② 实施器官系统整合式课程体系,加强综合思维和分析处理问题能力培养,引导学生能力获取方面的转化;③ 开展基于问题的学习(Problem-Based Learning,PBL)、基于案例的学习(Case-Based Learning,CBL)、基于探究的学习(Research-Based Learning,RBL)等的教学方法改革,加强批判性思维和终身学习能力培养,引导学生将知识转化为能力。

经过十年的不懈努力与实践探索,学校教育教学改革成效主要体现在"实现了三个优化,形成了三个体系":一是优化了临床医学专业人才培养模式,形成了融知识、能力和素质协调发展的卓越医学人才培养教育体系;二是优化了临床医学专业课程设置、教学内容和教学方法,形成了卓越医学人才培养的教学体系;三是优化了临床医学专业条件保障与学业评价,形成了满足现代教育技术要求和基于科学评价的卓越医学人才培养质量体系。

《高等医学教育改革发展实践与探索——苏州大学"卓越医生教育培养计划"实例(2010—2020年)》的出版,以集中展示苏州大学医学部成立以来,特别是"十二五""十三五"期间医学教育改革发展的主要成就,总结推广综合大学医学教育发展的成功经验,广泛汇集卓越医学人才培养改革实践中有关教育改革的思想智慧,有利于进一步深化学校医学教育改革、激发医学教育活力,有利于更好地凝聚共识,形成合力,丰富和发展综合大学医学教育理论,开创卓越医学人才培养新局面,为学校"双一流"建设做出新贡献。

(龚 政)

目 录 Contents

第一篇　基本情况与改革历程

第一章　苏州大学医学教育基本情况 ······ 2
- 第一节　苏州大学医学教育办学基本情况 ······ 2
- 第二节　苏州大学临床医学专业基本情况 ······ 7

第二章　苏州大学医学教育改革历程 ······ 14
- 第一节　定期召开发展战略研讨会,不断明晰各阶段改革发展任务 ······ 14
- 第二节　及时适应社会需求与变化,不断探索医学教育教学改革 ······ 16
- 第三节　积极实施"卓越医师教育培养计划",不断提升医学人才培养质量 ······ 17

第二篇　理论研究与前沿报告

第三章　卓越医生教育教学理念更新 ······ 24
- 第一节　贯彻国家"卓越医生教育培养计划",树立卓越医学人才培养观念 ······ 25
- 第二节　顺应国际医学教育发展趋势,确立构建转化式学习体系的教学改革理念 ······ 30
- 第三节　立足国家医学教育创新发展新要求,建立以新医科建设为统领的综合大学医学教育新思路 ······ 35

第四章　卓越医学人才培养模式优化 ······ 40
- 第一节　医学人才培养模式的概述 ······ 40
- 第二节　医学人才培养模式的构成 ······ 42
- 第三节　卓越医学人才培养模式的改革 ······ 49

第五章　卓越医生教育课程计划设计 ······ 54
- 第一节　课程的定义和作用 ······ 54
- 第二节　医学课程计划的设计和开发 ······ 57
- 第三节　课程建设与课程治理 ······ 61
- 第四节　卓越医生教育整合课程改革实践 ······ 64

第六章　卓越医生教育教学方法改革 … 68
第一节　坚持教学目标，深化教学方法改革 … 69
第二节　坚持以学为中心，积极改进教学策略与教学模式 … 75
第三节　应用现代信息技术，创新教学方法与手段 … 77

第七章　卓越医生教育评价体系构建 … 79
第一节　教学评价的概念与意义 … 80
第二节　医学教学评价的种类、特点及用途 … 82
第三节　卓越医生教育教学评价的实施 … 83

第八章　卓越医生教育改革报告 … 90
第一节　地方综合大学卓越医生培养实践与探索 … 90
第二节　新时代医学课程改革的挑战与应对 … 95
第三节　综合大学医学人才培养体系构建研究与实践 … 97

第三篇　实践探索与典型案例

第九章　基于卓越医生教育培养计划的临床医学专业建设 … 102
第一节　国家卓越医生教育培养计划试点项目建设 … 103
第二节　临床医学国家"双万计划"一流专业建设 … 109
第三节　临床医学江苏省品牌专业建设 … 113
第四节　江苏省"十二五"高等学校重点专业类建设 … 135

第十章　基于转化式学习体系构建的课程体系建设 … 149
第一节　基于器官系统整合课程体系构建 … 149
第二节　"苏大课程—3I 工程"项目医学课程建设 … 152
第三节　课程教学模式改革与教学资源建设 … 160

第十一章　基于教师成长发展的师资队伍建设 … 162

第十二章　基于现代教育信息技术的教学资源建设 … 173
第一节　虚拟仿真实验教学中心建设 … 173
第二节　基于"5G＋VR"技术的智慧医学教学建设 … 184

第四篇　政策文件与改革成果

第十三章　医学部教育教学管理文件 … 200
第十四章　卓越医学人才教育教学改革项目与成果 … 234

大事记 … 271
附录 … 275

第一篇　基本情况与改革历程

苏州大学医学教育始于 1912 年。历经百余年沧桑,栉风沐雨,秉承"祈通中西,以宏慈善"的校训,传承优良的办学传统、深厚的文化底蕴,医学教育事业人才辈出、名师荟萃,在中国现代医学教育舞台上演绎出璀璨华章,是莘莘学子向往的杏林殿堂。本篇主要介绍苏州大学医学教育办学基本情况,以及近十年来学校在卓越医学人才培养方面的改革历程。

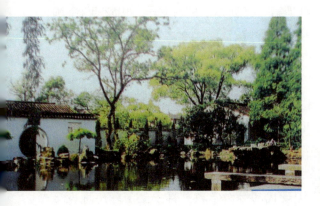

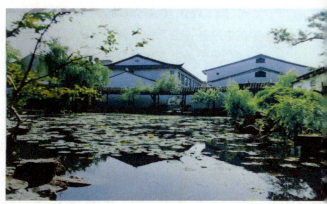

第一章
苏州大学医学教育基本情况

第一节 苏州大学医学教育办学基本情况

苏州大学坐落于素有"人间天堂"之称的古城苏州,是国家"211 工程"重点建设高校、"2011 计划"首批认定高校,是江苏省属重点综合性大学。苏州大学前身是 Soochow University(东吴大学,1900 年创办),开西式教育之先河,融中西文化之菁华,是中国最早以现代大学学科体系创办的大学。在中国高等教育史上,东吴大学最先开展法学(英美法)专业教育,最早开展研究生教育并授予硕士学位,也是第一家创办学报的大学。1952 年,中国高校院系调整,由东吴大学之文理学院、苏南文化教育学院、江南大学之数理系合并组建苏南师范学院,同年更名为江苏师范学院。1982 年,学校复名苏州大学(Soochow University)。其后,苏州蚕桑专科学校(1995 年)、苏州丝绸工学院(1997 年)、苏州医学院(2000 年)等相继并入苏州大学。从民国时期的群星璀璨,到新中国成立后的开拓创新;从师范教育的文脉坚守,到综合性大学的战略转型与回归;从多校并入的跨越发展,到争创一流的辉煌,苏州大学在中国高等教育史上留下了浓墨重彩的一笔。

苏州大学医学教育是苏州大学的重要组成部分,具有悠久的办学历史,优良的办学传统,深厚的文化底蕴,人才辈出、名师荟萃,在中国现代高等医学教育舞台上演绎出璀璨华章,是莘莘学子向往的杏林殿堂。

一、历史沿革

苏州大学医学部的办学历史可追溯到 1912 年由我国著名实业家和教育家张謇先生创办的私立南通医学专门学校,这是国人最早创办的医学高等学校之一,张謇亲自为学校写下校训"祈通中西 以宏慈善"。学校先后更名为私立南通医科大学(1927 年)、私立南通大学医科(1928 年)、私立南通学院医科(1930 年)、国立江苏医学院(1938 年与江苏省立医政学院合并)、私立南通学院医科(1946 年复校重建)、苏北医学院(1952 年)、南通医学院(1956 年)。1957 年,学校整体搬迁至苏州,更名为苏州医学院。1962 年年底,经国务院批准,划归

第二机械工业部(后改为核工业部、核工业总公司),1999年归属江苏省,2000年4月并入苏州大学。

2008年1月,苏州大学积极探索综合大学医学教育管理新机制与新模式,尊重医学教育办学规律,整合医学、生命科学等相关学科,组建苏州大学医学部。苏州大学医学部是苏州大学医学和生命科学教育管理的实体单位,设有党政办公室、教学办公室、临床教学质量管理办公室、科研办公室、研究生办公室、国际交流与发展办公室、学生工作办公室7个职能管理办公室;设有实验中心、实验动物中心、剑桥-苏大基因组资源中心、大型仪器共享平台(中心)教学科研服务中心4个中心;设有基础医学与生物科学学院、放射医学与防护学院、公共卫生学院、药学院、护理学院5个前期学院;设有第一临床医学院、第二临床医学院、第三临床医学院、儿科临床医学院4个临床医学院;设有唐仲英医学研究院、生物医学研究院、转化医学研究院、神经科学研究所、骨科研究所、心血管病研究所、呼吸疾病研究所、造血干细胞移植研究所、交叉医学研究中心、分子酶学研究所、巴斯德学院11个校级研究院所。

二、队伍建设

截至2020年年底,医学部共有教职工850余人,其中中国工程院、科学院院士3人,欧洲科学院院士1人,教育部"长江学者奖励计划"特聘教授和青年学者7人,国家自然科学基金"杰出青年科学基金"获得者13人,国家自然科学基金"优秀青年科学基金"获得者9人,教育部"新世纪优秀人才计划"和"跨世纪优秀人才计划"共5人,人力资源和社会保障部"百千万人才工程"培养对象(国家级)4人,国务院学位委员会学科评议组成员4人,国家重点研发计划项目负责人7人,"973"首席科学家6人,重大科技专项首席科学家1人。(表1-1)

四所附属医院有卫生技术人员9336人,其中正高职称617人。卫生技术人员中具有教学职称的有1106名,其中正教授107人,副教授244人。

表1-1 国家级、省级人才项目获得一览表

项目	人数/人
中国工程院院士	1
中国科学院院士	2
教育部"长江学者奖励计划"特聘教授	4
教育部"长江学者奖励计划"青年学者	3
"973"首席科学家	6
重大科技专项首席科学家	1
国家自然科学基金"杰出青年科学基金"获得者	13
国家自然科学基金"优秀青年科学基金"获得者	9
教育部"新世纪优秀人才计划"获得者	4
教育部"跨世纪优秀人才计划"获得者	1

续表

项目	人数/人
人力资源和社会保障部"百千万人才工程"培养对象(国家级)	4
国家"万人计划"科技创新领军人才	1
中科院"百人计划"获得者	2
国家级"特聘教授"	1
江苏省"特聘教授"	7
江苏省"高层次双创人才"	30

三、学科建设

学校是国务院学位委员会批准的首批具有博士、硕士学位授予权的单位。截至2020年年底,医学部共有基础医学、临床医学、特种医学、公共卫生与预防医学、药学、畜牧学博士后流动站6个,基础医学、临床医学、特种医学、公共卫生与预防医学、药学、护理学一级学科博士点6个,临床医学一级学科专业学位博士点1个,二级学科博士学位点60个;一级学科硕士点9个,二级学科硕士学位点76个,专业学位硕士点6个。有放射医学、内科学(血液病)、外科学(骨外科)国家级重点学科3个,国家重点临床专科8个,国防科学技术工业委员会(以下简称"国防科工委")重点学科2个,省一级学科和二级学科重点学科各4个,省优势学科4个。目前已有6个学科(临床医学、生物与生物化学、药学与毒理学、神经科学与行为科学、分子生物与遗传学、免疫学)已进入ESI(全球基本科学指标,后同)前1%。(表1-2)

表1-2 重点学科建设与学位点设置一览表

类别	个数/个
国家级重点学科	3
国防科工委重点学科	2
国家重点临床专科	8
省一级学科重点学科	4
省二级学科重点学科	4
省优势学科	4
进入ESI前1%学科	6
博士后流动站	6
一级学科博士点	6
一级学科专业学位博士点	1
一级学科硕士点	9
专业学位硕士点	6

四、人才培养

截至2020年年底,医学部有全日制本科专业15个(表1-3)。共有全日制博士研究生

323人、硕士研究生2 492人，全日制本科生5 011人，海外留学生467人。有国家"双万计划"一流本科专业建设点5个，国家级特色专业建设点1个，江苏省"十二五"重点专业1个，江苏省品牌专业1个，江苏省特色专业3个，省级实验教学与实践教育中心5个。国家"双万计划"一流课程8门，国家级双语教学示范课程2门，国家来华留学生英语授课品牌课程2门，省精品课程1门，省英文授课精品课程7门；普通高等教育本科国家级规划教材2部，省重点/精品教材7部；附属医院21所（其中直属附属医院4所），教学医院6所，医学类专业教学实习点65个；生物类校外实习基地18个。

表1-3 全日制本科专业设置一览表

专业	学制	备注
临床医学（儿科医学）	5年 "5+3"	国家"双万计划"一流本科专业建设点 国家卓越医生教育培养计划试点专业 教育部认证专业 江苏省品牌专业 江苏省重点专业类建设核心专业 江苏省高校品牌专业建设工程（一期） 江苏省高校品牌专业建设工程（二期）
放射医学	5年	国家"双万计划"一流本科专业建设点 国家级特色专业建设点 江苏省一流本科专业建设点 江苏省特色专业 江苏省重点专业类建设专业
医学影像学	5年	江苏省重点专业类建设专业 江苏省一流本科专业建设点
口腔医学	5年	
预防医学	5年	苏州大学特色专业
法医学	5年	国家"双万计划"一流本科专业建设点
护理学	4年	国家"双万计划"一流本科专业建设点 江苏省特色专业 教育部认证专业
医学检验技术	4年	
药学	4年	国家"双万计划"一流本科专业建设点
中药学	4年	
生物制药	4年	
生物技术	4年	江苏省特色专业
生物科学	4年	
生物信息学	4年	
食品质量与安全	4年	

五、科学研究

截至 2019 年 3 月,医学部共有省部共建国家重点实验室 1 个,教育部创新团队 2 个,教育部工程技术研究中心 1 个;江苏省高校优秀科技创新团队 3 个;江苏省"创新团队计划"引进团队 3 个;江苏省高校协同创新中心 2 个;省部级重点实验室 7 个,省级科技公共服务平台 1 个;市厅级重点实验室 13 个,市科技公共服务平台 4 个。

"十二五"期间,医学部获得各级各类科研项目 1 090 项,纵向立项科研经费 5.198 亿元,横向合作科研经费 5 627.4 万元。其中,国家级项目 740 项(包含"973 计划"首席 1 项、"十二五"重大科技专项 1 项,"973 计划"课题及前期预研项目 11 项、"863 计划"课题 2 项、国家自然科学基金 727 项。其中重点项目 9 项、重大国际合作计划 8 项、杰出青年科学基金 1 项、优秀青年科学基金项目 5 项),省部级项目 158 项(包含省杰出青年科学基金项目 4 项),市厅级项目 192 项。累计发表 SCI 论文 5 477 篇(一区论文 479 篇,二区论文 1 167 篇)。累计获得专利授权 450 项,获省部级及以上奖励 71 项。实现成果转化 25 项,共建企业合作基地 8 个。

"十三五"期间,实现国家重点实验室建设的历史性突破,获批建设省部共建放射医学与辐射防护国家重点实验室。国家和省部级纵向项目 1 043 项,其中国家自然科学基金项目 753 项;新增首席专家重大研究计划课题 6 项,国家自然科学基金委重大、重点项目 24 项。纵向科研经费合计 5.06 亿元。以苏州大学为第一署名单位的 SCI 一区、二区论文突破 1 485 篇;专利授权 396 项,成果转化 56 项,建立产业合作基地 8 个;以第一完成单位获得省部级以上奖励 64 项,其中国家科学技术进步二等奖 4 项,江苏省科学技术一等奖 3 项等。(表 1-4)

表 1-4 科研实验室与服务平台一览表

类别	个数/个
国家重点实验室	1
国家国际联合研究中心	1
国家临床医学研究中心	1
教育部工程技术研究中心	1
教育部创新团队	2
江苏省高校协同创新中心	2
省部级重点实验室	7
省级科技公共服务平台	1

六、国际交流

医学部积极开展国际学术交流与合作,先后与美国、英国、法国、德国、日本、韩国、澳大利亚、新加坡等国家及香港、台湾等地区的高校、科研机构建立了广泛的交流与长期的合作关系。同时与美国哈佛大学、杜兰大学、哥伦比亚大学、密西西比大学、纽约州立大学,英国女王大学,加拿大萨斯喀彻温大学,法国格勒诺尔大学(现称格勒诺布尔-阿尔卑斯大学),

韩国岭南大学等互派本科生和研究生学习交流,建立联合实验室。

第二节　苏州大学临床医学专业基本情况

苏州大学医学教育始于1912年,临床医学专业自办学之初即为其主体专业。历经百余年沧桑,秉承"祈通中西,以宏慈善"的校训,在国内较早建成"本硕博"完整的临床医学人才培养体系。百余年的积淀,本专业形成了一流的学科支撑,高水平的师资队伍,与时俱进的培养模式,优质的教学资源,良好的社会声誉,高水平的科学研究。学校以五年制临床医学专业办学为主(年招生约150名),2000年七年制临床医学专业开始招生(年招生约70名),2015年按国家要求"5+3"一体化临床医学专业开始招生(年招生约150名),2017年五年制农村订单定向临床医学专业开始招生(年招生约30名)。

学校为贯彻《国家中长期教育改革和发展规划纲要(2010—2020年)》提出的卓越人才教育培养计划实施要求,在2010年就启动实施卓越医学人才培养工作,探索医学人才培养模式改革,构建"以学生为主体、目标为指引、能力为导向、终身学习为目的"的医学人才培养新模式。临床医学专业以"实施三个构建,形成三个支撑"为主要内容开展人才培养探索与实践。"实施三个构建",即构建新的人才培养模式、新的课程体系和新的教学内容,形成注重知识、能力和素质协调发展的卓越医学人才培养教育体系;"形成三个支撑",即形成雄厚的学科和师资力量、一流的教学设施与环境、先进的教学管理与制度,作为支撑卓越医学人才培养的保障体系。

临床医学专业是教育部首批"卓越医生教育培养计划——五年制临床医学人才培养模式改革"试点专业,2004年被列为江苏省首批品牌专业建设点,2012年被列为江苏省"十二五"重点专业类建设核心专业,2015年、2019年分别被列为江苏省高校品牌专业建设工程一期项目、二期项目,2019年被列为国家首批"双万计划"一流专业建设点。

截至2020年,直接支撑临床医学专业的学科有3个国家级重点学科,即内科学(血液学)、外科学(骨科学)、放射医学;5个省级重点学科;4个江苏省优势学科(临床医学、血液转化医学、特种医学、系统生物学);8个国家临床重点专科;33个省临床重点专科。拥有基础医学、临床医学一级学科博士点、博士后流动站。根据"武书连中国大学医学教育排行榜",2011年以来,苏州大学连续列入"医学A等学校"(前5%~10%),全国排名自第24位提升至第14位。临床医学、生物与生物化学、药理学与毒理学、神经科学与行为科学、分子生物与遗传学、免疫学6个学科进入ESI前1%学科,且各学科排位进步迅速,发展态势良好。

临床医学专业有专任教师(含附属医院)364人,其中具有高级职称者占79.94%,具有博士、硕士学位者占90.93%,职称、学历学位、年龄结构合理。有院士2人,一批国家、省级人才项目获得者,"973"首席科学家3人,教育部创新团队2个,江苏省高校优秀科技创新团队3个,有一批在国家及省级学术团体兼职的教师。

临床医学专业教育教学改革成果丰硕,获得国家级教学成果奖1项、省级教学成果一等奖1项、二等奖2项,国家级双语课程2项(细胞生物学、医学免疫学),省级精品课程1项(生理学);全国医学专业学位研究生教育指导委员会主编教材29部、副主编教材15部,其中普通高等教育国家级规划教材2部(《医学免疫学》《医学生物化学与分子生物学》),江苏省精品(重点)教材7部(《中医药学概论》《放射医学教程》《医学生物化学与分子生物学》《放射影像技能学》《案例药理学》《医学放射防护学教程》《人体寄生虫学》);获得全国高校微课教学比赛二等奖1项、优秀奖1项,江苏省微课教学比赛一等奖2项、二等奖6项,江苏省优秀多媒体课件一等奖2项、二等奖3项;承担江苏省高等教育教学改革研究"重中之重课题"(地方综合大学卓越医学人才培养模式改革研究与实践)1项,江苏省高等教育研究"重点课题"(医学教育国际化背景下转化式学习体系构建的研究与实践)1项,中国学位与研究生教育学会(全国医学专业学位研究生教育指导委员会)教学改革课题(综合性大学临床医学"5+3"一体化专业学位研究生培养模式改革研究)1项,江苏省高等教育教学改革研究"一般课题"3项。

临床医学专业具有良好的社会声誉,面向全国招生,具有较高的社会认可度。2017—2020年临床医学专业在外省录取分数线超出省控线(理科本科第一批次分数线),均值在70分以上,录取平均分超出省控线(理科本科第一批次分数线),均值在77分以上,全校录取最高分大多在临床医学专业。学生获得"挑战杯"全国大学生课外学术科技作品竞赛一等奖1项,全国大学生英语竞赛一等奖1名、二等奖5名;获得大学生创新创业训练计划项目149项,其中国家级项目53项,省级项目45项,校级项目51项;获得"秦惠君与李政道中国大学生见习进修基金"(简称"君政基金")39项;获得苏州大学大学生课外学术科研基金重点项目36项、一般项目59项,医学部大学生课外学术科研基金项目116项。

临床医学专业有基础医学教学实验中心、临床技能实验教学中心、生物学基础实验教学中心3个省级实验教学示范中心。苏州大学有4所三级甲等附属医院,4所教学医院,11个临床实习基地及8个社区卫生实践基地,其中附属医院有8个国家重点临床专科。

苏州大学临床医学专业在百余年办学历史中为社会输送了大批优秀的临床医生,培养了包括两院院士在内的国内外知名科学家,他们中不乏国家"973""863"等重大科研项目首席科学家、医院院长、海外著名学府终身教授等。

附：医学部学院设置情况

基础医学与生物科学学院

基础医学与生物科学学院由原苏州大学医学院基础医学系和生命科学学院按照学校医学教育管理体制调整方案于 2008 年 1 月 21 日合并组建而成。

学院现有①教职工 210 人，其中，专任教师 180 人，拥有高级职称者占 80.6%，拥有教育部"长江学者奖励计划"特聘教授、国家杰出青年科学基金及教育部"新世纪优秀人才计划"获得者、岗位科学家等杰出人才 20 余名。学院下设 13 个系，8 个校级科研机构。

学院现设有法医学、食品质量与安全、生物科学、生物技术、生物信息学 5 个本科专业，其中，生物技术专业是"江苏省特色专业"。目前，在校研究生 365 人，在校本科生 819 人。学院重视教学国际化，聘请了英国伦敦大学学院、英国格拉斯哥大学、美国匹兹堡大学等国外著名高校教授担任学院兼职教授，参与学院的本科教学。同时加强与国内外教学科研机构合作，开设"菁英班""创新创业班"，共建联合实验室，推进本科研究型教学，强化学生科研能力培养。

第一临床医学院

第一临床医学院设在苏州大学附属第一医院，医院前身是创建于 1883 年的苏州博习医院，是一所集医疗、教学、科研、预防和保健于一体的大型综合性医院，卫生部首批三级甲等医院，为国家住院医师及全科医师规范化培训基地，连续 9 年进入全国顶级医院前 50 强，连续 7 年在中国地级城市医院 100 强排行榜中雄踞榜首。医院学科设置齐全，现有床位 3 000 余张，国家重点学科 2 个，国家临床医学研究中心 1 个，国家级临床重点专科 8 个，省部共建国家重点实验室 1 个，卫生部重点实验室 1 个。医院师资力量雄厚，现有中国工程院院士 1 人，博士生导师 117 人，硕士生导师 206 人，国家级学会主委、候任主委 3 人，省级学会主委、候任主委 14 人。医院先后与欧美等国家或地区的 30 多所大学和医院建立了良好的院际合作关系。

---

① 本章内容涉及的相关数据均以 2020 年年底为统计口径。

第二临床医学院

第二临床医学院设在苏州大学附属第二医院,医院是一所集医疗、教学、科研、预防、核应急等为一体的三级甲等综合性教学医院,是首批国家核应急医学救援技术支持中心和救援分队及培训基地,国家级住院医师规范化培训基地。医院设有国家级胸痛救治中心、国家级高级卒中中心、苏州市危重孕产妇救治中心。现有床位2 058张,微创技术是医院重要特色,神经外科于2000年开展锁孔微创技术,普外科是卫生部内镜技术培训基地,中国医师协会腹腔镜外科医师培训基地;在教育部组织的教学基地评审中,医院成绩名列苏南片附属医院总分第一。现有博士生导师44人,硕士生导师90人。医院先后与欧、美、日等国家或地区的几十所大学和医院建立了良好的院际合作与人才交流关系。

第三临床医学院

第三临床医学院设在苏州大学附属第三医院(常州市第一人民医院),医院前身是创立于1918年的武进医院。核定床位2 980张,现实际开放床位2 705张,是常州地区规模最大的一所科室设置齐全、技术力量雄厚、医疗设备先进、学术水平较高、集医、教、研为一体的三级甲等综合性医院。医院设有教研室15个,博士学位培养学科12个,硕士学位培养学科29个;有博士生导师16人,硕士生导师137人;教授9人,副教授26人,讲师173人。建有5 632平方米的临床技能培训中心,为国家首批住院医师规范化培训基地、国家全科医生规范化培训基地、国家级临床药师培训基地、国家级消毒供应中心实践基地。医院积极开展国际交流活动,先后与美国、瑞典、日本、法国、德国、英国、加拿大等国家和地区建立科研协作和学术交流关系,共建立了30个医疗合作中心。

儿科临床医学院

儿科临床医学院依托于苏州大学附属儿童医院,医院迄今已有60多年历史,是一所集医疗、教学、科研、预防为一体的三级甲等儿童医院。医院现开放床位1 306张,拥有26个临床专业科室,7个医技科室,涵盖儿科诸领域。医院作为江苏省儿科类紧急医学救援基地,全面承担了苏州及周边地区急、危、重、疑难儿童的救治任务,有12个江苏省临床重点专科、2个江苏省临床重点专科建设单位、6个苏州市临床重点专科、7个苏州大学校级儿科医学研究所和7个苏州市重点实验室。学院目前共有在职教授13名、副教授34名、讲师90名,拥有儿科学博士点、硕士点、博士后工作站及急救医学硕士点,现有博士生导师21人、硕士生导师56人。

放射医学与防护学院

放射医学与防护学院前身是应国家核事业发展需要于1964年创建的原苏州医学院放射医学系(卫生系)。经过五十余年的建设,学院已发展成为国内放射医学、核医学和医学物理专业人才的重要教学、科研和人才培养基地。

学院具有一支高水平的教师队伍,聘请中国科学院柴之芳院士担任院长,现有教职工106名,其中专任教师88人,教授27名,副教授42名,博士生导师24名,硕士生导师40名,中国科学院院士1人,国际宇航科学院院士1人,"长江学者奖励计划"特聘教授1人,国家杰出青年科学基金获得者2人,国家优秀青年科学基金获得者2人,国家级人才项目获得者5人。放射医学是国家重点学科、国家国防科技工业局重点学科和江苏省重点学科,特种医学是江苏省高校优势学科。"放射医学协同创新中心"2014年入选江苏高校协同创新中心。设有1个五年制放射医学专业,为国家特色专业建设点、江苏省特色专业、江苏省"十二五"重点专业(属临床医学类)、2019年入选江苏省一流专业、苏州大学品牌专业,该专业为临床医学类专业,该专业的学生毕业后可参加国家执业医师资格考试。目前,在校研究生182人,在校本科生467人。

学院建有放射医学与辐射防护国家重点实验室,面积约20 000平方米,各类大型实验设备约1.6亿元,建成了"乙级"放射医学开放实验室和放射医学教学实验室,建设了一批与放射医学紧密相关的,以综合性医院、肿瘤专科医院、核电站、卫生与环境保护部门为主体的教学实习实践基地。

公共卫生学院

公共卫生学院是在原苏州医学院1964年创建的放射医学系基础上发展建立的,1985年筹建预防医学系,1986年开始招收五年制预防医学专业学生。目前,学院已发展成为国内公共卫生与预防医学的主要教学、科研和人才培养基地之一。公共卫生与预防医学专业已形成从本科到博士后乃至就业后继续教育的完整培养体系。

学院现有公共卫生与预防医学博士后流动站、一级学科博士学位授权点、一级学科硕士学位授权点,公共卫生硕士(MPH)专业学位授权点,预防医学本科专业(校特色专业)。公共卫生与预防医学是"十三五"江苏省重点学科,也是国家重点学科(放射医学)和江苏省优势学科(特种医学、系统生物学)的支撑学科。学院是中国中西医结合学会时间生物医学专业委员会的主任委员单位和挂靠单位。

学院现有教职工64人,其中专任教师56名。专任教师中教授21名,副教授26名,博士生导师15名。设有预防医学五年制本科专业,为"苏州大学特色专业"。目前,在校全日制研究生166人、非全日制研究生40人,在校本科生384人。

学院积极开展国内外学术交流与合作,与美国杜兰大学、哥伦比亚大学、英国肯特大学,加拿大萨斯喀彻温大学,日本大学等建立密切合作关系。

药 学 院

苏州大学药学教育最早可追溯至原东吴大学1949年创办的药学专修科,1952年全国院系调整并入华东药学专科学校。1993年在原苏州医学院药理学学科基础上成立苏州医学院药学系,2000年随苏州医学院并入苏州大学,2005年成立药学院。依托苏州大学综合性大学的学科优势,借助快速发展的苏州经济与高度发达的江苏省医药行业,现已建设成为国内高级药学人才的培养基地。

学院设有药学、中药学、生物制药3个本科专业,药学专业入选首批国家一流专业建设点,目前,在校本科生681人、研究生219人、博士生38人、博士后11人。

现有教职工117人,专任教师101人,其中,教授38人,副教授38人,讲师18人;研究生导师67人。大多数教师具有海外留学经历。学院拥有一支享受国务院特殊津贴的专家、国家杰出青年科学基金获得者、国家优秀青年科学基金获得者、国家青年长江学者、中国科学院"百人计划"入选者、"高层次留学人才回国资助人选"、江苏省"双创计划"入选者、江苏省"特聘教授"、江苏省有突出贡献的中青年专家等杰出人才的高层次师资队伍。

学院注重国际交流与合作,不断提升国际影响力。先后与美国哈佛医学院、纽约州立大学布法罗分校、密西西比大学、韦恩州立大学,法国格勒诺布尔-阿尔卑斯大学,爱尔兰皇家外科医学院药学院,韩国岭南大学、国立庆北大学药学院等建立了科研合作与师生交流关系,每年双方互派十余名本科生和研究生出国交流;与日本大学、东邦大学、京都大学和大阪大学4所大学建立了联合实验室。

护 理 学 院

护理学院源于1997年苏州医学院护理系,苏州大学是江苏省较早开设护理学本科专业的院校之一。2008年成为江苏省特色专业;2011年成为一级学科硕士、博士学位授权点,2013年获护理学专业硕士学位点;2015年通过了教育部高等学校护理学专业认证,并获得江苏省省级实验教学示范中心;是国家卫生部临床护理重点专科、江苏省"十二五""十三五"重点学科;是全国首批人文护理示范基地、中国老年学和老年医学学会护理与照护教育实践基地;2019年获批护理学博士后流动站。目前,在校全日制本科生近300人,成教护理专升本1 000余人,在校全日制护理研究生155人。

学院现有护理学专业核心师资46人,其中高级职称31名,博士10名。12名护理教师为中华医学会、中华护理学会专业委员会副主任委员、学组副组长,15位护理教师担任江苏省护理学会专业委员会主任、副主任委员。海内外知名客座、讲座教授40位,其中有1位是"南丁格尔奖章"获得者,6位为美国护理科学院院士。护理学院拥有4个校直属附属医院、8个校外教学医院和4个全国示范社区卫生服务中心作为实践教学基地,均为江、浙、沪地区实力雄厚的三级甲等医院和社区示范中心,总开放床位20 000余张,师资队伍实力雄厚。

(龚 政 钟 慧)

第二章
苏州大学医学教育改革历程

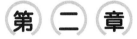

苏州大学是江苏省高校综合改革试点高校。学校改革与发展的目标是以国家"双一流"建设为契机,把学校建设成"国内一流、国际知名"的高水平研究型大学;主要任务是以立德树人为根本,以建立与完善现代大学制度为切入点,以回归大学本位、提高办学质量为着力点,不断完善学校内部治理结构与治理体系,全面提升学校办学水平与核心竞争力。

医学教育是学校改革与发展的重要组成部分,在"十二五""十三五"期间,苏州大学医学教育主动对接国家医药卫生体制改革对医学教育的新要求,主动适应医学发展新趋势对医学教育提出的新挑战,充分依托综合大学办学优势,遵循医学教育规律,立足于长远制度建设,着眼于当前突出问题,积极实施国家卓越医生培养教育计划,深化医学人才培养模式改革,加强学科专业建设与发展,全面激发医学本科人才培养活力,促进专业内涵建设与特色发展,使医学教育整体建设达到省内领先、国内一流的水平。

第一节 定期召开发展战略研讨会,不断明晰各阶段改革发展任务

苏州大学自"十二五"开始,不断推动学校由教学研究型大学向研究教学型大学办学思路与办学模式转变,提出建设具有学科、区域和国际化特色的"国内一流、国际知名"大学,取得了一系列显著的成绩。学校通过召开各类改革与发展会议,特别是召开学校发展战略研讨会来定期回顾和检查自身发展规划。

2006年,学校召开第一次发展战略研讨会,针对当时学校发展中存在的困难,以"凝聚人心,振奋精神,认清形势,谋划未来"为主题,正确认识学校发展面临的机遇和挑战,科学谋划学科中长期发展战略,制定了学校"十一五"发展规划。

2009年,学校召开第二次发展战略研讨会,讨论在全国高等教育框架之中,建设高水平大学的建设理念,以"审时度势,更新观念,创新思路,确立战略,展望未来"为主题,正确把握形势,加速推进高水平大学建设,制定了学校"十二五"发展规划。

2012年,学校召开第三次发展战略研讨会,以"正本清源,学术至上,以人为本,恪尽师

道,立德树人"为主题,把"回归大学本位,提高办学质量"作为苏州大学发展的主旋律。学校围绕回归大学本位,提出苏州大学办学宗旨"学术至上,学以致用,培养模范公民",注重大学精神、优良校风、学风的营造,指出"学术至上"是大学的灵魂,其核心标准是教授治学;"学以致用"的关键在"用"字,要培养学生的思考能力、运用能力、价值判断能力;"培养模范公民"的重点是培养学生道德品质与责任担当。

2015年,学校召开第四次发展战略研讨会,以"创新思路,科学谋划,高水平大学的战略规划"为主题,来全面建设一流大学,全面深化综合改革,全面推进依法治校,全面落实从严办学,走以办学质量提升为核心的内涵式发展道路,制定了大学"十三五"发展规划。

2018年,学校召开第五次发展战略研讨会,以"育人为本,协同创新,深化改革,对标国际"为主题,坚守立德树人根本使命,全面深化综合改革,走以质量提升为核心的内涵式发展道路,将学校建成高素质创新人才培养基地、高水平科学研究重要基地、高层次决策咨询重要基地,至2020年学校综合办学实力跻身全国高校前30强。

苏州大学医学部根据学校历次发展战略研讨会内容及各阶段发展规划提出的任务与要求,及时召开医学教育发展战略研讨会,定期回顾和检查医学学科专业发展规划,不断明晰医学学科专业发展思路,不断落实医学学科发展、队伍建设、人才培养、科学研究与社会服务等方面各阶段改革与发展的任务。

在"十二五"期间,医学部依据国家医药卫生服务体系改革及医学科学发展,按照学校"回归大学本位,提高办学质量"的总体部署与具体要求,分别于2012年、2014年召开学部全体教职工参加的本科教学工作会议。在充分剖析医学本科教育教学工作面临的诸多困难与问题基础上,提出了深化医学教育教学改革的总体思路与原则:遵循医学教育与生物科学教育规律,推进教育教学改革,着力于医学教育发展与医药卫生事业发展的紧密结合,着力于人才培养模式和课程体系改革的重要突破,着力于医学生职业道德和临床实践能力的显著提升,实施卓越医生教育培养计划,以全面提高医学人才培养质量。

在"十三五"期间,在学校党政的正确领导和全体师生的共同努力下,医学部围绕"医学教育'十三五'发展规划"提出的主要任务和核心指标积极开展改革建设,取得了积极进展,紧紧抓住学校入选"双一流"建设高校和省部共建"双一流"建设高校契机,在国家重点实验室、国家教学成果奖、国家一流专业、一流课程"双万计划"等方面实现全方位突破,卓越医学人才培养质量也持续提升,这为苏州大学建成国内一流、国际知名高水平研究型大学,进入国家一流大学建设做出了重要贡献。

第二节 及时适应社会需求与变化，不断探索医学教育教学改革

一、实施人才强"医"战略，引进与培养并重，加强医学学科师资队伍建设

围绕建设一流医学学科专业的发展目标，重点引进高层次人才，设立特聘教授岗，全球招募优秀人才。医学部"十二五"期间共引进人才260人，包括教授81人，其中特聘教授64人，副教授84人，讲师95人。通过设立"东吴学者""东吴讲席教授""东吴名医"等培养计划，着力推动本土人才成长，培养了一支富有创新精神、具有使命意识的临床医学师资队伍。通过设立医学教育发展基金，加强师资培养与教学培训。医学部"十三五"期间共引进教授31人，学科带头人5人，院士1人，欧洲科学院院士1人，国家杰出青年科学基金获得者7人，"长江学者奖励计划"特聘教授2人，国家优秀青年科学基金获得者9人，"长江学者奖励计划"青年学者4人，国家"万人计划"科技创新领军人才1人。

二、实施"卓越医生教育培养计划"，探索人才培养新模式，改革教学方法与手段

自2011年起，树立"卓越医生"人才培养理念，承担江苏省高等教育教学改革研究"重中之重课题"——"地方综合大学卓越医学人才培养模式改革与研究"，设立卓越医师教改班，制订卓越医学人才培养模式改革方案，构建器官系统整合课程，促进学科课程之间的交叉与融合，完善医学人文素质教育体系，推行基于问题、基于案例、基于探究等的学生自主学习模式，建立和完善终结性考核与形成性考核相结合的评价体系。

三、深化课程体系与教学内容改革，加强课程资源建设，不断提升教学水平

十年来，苏州大学医学教育教学改革重点是构建基于转化式学习体系整合课程建设，即以全球第三代医学教育改革目标为要求，发挥综合大学办学优势，加强学科交叉融合，打破院系、学科壁垒，实现通识教育与专业教育相融通，并推进教学模式的改革。

一是实施系统整合课程体系建设，按照"加强学科融合，注重综合素质，提升临床能力"的原则，打破以传统学科为基础的课程体系，构建基础医学器官系统课程、临床技能学习课程、科学方法教育课程、医学人文课程4类整合课程。

二是实施"苏大课程—3I工程"项目建设，包括新生研讨课、通识教育课程、全英文教学示范课程、网络进阶式课程、微课程（群）、创新创业课程、研究性教学标杆课程、混合式教学课程等。"苏大课程—3I工程"共计立项建设733项，其中医学部210项。"苏大课程—3I工程"立项，从教学内容整合到教学方法创新，从教学内涵建设到教学手段更新，建设了一批优质课程，其中医学部建设新生研讨课80门、通识教育课程69门及其他课程61门。

三是深化教学内容与教学方法改革，积极推进基于问题学习、基于探究学习、基于案例学习等的教学模式改革。目前已编写PBL案例91个，改造与新建PBL标准教室11间。以建设高水平优质课程资源为重点，自建与引进并重，优化教学内容，改革教学模式，充分利用现代信息技术，全面提升课程建设水平。近十年，教师主编教材29部、副主编教材15部；引入两个电子数据库（McGraw-Hill Access Medicine和USML Easy）、考易题库及网络考试评价系统、临床医学专业国家试题库；录制微课程36门，建设在线开放课程22门，出版以器官系统为中心的基础医学整合课程电子教材4部。

四、实施管理创新工程，完善教学管理制度，健全工作机制

为充分调动临床医学专业学生的学习积极性，提高学校临床医学专业的培养质量，对临床医学专业建立特定的、严格的学籍管理制度。探索优生优培、双向选择机制，构建"基础+临床"双导师制，即配置全程导师和学术导师，选聘教学经验丰富、教学效果好、科研能力强、学术水平高的高级技术职务教师担任导师，对学生的政治思想、职业道德和业务学习进行全面指导，实现基础训练、专业强化、名师指导三位一体，相互递进。建立临床教育督学制度，充分发挥老一辈知名临床专家对临床教学及管理的监督指导作用，以完善临床教学质量监控体系。

五、实施教育国际化战略，拓展国际交流空间，提高医学生的国际竞争力

2014年，苏州大学申请成为国际医学生联合会（IFMSA）成员单位，也是我国首个率先加入的非"985"高校成员院校，为医学生进入更广阔的国际舞台创造了条件。开设"临床医学专业全英语班"，对专业基础与专业主干课程采用全英语授课，以不断提升医学生英语水平，为提高国际交流能力奠定扎实基础。多渠道推动与国际知名大学和机构合作，加强本科生互换交流，如与爱尔兰皇家外科医学院、贝尔法斯特女王大学等互派交换生。

第三节 积极实施"卓越医师教育培养计划"，不断提升医学人才培养质量

苏州大学卓越医学人才培养改革历经长期的理论研究和连续的实践探索，并在实践中不断丰富与完善实施方案，扩大学生受益面。

一、"卓越医师教育培养计划"改革方案论证期（2010—2011年）

苏州大学较早树立了卓越医学教育改革理念，在国家"卓越医生教育培养计划"方案出台前在校内已开展了相关理论探索与实践方案的制订，该方案得到了学校的肯定与支持。以承担江苏省高等教育教学改革研究"重中之重课题"——"地方综合大学卓越医学人才培

养模式改革与研究"为载体,在充分调研与论证基础上,向学校提交苏州大学卓越医学人才培养实施方案,先后经两次校务会讨论后通过,安排专项经费50万元,决定设立教改班先行先试。

2010年9月16日,苏州大学2010年第23次校务会听取副校长熊思东汇报关于"卓越医师教育培养计划"的提案,原则上同意计划内容,要求医学部加紧筹备工作,尽快启动实施该计划。

2010年10月15日,医学部成立"卓越医师教育培养计划"领导小组,以更好地组织开展医学部医学拔尖人才培养工作,副校长熊思东任领导小组组长,医学部常务副主任蒋星红任工作小组组长,各相关教学单位分管教学副院长为组员。该领导小组的主要职能为组织领导开展苏州大学卓越医学人才培养方案的制订与相关工作的组织实施。

2010年11月4日,副校长熊思东主持召开"卓越医师教育培养计划"专题协调会。学校相关职能部门、医学部、附属医院等单位领导就卓越医师培养目标、整合前后期各类资源、积极争取上级主管部门相关政策支持、学生培养模式及学籍管理、学位授予等相关事项进行充分研讨与论证。大家高度重视"卓越医师教育培养计划",一致期望通过共同努力使苏州大学在全国地方高校中率先创造条件,积极探索综合大学卓越医学人才培养工作。

2011年9月6日,医学部出台《医学部"卓越医师教育培养计划"实施方案》(以下简称《实施方案》),明确自2011级起选拔组建"卓越医师教改班",探索实施"卓越医师教育培养计划",培养素质高、潜力大、能力强的高层次医学人才。《实施方案》提出要在临床医学专业培养目标、培养规格、课程设置等方面作出重大改革,强调培养"具有优秀思想品质和职业道德,较为广泛的人文、社会和科学知识,拥有终身学习、科学思维、沟通交流和社会适应能力,具备行业引领潜质及创新意识,能适应新的医学标准样式的临床医生";建立以国家《本科医学教育标准——临床医学专业》为基准,与国际公认的最佳医学院和医学教育相一致的具体培养规格与要求;实施以能力培养为核心的课程设置体系,加强学科交叉融合,打破现有课程体系框架,构建以PBL、CBL为主的医学课程教学新体系。《实施方案》还对卓越医师培养过程提出具体要求与实施路径,如实行优生优培工程、构建"基础+临床"双导师制、实施五段制阶段考试质量监控模式、引入滚动淘汰机制等。

2011年11月18日,经过高考总分筛选、英语考试、心理测试、面试等层层选拔,2011级五年制临床医学专业30名学生入选"卓越医师教改班",标志着"卓越医师教育培养计划"的正式实施启动。

二、"卓越医师教育培养计划"改革实践初探期(2012—2014年)

针对卓越医学人才培养改革实际需要,成立由校长牵头的"医学课程改革领导小组",全面推进整合课程资源建设,分批组织骨干教师赴复旦大学、加州大学洛杉矶分校等境内外知名高校进行专项教学进修和培训,设立专项教学改革项目,制定与出台了系列改革政策文件。

2011年10月起,医学部组织教师及管理人员赴汕头大学医学院等走在国内医学教育改革前列的医学院校进行广泛调研。调研紧紧围绕学校"卓越医师教育培养计划"培养方案中课程设置体系与教学内容改革事宜,重点向已有近10年系统整合课程体系改革经验的汕头大学医学院学习取经。2012年3月5日,医学部邀请北京大学医学部基础医学院副院长管又飞教授做了题为"创新思维训练创新人才培养"的教改专题报告,详尽介绍了北京大学医学部"新途径"教改思路及基础医学院为此所做的一系列教改实践,包括课程体系改革、教学模式改革、师资培训等各方面,尤其是PBL教学的实践经验。此次报告对广大教师了解、接受新的医学教育教学理念,坚定实施卓越医学人才培养改革方案的信心起到重要的作用,对于医学部刚刚开启的卓越医学教育教学改革新征程具有重要的指导意义。

2012年9月24日,校长朱秀林主持召开医学教育改革座谈会。朱校长指出,医学教育改革是推动苏州大学教育改革发展的重要环节,要求医学教育改革的推行须注重以下几个方面:一是医学教育改革要实行"教育门槛"制度,切实贯彻落实"宽进严出"政策;二是要适时实行课程体系改革,统筹协调,明确目标,切实平衡好专业课与公共课、专业课与基础课的关系;三是要优化人才培养方案,大胆创新,因材施教,同时严格要求,提高标准,提升医学人才培养质量;四是要深入开展诚信教育,加强学风建设、教风建设。对于学生要严抓诚信,加强日常考核力度,营造强大的学习动力和浓厚的学习氛围,并使之常态化;对于教师队伍的管理,要明确评价体系,提高职业素质,提升教学质量。参会人员围绕学校医学教育中存在的问题及改革思路积极发言。医学部就座谈会中的意见和建议进行梳理,确定医学教育改革的步骤,列出改革专题进行逐项布置落实,并会同相关职能部门就座谈会中提出的意见和建议进行调研,提出解决方案。

2012年10月16日,医学部召开"医学专业课程改革与建设小组"会议。此次会议是根据学校要求,为了推进医学部各类专业的课程改革与建设工作而召开的,主要目的是明确"医学专业课程改革与建设小组"各小组负责人及建设任务。时任副校长熊思东、蒋星红出席会议,医学部主要领导、各学院(含临床医学院)院长参加会议。

2012年11月16日,《教育部 卫生部关于批准第一批卓越医生教育培养计划项目试点高校的通知》(教高函〔2012〕20号)颁布,学校"五年制临床医学人才培养模式改革"被列为国家"卓越医生教育培养计划"首批试点项目,标志着学校已启动的卓越医学人才培养模式改革迎来了一个新机遇,已由校内自主改革探索转变为由国家正式立项支持的重大医学教育改革创新工作。

2012年12月12日,医学部召开本科教育教学工作会议。此次会议的主题是贯彻落实学校第三次发展战略研讨会上提出的"回归大学本位,提高办学质量"总体部署与具体要求,并为下一阶段本科教学改革的全面推开统一思想,凝心聚力。此次会议受到校领导及相关职能部门的高度重视,时任校长朱秀林、副校长熊思东、蒋星红,教务部唐忠明部长等出席会议。会上,医学部副主任龚政做了题为"加强本科教育教学工作,全面提高人才培养质量"的主题报告,提出了医学部下一阶段本科教学改革的方向及具体措施。

2012年12月14日，医学部副主任龚政在"江苏省高等学校医药教育研究会2012年学术年会"上做了题为"地方综合大学卓越医师培养实践与探索"的大会交流报告，从实施背景、现有基础、实践探索等方面介绍学校正在实施的"卓越医师教育培养计划"。

2013年1月4日，《医学部关于加强本科教育教学工作提高教育教学质量实施意见》（苏大医〔2013〕01号）（以下简称《意见》）颁布。推出《意见》的背景是贯彻学校第三次发展战略研讨会精神，切实落实苏州大学"回归大学本位，提高办学质量"的总体部署与具体要求。《意见》明确了今后一个时期学部加强本科教学工作的指导思想和工作原则、改革目标与主要任务、改革重点和主要举措、组织管理和具体安排等，作为医学部下一阶段本科教学改革，尤其是卓越医学人才培养模式改革的纲领性文件。

2013年1月16日，医学部召开"临床医学课程改革模块"建设推进会，由副校长蒋星红出席主持会议。会议重点讨论如何组织并推进以临床医学课程改革为重点的卓越医学人才培养，会上达成了以下几点共识：①此次临床医学课程改革要面向所有医学专业铺开，但以临床医学专业为重点，并以卓越医师教改班作为突破；②要建立医学生准入制度，从招生到教学各环节都要设立严格的标准，加强阶段考核、淘汰分流；③要以卓越医师教改班为切入点，尝试推进临床教学团队的建设，整合建立一支高质量的临床教师队伍；④要以提高医学生临床思维与能力为核心，大力推进PBL、CBL教学模式改革，大力建设临床技能训练与考核体系。

2013年8月12日—10月4日，医学部派出20名骨干教师赴美国加利福尼亚大学洛杉矶分校（UCLA）进行教育培训，培训主要内容是围绕PBL教学模式改革涉及的教学理念、课程设置与教学方法，培训经费由苏州大学教育发展基金会医学教育发展基金支出。

2014年6月6日—7日，苏州大学承办"江苏省高等学校医药教育研究会2014年学术年会"。此次会议主旨是顺应卫生体制改革需要，创新医药人才培养模式，推进基于自主性学习的教育模式、教学方法和教学手段的改革，加快优质医药教育资源的开发和应用，全面提升江苏省医药教育水平和人才培养质量。江苏省16家医药教育研究会理事单位代表等近百人出席了会议。医学部副主任龚政代表学校做了题为"医学课程改革的挑战与应对"的大会主题报告。

2014年12月3日，医学部召开本科人才培养工作会议。此次会议主题是交流总结医学部围绕学校"回归大学本位，提高办学质量"的实践经验，近几年在本科人才培养中所做的大量有益的实践探索。会上，医学部副主任龚政做了题为"医学部本科人才培养现状与思考"的主题报告，既回顾和总结了医学部为提高本科办学质量所做的工作和取得的成效，也分析了目前本科教学中存在的不足和深化人才培养模式改革所面临的挑战，提出要将学科和科研优势转化为本科人才培养优势，提高内涵建设和特色发展。

2014年12月13日，苏州大学医学部成立苏州大学医学生国际交流联合会（SMSA）并加入中国医学生联合会（IFMSA-CHINA），成为该组织首批非八年制成员院校，标志着学校医学生国际交流活动跨入了一个更加广阔的平台。

三、"卓越医师教育培养计划"改革实践提升期(2015年至今)

承担江苏省高校教育教学改革立项研究"重点课题"("医学教育国际化背景下转化式学习体系构建的研究与实践")教改立项研究,形成了"能力导向,融通整合,立足转化"的改革思路,丰富与完善了改革方案,并扩大改革实践范围,2016年高质量通过教育部临床医学专业认证。

2015年11月7日,医学部召开教学团队与课程建设研讨会。此次会议主题是研讨交流苏州大学"卓越医生"教育培养暨临床医学类重点专业建设过程中的举措经验及下一阶段的改革设想。会议邀请上海交通大学基础医学院副院长郭晓奎教授做了题为"骨干教师教学激励计划——设计实施展望"的讲座报告。

2016年5月8日—12日,苏州大学接受了教育部临床医学专业认证现场考察。此次认证工作组成员包括组长王维民教授,副组长杨棉华教授,成员蔡红星教授、徐磊教授、汪青教授、马榕教授和俞方教授,秘书鲁曼老师。根据《苏州大学临床医学专业认证自评报告》和现场考察结果,苏州大学临床医学专业顺利通过教育部临床医学专业认证,认证有效期为2016—2022年。

2016年11月19日,医学部副主任龚政在江苏省高等学校医药教育研究会2016年学术年会上做了题为"综合大学医学新生研讨课开设探索与实践"的大会交流报告,从背景、实践、成效三个方面向与会代表介绍了学校医学新生研讨课开设情况,侧面反映了学校在医学生研究性教学方面所做的实践探索。

2017年1月22日,《国家医学考试中心关于部分医学院校申请参加"2017年医师资格考试(临床类别)分阶段考试实证研究第一阶段考试"的复函》(国医考函〔2017〕4号)同意苏州大学成为分阶段考试实证研究试点院校的申请,对学校医学教育改革意义重大:一是促进以岗位胜任力为导向的教学改革;二是适应和推动医学整合课程改革;三是强化医学人文教育和沟通能力的培养;四是为学校提供第三方评价的客观结果,并用于教学与学生管理;五是为教育主管部门提供阶段性医学教育评价的客观指标。2017—2019年,学校考生参加国家医学教育考试中心分阶段考试实证研究第一阶段考试笔试通过率依次为75.7%、87.6%、91.48%。

2017年11月17日—18日,医学部召开"苏州大学临床医学品牌专业建设工作会议",会议主题是贯彻落实《教育部关于进一步做好"5+3"一体化医学人才培养工作的若干意见》(教高〔2017〕4号)及《国务院办公厅关于深化医教协同进一步推进医学教育改革与发展的意见》(国办发〔2017〕63号)通知精神,促进医教协同推进以岗位胜任力为导向的医学教育改革与发展,提升学校临床医学专业建设水平与学生培养质量。此次会议有15家临床教学实习基地的管理人员参加,邀请浙江大学郭永松教授、上海交通大学附属第六人民医院东院副院长孙永宁教授做了专题报告,并有5家单位进行了工作交流。

2018年5月22日,医学部组织整合课程主干教师与管理人员一行7人赴上海交通大学基础医学院调研,学习整合课程团队建设的成功经验。此次调研取得两方面成果:一是学习整合课程团队的师资培养与教学协作如何有效运行;二是学习上海交通大学比较成熟的整合课程体系。通过此次调研,并结合卓越医师教改情况的师生问卷调查结果,坚定了医学部师生与管理人员进一步推动卓越医师人才培养模式改革、扩大整合课程体系实施范围的决心,最后经学部学术分委员会讨论同意,自2018级起,临床医学("5+3"一体化)全面实施整合课程体系。

2018年12月25日,《教育部关于批准2018年国家级教学成果奖获奖项目的决定》(教师〔2018〕21号)公布,苏州大学申报项目"能力导向、融通整合、立足转化——地方综合大学医学人才培养体系构建研究和实践"获2018年高等教育国家级教学成果奖二等奖,实现了学校医学教育领域国家级教学成果奖零的突破。该成果总结了苏州大学自2010年以来,针对医学生培养问题,瞄准世界医学教育改革风向所做的综合大学医学人才培养体系改革系列探索及取得的成果。

2019年11月22日,《教育部办公厅关于公布2019年度国家级和省级一流本科专业建设点名单的通知》(教高厅函〔2019〕46号)颁布,临床医学专业获2019年度国家级、省级一流本科专业建设点。实施一流专业建设是国家全面振兴本科教育、实现高等教育内涵式发展的重大决策部署,对夯实人才培养之本、建设高等教育强国具有重要意义,也是国家"卓越医生教育培养计划"2.0版的重要实施内容。

2019年11月30日,医学部召开"农村订单定向医学生(临床医学专业)人才培养研讨工作会议",会议主题是贯彻落实国家和江苏省相关政策要求,讨论苏州大学农村订单定向医学生(临床医学专业)培养方案。会议邀请温州医科大学、贵州医科大学介绍农村订单定向医学生培养经验,有7家附属医院、2家社区卫生基地及医学部相关学院的代表参与研讨,与会者对学校农村订单定向医学生(临床医学专业)人才培养方案初稿提出了许多宝贵意见。会议最后要求尽快完善农村订单定向医学生(临床医学专业)人才培养方案,并初步确定农村订单定向医学生(临床医学专业)的临床教学任务由苏州大学附属太仓医院承担。

2020年10月26日,医学部副主任龚政在2020年江苏省医学会医学教育分会第一次学术会议上做了题为"加快创新发展,全面提升质量——综合大学医学人才培养体系构建研究和实践"的交流报告。报告结合苏州大学卓越医学人才培养实践体会,就如何学深悟透《国务院办公厅关于加快医学教育创新发展的指导意见》(国办发〔2020〕34号)文件精神,进一步明晰办学思路,积极构建综合大学医学人才培养新体系,努力探索综合大学卓越医学教育新途径进行了交流。

(龚 政)

第二篇 理论研究与前沿报告

开展高等医学教育理论研究是适应当前社会发展和满足国家医疗卫生事业发展的客观需要。高等医学教育事业的发展，医学人才培养质量的提高，都存在各种各样的现实问题，有待于通过对医学教育的理论研究探索出一些带有规律性的东西，来指导实践工作。

高等医学教育研究必须以马克思主义、毛泽东思想和习近平新时代中国特色社会主义思想为指导，总结高等医学教育的已有经验，批判地、有选择地吸收历史的、国外的一切有用的东西进行理论研究，探索新时代高等医学教育教学规律，并以此指导医学教育改革实践。

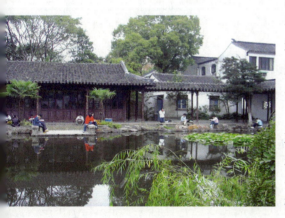

国家"卓越医生教育培养计划"的组织与实施，是当前我国高等医学教育领域的重大战略问题，是各高校在医学教育改革发展实践中的新任务，其面临着各种各样的新问题，有待于加强理论研究，以切实转变教育思想与理念，明确培养目标，优化培养模式，探索实施路径，指导实践工作。本篇共设六章，主要介绍卓越医生教育教学理念更新、卓越医生教育培养模式优化、卓越医生教育课程计划设计、卓越医生教育教学方法改革、卓越医生教育评价体系构建、卓越医生教育改革报告。

第三章
卓越医生教育教学理念更新

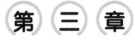

"每一次的社会转型,每一次的大学危机,都在表达着对大学理想和理念的呼唤。"①《国家中长期教育改革和发展规划纲要(2010—2020年)》明确提出,更新人才培养观念。深化教育体制改革,关键是更新教育观念,核心是改革人才培养体制,目的是提高人才培养水平。树立全面发展观念,努力造就德智体美全面发展的高素质人才。树立人人成才观念,面向全体学生,促进学生成长成才。树立多样化人才观念,尊重个人选择,鼓励个性发展,不拘一格培养人才。树立终身学习观念,为持续发展奠定基础。树立系统培养观念,推进小学、中学、大学有机衔接,教学、科研、实践紧密结合,学校、家庭、社会密切配合,加强学校之间、校企之间、学校与科研机构之间合作及中外合作等多种联合培养方式,形成体系开放、机制灵活、渠道互通、选择多样的人才培养体制。

高等医学教育理念是高等医学教育思想的哲学化,高等医学教育理念的每一次革新都给医学教育带来新的面貌。现代医学教育经历了三轮改革浪潮,与之相适应,高等医学教育理念也呈现出三段式发展脉络:第一轮医学教育改革强调"做中学"的教育理念;第二轮医学教育改革提出了"规范化、服务社会"的教育理念;第三轮医学教育改革更加强调医学与人文的融合,第三轮医学教育改革浪潮中,创生民族的、科学的、大众的、关爱的医学教育理念显得尤为重要。②

近年来,我国高等医学教育得到快速发展,尤其是在深化医学教育教学改革、提高医学教育质量方面进行了积极的实践探索。健康是人全面发展的基础,关系到千家万户的幸福,卫生事业关系到人民群众的生活质量和健康水平,而卫生事业发展的关键是人才队伍建设,因此医学教育承担着培养高素质医学人才的重要使命。要解决好医学人才培养的质量问题,首先是要更新与转变医学教育教学理念,就医学教育内在需要来看,要树立"大健康"理念,以学生为中心的医学教育理念显得十分迫切。

进入新时代,以习近平新时代中国特色社会主义思想为指导,立足基本国情、校情,深刻认识现代高等医学教育新思想,准确把握高等医学教育思想的基本内涵和主要特征,对当前高等医药院校实施"双一流"建设起到转变思想与理念的先导作用,是深化综合大学医学教

---

① 邬大光.大学理想和理念断想:为赵婷婷《大学何为》一书而作[J].高等教育研究,2005,26(11).
② 邹长青,赵群,夏红梅,等.高等医学教育理念的历史演进[J].医学与哲学,2015,36(8).

育改革、实现高质量发展的关键。根据国家实施"卓越医生教育培养计划"的指导思想和基本原则、目标内容和建设要求,高等医学教育教学改革的首要任务是转变育人理念与办学思想,树立卓越医学人才培养观念;顺应国际医学教育发展趋势,确立构建转化式学习体系的医学教育改革理念;立足校本实际,建立综合大学医学教育办学新理念。

第一节 贯彻国家"卓越医生教育培养计划",树立卓越医学人才培养观念

《教育部 卫生部关于实施卓越医生教育培养计划的意见》(教高〔2012〕7号)文件的重点是贯彻落实教育规划纲要和医药卫生体制改革意见,强化医学人才是卫生事业发展第一资源的理念,遵循医学教育规律和医学人才成长规律,从我国国情出发,借鉴国际有益经验,立足长远制度建设,着眼当前突出问题,以提高人才培养水平为核心,改革人才培养模式,创新体制机制,培养适应我国医药卫生事业发展的高水平医学人才,提升我国医疗卫生服务能力、水平和国际竞争力。《教育部 国家卫生健康委员会 国家中医药管理局关于加强医教协同实施卓越医生教育培养计划2.0的意见》(教高〔2018〕4号)指出要紧紧围绕健康中国战略实施,树立"大健康"理念,深化医教协同,推进以胜任力为导向的教育教学改革,优化服务生命全周期、健康全过程的医学专业结构,促进信息技术与医学教育深度融合,建设中国特色、世界水平的一流医学专业,培养一流医学人才,服务健康中国建设。

一、我国"卓越医生教育培养计划"的实施背景

医学教育承担着为维护人类健康培养医药卫生人才的重要使命,涉及医疗和教育两个最直接、最重要的民生问题。质量永远是医学人才培养的主题,以提高质量为核心的内涵式发展永远是医学教育追求的目标。

2011年4月,胡锦涛同志在清华大学百年校庆讲话中明确提出,质量是高等教育的生命线,提高质量是当前高等教育改革发展的最核心任务。为贯彻落实国家教育规划纲要,更好服务国家医药卫生体制改革,在对当前我国医学教育发展现状和存在的主要问题及国外医学教育改革发展态势进行充分研判的基础上,教育部与卫生部共同研究制订了临床医学教育综合改革方案和"卓越医生教育培养计划"实施意见,并于2011年12月联合召开了全国医学教育改革工作会议,全面部署医学教育综合改革。

2012年,《教育部 卫生部关于实施卓越医生教育培养计划的意见》(教高〔2012〕7号)指出,根据我国国情,遵循医学人才成长规律,科学制定医学人才的培养标准,支持不同类型医学院校参与"卓越医生教育培养计划"的实施。以试点高校的改革为重点,力争取得突破,以点带面,整体推进临床医学教育改革,全面提高医学人才培养质量。我国"卓越医生教育培养计划"的建设内容:开展五年制临床医学人才培养模式改革试点;开展临床医学硕士专

业学位研究生培养模式改革试点；开展拔尖创新医学人才培养模式改革试点；开展面向农村基层的全科医生人才培养模式改革试点。

2017年，教育部印发《关于进一步做好"5+3"一体化医学人才培养工作的若干意见》（教高〔2017〕4号）。2015年，教育部决定，自当年起将七年制临床医学专业招生调整为临床医学专业（"5+3"一体化），即5年本科阶段合格者直接进入本校与住院医师规范化培训有机衔接的3年临床医学（含中医、口腔医学）硕士专业学位研究生教育阶段，实施一体化人才培养。"5+3"一体化人才培养是我国培养高水平高素质临床医师的重要途径，是标准化、规范化临床医学人才培养体系的重要组成部分，是推进医学教育综合改革的重要内容。

为加快构建标准化、规范化临床医学人才培养体系，进一步做好"5+3"一体化人才培养工作，确立了一体化人才培养的培养目标：加强医教协同，适应我国卫生健康事业发展需要，培养具有良好职业道德、人文素养和专业素质，掌握坚实的医学基础理论、基本知识和基本技能，具备较强的临床思维、临床实践能力，以及一定的临床科学研究和临床教学能力，能独立、规范地承担本专业和相关专业的常见多发病的预防和诊治工作的高水平高素质临床医师。要求各有关高校根据这一培养目标的要求，创新培养模式、优化培养方案、改革内容方法、健全评价体系、做好政策衔接，不断提高一体化人才培养质量。

2017年，国家明确指出：医教协同推进医学教育改革与发展，加强医学人才培养，是提高医疗卫生服务水平的基础工程，是深化医药卫生体制改革的重要任务，是推进健康中国建设的重要保障。为深入贯彻落实全国卫生与健康大会精神和《"健康中国2030"规划纲要》，进一步加强医学人才培养，国务院办公厅印发《关于深化医教协同进一步推进医学教育改革与发展的意见》（国办发〔2017〕63号）。其指导思想：全面贯彻党的十八大和十八届三中、四中、五中、六中全会精神，深入贯彻习近平总书记系列重要讲话精神和治国理政新理念、新思想、新战略，认真落实党中央、国务院决策部署，统筹推进"五位一体"总体布局和协调推进"四个全面"战略布局，牢固树立和贯彻落实新发展理念，坚持以人民为中心的发展思想，紧紧围绕推进健康中国建设，贯彻党的教育方针和卫生与健康工作方针，始终坚持把医学教育和人才培养摆在卫生与健康事业优先发展的战略地位，遵循医学教育规律和医学人才成长规律，立足基本国情，借鉴国际经验，创新体制机制，以服务需求、提高质量为核心，建立健全适应行业特点的医学人才培养制度，完善医学人才使用激励机制，为建设健康中国提供坚实的人才保障。其主要目标：到2020年，医学教育管理体制机制改革取得突破，医学人才使用激励机制得到完善，以"5+3"（5年临床医学本科教育+3年住院医师规范化培训或3年临床医学硕士专业学位研究生教育）为主体、"3+2"（3年临床医学专科教育+2年助理全科医生培训）为补充的临床医学人才培养体系基本建立，全科、儿科等紧缺人才培养得到加强，公共卫生、药学、护理、康复、医学技术等人才培养协调发展，培养质量显著提升，对卫生与健康事业的支撑作用明显增强。到2030年，医学教育改革与发展的政策环境更加完善，具有中国特色的标准化、规范化医学人才培养体系更加健全，医学人才队伍基本满足健康中国建设需要。

2018年，教育部、国家卫生健康委员会、国家中医药管理局联合发布《关于加强医教协同实施卓越医生教育培养计划2.0的意见》(教高〔2018〕4号)。紧紧围绕健康中国战略实施,树立"大健康"理念,深化医教协同,推进以胜任力为导向的教育教学改革,优化服务生命全周期、健康全过程的医学专业结构,促进信息技术与医学教育深度融合,建设中国特色、世界水平的一流医学专业,培养一流医学人才,服务健康中国建设。经过5年的努力,以"5+3"为主体的具有中国特色的医学人才培养体系全面建立,医教协同育人机制更加健全,综合大学医学教育管理体制机制更加完善,医学教育质量文化建设取得显著成效,建设一批一流医学专业,推出一批线上线下精品课程,人才培养质量显著提升,服务卫生健康事业发展的能力明显增强。

从国家近年来对高等医学教育改革发展出台的一系列文件要求来看,正是我国教育主管部门为贯彻落实全国卫生与健康大会精神和落实全国本科教育大会精神所提出的系统改革方案与措施,体现了牢固树立新发展理念、坚持以人民为中心的发展思想,围绕健康中国建设,把医学教育和医学人才培养摆在卫生健康事业优先发展的地位。其核心是遵循医学教育规律和医学人才成长规律,立足基本国情,借鉴国际经验,提高医学人才培养质量,使医学人才队伍能满足健康中国建设需要。

二、新时代我国"卓越医生教育培养计划"的新内涵、新特征

国务院办公厅于2020年9月17日印发的《关于加快医学教育创新发展的指导意见》(国办发〔2020〕34号)指出:医学教育是卫生健康事业发展的重要基石。党的十八大以来,我国医学教育蓬勃发展,为卫生健康事业输送了大批高素质医学人才。在新冠肺炎疫情防控中,我国医学教育培养的医务工作者发挥了重要作用。但同时,面对疫情提出的新挑战、实施健康中国战略的新任务、世界医学发展的新要求,我国医学教育还存在人才培养结构亟须优化、培养质量亟待提高、医药创新能力有待提升等问题。

文件从五个方面分二十条具体举措对新时代我国高等医学教育创新发展进行了全面的部署,总体要求的基本原则:①以新理念谋划医学发展。将医学发展理念从疾病诊疗提升拓展为预防、诊疗和康养,加快以疾病治疗为中心向以健康促进为中心转变,服务生命全周期、健康全过程。②以新定位推进医学教育发展。以"大国计、大民生、大学科、大专业"的新定位推进医学教育改革创新发展,服务健康中国建设和教育强国建设。③以新内涵强化医学生培养。加强救死扶伤的道术、心中有爱的仁术、知识扎实的学术、本领过硬的技术、方法科学的艺术的教育,培养医德高尚、医术精湛的人民健康守护者。④以新医科统领医学教育创新。优化学科专业结构,体现"大健康"理念和新科技革命内涵,对现有专业建设提出理念内容、方法技术、标准评价的新要求,建设一批新的医学相关专业,强力推进医科与多学科深度交叉融合。这为新时代我国高等医学教育创新发展方向、要求与举措赋予了新的内涵,体现了医学教育创新发展的新特征。

（一）将注重胜任力和服务生命全周期、健康全过程作为未来医学教育改革的新方向

以习近平新时代中国特色社会主义思想为指导，全面贯彻党的十九大和十九届二中、三中、四中全会精神，按照党中央、国务院决策部署，落实立德树人根本任务，把医学教育摆在关系教育和卫生健康事业优先发展的重要地位，立足基本国情，以服务需求为导向，以新医科建设为抓手，着力创新体制机制，分类培养研究型、复合型和应用型人才，全面提高人才培养质量，为推进健康中国建设、保障人民健康提供强有力的人才保障。《关于加强医教协同实施卓越医生教育培养计划2.0的意见》出台的目的是深入贯彻全国卫生与健康大会精神，全面落实《国务院办公厅关于深化医教协同进一步推进医学教育改革与发展的意见》，在总体思路方面，提出紧紧围绕健康中国战略实施，树立"大健康"理念，深化医教协同，推进以胜任力为导向的教育教学改革，优化服务生命全周期、健康全过程的医学专业结构，促进信息技术与医学教育深度融合，建设中国特色、世界水平的一流医学专业，培养一流医学人才，服务健康中国建设。

（二）将注重德医双修的素质能力的全面加强作为未来医学人才培养的新要求

把强化医学生职业素养教育，加强医学伦理、科研诚信教育，发挥课程思政作用，着力培养医学生救死扶伤精神，培养仁心仁术的医学人才，作为新时代医学人才培养的新要求。在改革任务和重点举措中，最关键的就是"全面加强德医双修的素质能力培养"，提出把德育作为医学人才培养的首要内容，将思想政治教育和职业素养教育贯穿教育教学全过程，进一步加强以医学职业道德、职业态度和职业价值观为基本内容的职业素质教育，着力培养学生"珍爱生命、大医精诚"的救死扶伤精神，引导学生将预防疾病、解除病痛和维护群众健康权益作为从医的神圣职责。同时，要加强学生交流沟通能力的培养，提升学生团队合作能力；加强学生职业能力培养，提升学生促进健康和解决临床实际问题的能力、批判性思维能力、信息管理能力及终身学习能力。

（三）将"双万计划"一流专业、一流课程建设作为推动医学教育创新发展的新举措

支持不同类型医学院校找准办学定位，突出办学特色，更新人才培养理念，加快医学教育由"以疾病治疗为中心"向"以促进健康为中心"转变，推进课程体系改革，培养医学生预防、诊疗、养生保健、康复等服务健康全过程的知识能力素质。深化本科医学教育教学内容、课程体系和教学方法改革，推进"卓越医生教育培养计划2.0"，到2021年建设600个左右医学本科一流专业建设点。及时将"互联网+健康医疗""人工智能+健康医疗"等医学领域最新知识、最新技术、最新方法更新到教学内容中，让学生紧跟医学最新发展。把加快推进现代信息技术与医学教育教学的深度融合作为改革的战略选择，推进"互联网+医学教育"，用新技术共建共享优质医学教育资源。推进医学教育课堂教学改革，着力提高教学水平，加强教研室等基层教学组织建设，完善管理制度，激发组织活力；强化对医学生的公共卫生与预防医学、传染病防控知识等教育，组织编写传染病学等医学类精品教材，将中医药课程列入临床医学类专业必修课程。强化现代信息技术与医学教育教学的深度融合，探索智能医

学教育新形态,广泛开展线上线下相结合的混合式教学和在线教育;建设国家临床医学、中医学、公共卫生等教学案例共享资源库。加快基于器官系统的基础与临床整合式教学改革,研究建立医学生临床实践保障政策机制,强化临床实习过程管理,加快以能力为导向的学生考试评价改革。建设国家及区域院校医学教育发展基地,带动院校医学教育水平整体提升。

三、我国"卓越医生教育培养计划"的组织与实施

在国家层面,我国卓越医生培养已由"试点"转为全面实施。2012年5月,《教育部 卫生部关于实施卓越医生教育培养计划的意见》指出,在安排任务时都是以"试点"来要求的,如开展五年制临床医学人才培养模式改革、开展临床医学硕士专业学位研究生培养模式改革、开展拔尖创新医学人才培养模式改革、开展面向农村基层的全科医生人才培养模式改革都是"试点",选择临床医学专业开展改革和遴选学校都是从试点专业和试点学校开始。

2018年,《教育部 国家卫生健康委员会 国家中医药管理局关于加强医教协同实施卓越医生教育培养计划2.0的意见》全面实施,并提出了明确的要求,即各高校要结合本校实际,制订落实计划2.0的具体实施方案,纳入学校整体发展规划。其核心内容是要从四个维度全方位推进医学人才培养模式改革:①要深化基础性本科医学人才培养改革,夯实本科人才培养在医学人才成长中的基础地位,推进以胜任力为导向的教育教学改革,着力提升医学生职业素养和临床实践能力。②要深化服务健康乡村建设的全科医学人才培养改革,深入推进农村订单定向本科医学教育改革,提升服务基层的责任感、荣誉感,加强医学生诚信教育,着力提升医学生解决农村医疗卫生实际问题的能力;深入推进三年制专科医学人才培养改革,构建"3+2"(3年医学专科教育与2年毕业后全科医生培训)助理全科医生培养模式。③要深化院校教育与毕业后教育相衔接的高素质医学人才培养改革,深入推进"5+3"一体化人才培养改革,推动本科教育、专业学位研究生教育、住院医师规范化培训的有效衔接,促进硕士专业学位研究生教育与住院医师规范化培训有机衔接。④要深化拔尖创新医学人才培养改革,深入推进八年制医学(九年制中医学)教育改革,夯实医学生全面发展的宽厚基础,培养少而精、高层次、高水平、国际化的医学未来领军人才;深入推进"医学+"复合型高层次医学人才培养改革,主动应对国际医学竞争,瞄准医学科技发展前沿,对接精准医学、转化医学、智能医学新理念,大力促进医学与理科、工科等多学科交叉融通,开展"医学+X"复合型高层次医学人才培养改革试点,培养多学科背景的复合型高层次医学人才。

全方位推进医教协同育人是当前我国高等医学教育改革发展的总要求,也是解决我国高等医学教育当前存在的现实问题的精准一招。医教协同育人推进医学教育事业发展的关键是要着力健全中央和省级教育、卫生健康、中医药等部门协调机制,加快建立医学人才招生、培养、就业、使用等方面的协同联动机制,密切人才培养部门与使用部门的合作,共同确定培养目标。附属医院要把医学人才培养作为重大使命,处理好医疗、教学和科研工作的关系,健全教学组织机构,围绕人才培养优化调整临床科室设置,鼓励成立基于器官系统等方式的综合性科室。完善考核评价机制,将教学工作量和人才培养质量纳入附属医院绩效考

核及院长年度和任期目标责任考核的重要内容,作为医务人员职称晋升、工作考评和绩效分配的重要指标。

教育部、国家卫生健康委员会、国家中医药管理局与省级人民政府共建一批医学院校和附属医院,在人才培养、科学研究、经费投入等方面给予政策倾斜,提升共建院校办学能力和水平。国家高度重视综合大学医学教育改革发展,提出将由教育部、国家卫生健康委员会、国家中医药管理局与省级人民政府共建一批综合大学医学院(部),这为当前综合大学医学教育的发展,特别是为经由高校合并而来的综合大学医学院(部)的发展提供了难得的机遇。

第二节 顺应国际医学教育发展趋势,确立构建转化式学习体系的教学改革理念

当前,我国高等医学教育与世界发达国家相比存在一定差距,主要体现在医学教育理念、教育目标、教学内容、教学模式等方面的落后与不足。由于知识、技术与资金的跨国流动,医学卫生人才与患者呈现出跨国迁移,造成了全球性相互依存,同时也为各国提供了相互学习、共同了解及共同解决问题的机会,因此,医学教育国际化势在必行。以理论研究与实践探索紧密结合为原则,积极研究与探索国际医学教育发展的新趋势,从多层面、多角度审视与预测当代医学人才培养模式的改革,重点关注国际医学教育专家委员会对21世纪全球医学卫生人才培养提出的新理念——医学转化式学习,是时代的要求,历史的必然。

目前,医学人才的岗位胜任力与患者和民众的需求不匹配,团队合作不佳,采用以岗位胜任力为导向的方法进行教学设计,使医学生从为专业文凭、任职资格而学习转化为为有效团队合作而获取核心能力。医学卫生人才狭隘地专注于技术而缺乏全面思维,医学教学过多地强调对实证的记忆和传递,思维和交流能力培养不够,通过在学习中应用信息技术,拓展学习途径,使医学生从死记硬背式学习转化为有搜集、分析、评价和整合信息并最终进行决策的能力。

要培养称职、有同情心、敬业的医学人才,所需的环境、内容和条件都随着时间和空间的变化而发生迅速的变化。在充分研判国际医学教育发展趋势与要求的基础上,深入研究转化式学习的理论基础与内涵特征,采用以岗位胜任力为导向的方法进行教学设计,以优化医学课程内容与体系、采用合适的教学模式与教学方法、进行合理的教学评价来构建融知识、技能和价值观为一体的医学教育转化式学习新体系显得十分迫切。

转化式学习是全球医学教育第三代改革的重要目标,是当代医学教育改革的重要任务。苏州大学确立"能力导向,融通整合,立足转化"改革思路与实践路径,围绕引导学生获得知识、获取能力、致力创新三个改革方向展开研究与实践,改革医学教育供给侧:以岗位胜任力为导向优化医学人才培养模式,引导学生致力创新方面的转化;实施器官系统整合式课程体

系,引导学生能力获取方面的转化;开展基于问题、基于案例、基于探究等的教学改革,引导学生知识获得方面的转化,作为构建地方综合大学医学转化式学习的重要内容与实践任务。

一、基于转化式学习的全球医学教育

2011年,国际医学教育专家委员会在《柳叶刀》杂志发表了《新世纪医学卫生人才培养:在相互依存的世界,为加强卫生系统而改革医学教育》,在系统总结过去百年全球医学教育改革的基础上,提出未来百年医学教育改革的愿景:期待着一个医学教育新时代的到来,一个推动转化式学习的时代,一个医学教育能协调相互依存关系的时代。① 因此,转化式学习是全球医学教育第三代改革的重要目标,以岗位胜任力为导向,引导医学生在知识获得、能力获取、致力创新等方面的转化,是当代医学教育改革的重要任务。

在过去的100年里,现代科学被融入医学院校的课程中,扩展了医学卫生人才的知识装备,使20世纪人均寿命提高了1倍。进入21世纪后,现代医学技术的高速发展也引发了诸多新问题,整个医疗卫生系统面临着新挑战。新型传染性疾病、自然环境风险,以及医疗行为风险不断威胁着人类健康与生命安全,医疗卫生系统在全球范围内正变得越来越复杂,这也对医学人才培养提出了新挑战。传统的教育模式已经不能胜任当今的医学教育,培养出来的毕业生存在明显缺陷,存在明显的综合临床实践能力不足,突出表现在缺乏现代医学的岗位胜任能力。② 在这种形势下,重新设计医学教育十分必要,新一轮的改革迫在眉睫、势在必行。

综合大学高等医学教育改革与发展一直是我国高校管理体制改革后面临的重大课题,国家和各校也都做了大量的理论研究和实践探索。然而,传统的教育模式已不能适应当今的医学教育,许多医学毕业生仍存在明显的综合临床能力不足,突出表现在缺乏现代医学的岗位胜任力。③ 这些问题的存在是带有系统性的,集中体现在高校医学人才培养模式、课程设置体系、教学方式方法、管理体制机制等方面的不足。苏州大学作为我国高水平地方综合大学,其医学教育拥有百余年办学历史,发挥综合大学办学优势,探索医学转化式学习体系构建,培养高水平高素质临床医师,既是学校的根本使命,也是提高医学人才培养质量的治本之策。苏州大学正是在这样的背景下开展地方综合大学医学转化式学习体系构建的改革与研究,并进行了实质性的实践探索。

二、转化式学习的基本内涵与主要特征

(一) 转化式学习的概念

转化式学习(transformative learning)概念来源于保罗·弗雷勒(Paulo Freire)、杰克·乌济洛(Jack Mezirow)等几位教育理论家的研究。Jack Mezirow认为转化学习是一个探索的、

---

① 万学红.全球医学卫生教育专家委员会21世纪医学教育展望报告的启示[J].中华循证医学杂志,2011,11(5).
② 杜治政.医学生的培养目标与人文医学教学[J].医学与哲学,2015,36(6).
③ 刘学政.以胜任能力为导向的转化式医学教育[J].中华医学教育杂志,2016,36(2).

评价的、致力于改变有限参照标准和思维习惯的过程。转化学习被定义为通过批判性反思的手段来发展已修正的假设、命题、诠释经验的方式或是对世界的观点。Paulo Freire 基于教育目标视角提出转化学习是一种解放教育，他从社会角度出发，通过对话与提问的方式，使学习者发现现实生活的真实，形成对周围世界的全新认识，从而影响人们的思维与行动，以改造社会。1993 年，克拉克（Clark）将转化学习广泛地定义为学习结果促使学习者产生影响未来经验的重大改变之历程。转化学习理论研究者将学习过程分为 3 个层次：记忆式学习、形成式学习、转化式学习。记忆式学习的目标是培养专业人才；形成式学习的目标是培养学生的职业素养；转化式学习是学习活动的最高层次，是学生以自我反思的方式来思考问题，创造性、批判性地获取知识和技能的过程。转化式学习的重点在于培养学生的领导素质，目标是培养有思想的变革推动者，它的意义和价值体现在学习过程产生的 3 个转变：从记忆知识转变为批判性思维，从而具备了搜集、分析、评价和整合信息并最终进行决策的能力；从努力获取任职资格转变为获取岗位核心胜任能力；从被动地接受固有的教育模式转变为积极、创造性地利用全球资源，有效解决本国的医学问题。

（二）转化式学习的主要内容

过去百年中，医学教育经历了 3 次变革。第一次变革发生于 20 世纪初，以科学为基础的课程设置推进了现代医学及其技术的迅速发展；第二次变革始于 20 世纪中期，即以问题为基础学习的教学创新；第三次变革就是当下正在进行的以患者和人群为中心，强调以胜任能力为核心的改革。第三代改革强调以胜任能力为核心的课程设置，倡导以团队为基础的专业教育，重视教育中的信息技术应用和领导管理技能培养。因此，以胜任能力为导向，培养批判性思维和职业道德素养，已经成为 21 世纪医学教育的三大任务。实现这种教育愿望依赖于一系列的机构和教学改革，这种改革的两个产出即是转化式学习和相互依存的教育体系。

转化式学习是教学改革应取得的理想结果，我们期待着一个医学教育新时代的到来，一个推动转化式学习的时代。医学教育的未来将是胜任能力的培养，要使所有医学卫生人才都掌握运用知识、批判性思维的能力，成为既能承担地区卫生工作责任，又具有国际视野的卫生人才。国际医学教育专家委员会对第三代医学教育改革提出以下主要内容：采用胜任力为导向的方法进行教学设计；毕业生要有利用全世界的经验、因地制宜解决地方问题的能力；促进跨专业和跨行业教育，打破专业界限和等级制度，组成高效团队进行合作；开发信息技术在学习中的应用；加强教育资源建设，重点在师资队伍建设；形成全新的职业规范，即以职业胜任能力作为卫生人才分类的客观标准，围绕社会职责建立一套具有公信力的共同价值观。

（三）转化式学习的基本特征

岗位胜任能力、批判性思维能力、职业道德素养是转化式学习的三大目标指向，其中，批判性思维是转化式学习要求具备的核心素质和能力。转化式学习强调掌握知识以外的核心岗位胜任能力，包括以患者为中心的医疗与护理、跨学科团队合作、循证实践活动、提高诊疗质量、有效运用信息学、整合公共卫生资源等能力。当今医学教育的严重缺陷在于忽视医学教育自身的反思与批评,医学教育不是简单地接受当今新技术知识,而是要运用批判的眼光审视技术发展与医学未来。医学教育的转化式学习还要处理好知识技能与人文的关系,这就要求在医学专业课程教学与医疗实践中,以问题为中心,融入人文学科教育,将人文医学教育贯穿医学教育全过程,做到思维能力与人文精神的有机统一。除了人文课程设置外,团队合作精神也是培养职业道德素养的一个重要方面。以团队为基础的素养教育作为主导性理念,期望医学生能够在未来更好地进行团队合作。在这种跨学科协作精神的教育中,来自不同专业的学生将共同学习,通过共同上课和互动来了解对方的职业角色。

三、实施转化式学习的目标思路与实践路径

遵循现代医学教育思想,把握医学教育改革的趋势和方向,以"能力导向,融通整合,立足转化"为目标思路,改革医学教育"供给侧",着力构建医学转化式学习体系。

(一) 实施转化式学习的目标思路

1. 能力导向

以岗位胜任力为导向优化医学人才培养模式,提供学生多元化成长发展空间,促进医学生个性化成长,重点培养和提高学生解决问题、团队合作、在学习中应用信息技术、运用知识进行批判性思维等方面的能力。

2. 融通整合

以加强学科交叉融合,发挥综合大学办学优势为突破口,打破院系、学科壁垒,实现通识教育与专业教育相融通,构建"以器官系统为主线"的整合式课程体系,建设新型课程资源,形成知识、能力、素质协调发展的育人体系。

3. 立足转化

以改革教学"供给侧"为重点,转变育人理念与方式方法,创新管理体制机制,引导学生实现三个方面的转化:从死记硬背式学习转化为具有搜集、分析、评价和整合信息的能力;从为专业文凭、任职资格而学习转化为为有效团队合作而获取核心胜任能力;从不加批判接受现有教育转化为为借鉴他人经验,致力于针对卫生需求的创新。

(二) 实施转化式学习的实践路径

全球医学教育界期待着一个医学教育新时代的到来,一个推动转化式学习的时代,一个医学教育能协调相互依存的时代。国际医学教育专家委员会确信医学教育的未来将是胜任力的培养,培养在全球信息和知识流动条件下的胜任工作的能力。未来医学教育要使所有国家医学卫生人才都掌握运用知识、批判性思维和注重伦理行为的能力,胜任在以患者和人群为中心的卫生体系中工作,融入既承担地区卫生工作责任,又具有国际视野的卫生队伍中。《新世纪医学卫生人才培养:在相互依存的世界为加强卫生系统而改革医学教育》报告中指出,在这种相互依存的教育环境中实现转化式医学教育必须进行一系列的教学和体制改革,国际医学教育委员会共列出了十个方面的教学和机构改革目标,其中六个方面涉及教

学改革,四个方面涉及机构改革。结合中国医学院校的实际情况,实现转化式学习必须要在课程设置、教学内容、教学方式、教学评价方式、教师育人理念、大学附属医院的管理等方面进行一系列的改革,具体举措探索包括以下几个方面:

1. 构建以胜任力为导向的医学课程体系

从当前我国医学教育实际情况来看,大多数高校仅仅停留在第一代医学教育改革层面,保留着传统的课程设置和教学方法,改革意愿不强烈,甚至不愿进行改革。比较普遍的现象是当前的课程设置往往由教师的价值观念来确定,教师想教什么、能教什么,教师的价值观念决定设置什么课程及相应的课程目标,未能体现出按学习目标来设置课程及课程目标的效果。医学教育一般包括基础医学教育、临床医学教育和临床实践教育三个连续过程。基础医学教育只是医学教育的一部分,而真正要将知识转化为临床胜任能力,就必须重视临床课程设置和临床实践环节的教育。转化教育就是要以临床需求为中心,临床需要什么样的医生,学校就要设置什么样的课程,以求培养什么样的学生。教学改革就是要改变传统的基础医学、临床医学的两段式教育过程,基础与临床课程要交叉整合,将临床课程设置适当"前移"融入基础课程阶段,让医学生早期进入临床课程学习,早期进入医疗模式,以此促进学生拓展临床思维、感受医学责任。要利用一切学习途径,开展多形式的教学方式,包括传统的教学讲座、小组学习、以团队为基础的教学、早期接触患者、反复进行模拟技术训练等,使学生在早期阶段就具备团队合作精神,培养学生的临床思维能力。

2. 推动学科交叉融合,开展跨专业教育

当前,人工智能、大数据、生命科学飞速发展,对医疗卫生领域产生重大的影响,这就对医学人才提出了多学科、多领域的交叉融合和跨界融合的要求。在此背景下,医学教育创新首先要构建医、理、文、工等多学科融合支撑的培养模式,推行跨专业和跨行业的教育,打破局限于各专业内部培养人才的状况。其次要主动设计和规划医科内部学科、医科和人文学科、医科和理工学科交叉的跨学科教学团队,建设"医学+X"的交叉课程,开展跨学科教学,以顺应新一轮新技术产业革命带来的重大变革,为服务生命全周期、健康全过程提供学科融合支持。

3. 加强现代信息技术与教学的深度融合,推动转化式学习

21世纪,信息技术发展迅速,给医学教育的发展和改革搭建了广阔的平台。要充分利用IT技术所带来的新型转化式学习,转变传统的信息传递式教学,向更具挑战性的,以知识搜索、筛选、分析和应用为主的能力培养过渡。慕课、私播课、翻转课堂从根本上撼动传统的讲授式教学法,给教育行业带来新机遇和新挑战。因此,应重视在线课程的建设并鼓励教师录制网络资源共享课,使学生的学习不再依赖于课堂,而是通过网络学习、小组讨论等多种形式进行交互式、探究式学习。

此外,现代模拟医学教育突飞猛进,医学院校要推动临床技能中心的建设,引入临床医师病例模拟互联网教学系统,使技能中心不仅成为诊断学、外科学总论等实验课和多站式毕业考试的场所,而且是医学生临床思维综合训练的平台。

4. 深化"医教协同",重视临床教学资源建设

学校临床医学生一半以上的时间是在附属医院度过的,临床医学教学任务几乎全部是由附属医院承担,教学并不仅仅限于上课,临床医生在工作中的每一个医疗行为都是在教学,临床教师的一言一行都会被学生看在眼里、记在心里、模仿在行动上,甚至影响其毕业后在医疗岗位中的医疗行为。这充分说明附属医院和临床教师在医学教育中具有不可回避的责任。

当前,我国的大学附属医院面临临床教学师资短缺、教师授课负担过重、既要搞医疗又要搞科研和教学等诸多问题,这些都会影响教师授课、学习、探索教学方法的积极性,从而影响教学质量。因而需要从医学教育管理机制、教学激励政策、教师成长和职业发展、教师队伍梯队建设等方面做出改革。2017年7月,国务院办公厅对医教协同推进医学教育改革与发展提出了一系列意见,为大学附属医院的建设和管理指明了方向:大学要把附属医院教学建设纳入学校的发展整体规划,将教学作为附属医院考核评估的重要内容;附属医院要把医学人才培养作为重大使命,正确处理好医疗、教学和科研工作的关系,加大教学投入,健全教学管理组织机构,落实教育教学任务。在深化"医教协同"的政策背景下,大学附属医院的主导地位会愈加显著,更加保障了其在临床教学中的重要作用。

第三节 立足国家医学教育创新发展新要求,建立以新医科建设为统领的综合大学医学教育新思路

"卓越医生教育培养计划"是国家为了加快推进临床医学教育综合改革而实施的我国医学教育改革的重大举措。其要点是贯彻落实全国高等学校本科教育工作会议精神,紧紧围绕健康中国战略实施,深化医教协同,推进以胜任力为导向的教育教学改革,促进信息技术与医学教育深度融合,建设一流医学专业,培育一流医学人才,服务健康中国建设。新时代,综合大学要深入分析和比对医学人才培养体系与国家推进"卓越医生教育培养计划2.0"要求存在的问题及主要原因,根据国家和区域卫生健康事业发展要求,明晰对医学专业高素质复合型人才的培养内涵,加强新医科建设的顶层设计,优化医学人才培养模式,完善新医科建设的机制保障。

一、指导思想

以习近平新时代中国特色社会主义思想为指导,立足基本校情,借鉴国际经验,紧紧围绕推进健康中国建设,贯彻党的教育方针和卫生与健康工作方针,遵循医学教育规律和医学人才成长规律,创新体制机制,以服务需求、提高质量为核心,以"双一流建设"为主线,以"新医科"建设为统筹,医教协同,深化改革,强化标准,加强建设,全面提高临床医学人才培养质量,为卫生健康事业发展和提高人民健康水平提供高质量医学人才。

二、主要目标

经过 5 年左右的时间,基本建成以 5 年制为基础、"5+3"一体化为主体、农村订单定向培养为补充的涵盖临床医学和放射医学的卓越医学人才培养体系。建立健全医教协同育人机制,不断完善综合大学医学教育管理体制机制,切实加强医学教育质量文化建设,着力提高人才培养质量,显著提升服务卫生健康事业发展的能力,使卓越医学人才培养水平达到江苏省内领先、国内一流的地位。

三、基本思路

充分利用综合大学学科优势,发挥省部共建体制机制优势,遵循综合大学发展规律与医学教育特殊规律,着力培育满足健康中国建设需要的卓越医学人才。一是创新医学教育生态体系,加强顶层设计,强化医教协同,统筹学校、学部和各附属医院办学资源,建立健全组织制度,推进全员育人、全方位育人和全过程育人的"三全育人"机制建设,促进吸引一流学生、汇聚一流师资、建设一流学科、培育一流人才的形成。二是优化医学教育培养体系,加大教学改革力度,加强医学人文教育和职业素质培养,加强通识教育与医学教育结合,临床医学与基础医学整合,科研训练与社会实践融合,完善以能力为导向的评价体系,严格临床实习实训管理,强化临床实践教学环节,提升医学生临床思维和临床实践能力。

四、主要任务

(一)更新理念,加强综合大学"新医科"建设的顶层设计

"新医科"建设是医学教育主动对接国家教育强国和健康中国发展战略,顺应我国时代发展新要求下的必然产物,是在对传统医学学科发展现状全面反思的基础上守正创新的新发展理念和方向。综合大学"新医科"建设应加强学校层面的顶层设计,立足于培养卓越医学人才,聚焦于医学教育发展的新理念、新结构、新体系、新质量等维度,深化综合大学医学教育改革,重点在树立生命全周期及全方位的健康生活方式的医学教育理念,构建基于综合大学多学科交叉融合的医学学科新结构,在强化医学学科内部融通整合基础上,推进综合大学医学与文、理、工等学科的交叉融合,建立起协同发展的综合大学医学教育新体系,实现医学教育高质量发展。

一是要加强分析我国卫生健康事业面临的重大挑战和医学科技创新与学科交叉发展的新特点,剖析现行医学人才培养方案存在的问题与不足,有机融入精准医学、转化医学、智能医学等新知识,以适应未来医学发展需要。二是要围绕立德树人新要求,以国家"卓越医生教育培养计划2.0"建设为目标,积极探索多元主体协同育人机制,完善医学人才培养体系,实现医学教育高质量发展,显著提升服务卫生健康事业发展的能力。

（二）创新导向，优化综合大学医学人才培养模式改革

1. 构建以创新为导向的新型医学学科专业

为了满足创新人才培养需要及学生广泛的跨专业学习需求，针对正在或未来面向医疗卫生行业领域渗透的新兴技术，学科前沿或学科交叉研究方向，设立微专业，培养学生某一方面的核心素养或能力。苏州大学开设"精准放射医学""未来脑科学""睡眠医学""生命周期健康管理与人文关怀"四个微专业，每个微专业由4—5门知识关联密切，体现学科交叉、反映前沿技术的全新课程组成，由医、理、工不同领域的专家主讲。积极探索"放射医学+X"新医科专业建设，将人工智能、大数据、纳米材料、精准医学、重离子放疗等新兴学科及创新创业课程和科研素质培养纳入专业培养体系。

2. 拓展以创新为核心的新型医学培养模式

一是通过培养模式创新，立足于医学学生知识获取转化能力、岗位胜任转化能力、利用他人经验致力于创新转化能力的培养，为学生终身学习体系建构提供目标指向。二是通过课程体系创新，融合基于问题、基于案例、基于探究的教学新方法，以真实案例呈现，以问题解决驱动，以真实的表现评价反馈，帮助学生形成对放射临床复杂问题的批判性反思能力和实践思维。三是通过培养机制创新，发挥综合大学多学科办学优势，突出"三全育人"，加强"专业思政"与"课程思政"建设，促进通识教育与专业教育结合，科研训练与社会实践融合，以强化医学人文教育和职业素质培养。

（1）按模块化构建医学整合课程，为学生提供学科融合的知识背景。

按模块化构建基础医学器官系统课程、临床技能学习课程、科学方法教育课程、医学人文课程4门整合课程，促进学科知识交叉融合，加强学生综合思维能力和行医能力的培养，并将课堂讲授与课外训练结合起来，提高学生实际科研能力。同时开设"健康与社会""医学人文讲座"，有机融合公共卫生、行为科学、人文社会科学及医学伦理学等知识，构建医学生科学与人文融合的知识结构。

（2）按梯度化构建生物科学类核心课程，为学生提供学科的核心知识体系和专业研究技能。

设立巴斯德生物科学类拔尖人才改革班，重构人才培养方案，对生物科学类核心课程内容按知识层次和科研层次进行分级，形成生物科学类课程梯度化设计，实现"本硕博"贯通的课程体系。例如，将生物学类核心课程"生物化学""细胞生物学""分子生物学"进行分层设计：第一层次的教学内容以学科基础知识和基本技能为主；第二层次的教学内容详细讲述本学科相关知识，对第一层次内容进行扩展和提升；第三层次以介绍学科的发展方向和前沿课题为中心，讲述学科最新的研究内容和方法，激发学生的研究兴趣，引导学生进入学科前沿的研究工作。与理论课程相对应，对实验课程也进行分级设计，分"基础实验""综合实验""高级实验"，部分实验课程可与大学生研究计划相结合，直接在科研院所完成，由科研院所提供免费共享实验平台，并由专人指导。这种分层梯度化课程设计，有利于学生全面掌握学科的核心知识体系和专业研究技能，并且由浅入深，循序渐进，让学生既打下扎实基础，又了

解前沿科研。

（3）以目标为导向构建药学系统整合课程，为学生提供创新药物研发的学科知识基础与技能。

围绕创新药物研发人才培养，采用以目标为导向的教学理念（OBE），按照药物研发（"找好药"）、生产（"做好药"）、使用（"用好药"）进行分段培养，着力培养基础厚、口径宽、视野广的创新药物研发型专业人才。该课程分为9个模块，包括药物学总论、心血管系统药物、消化系统药物、呼吸系统药物、循环与运动系统药物、中枢神经系统药物、泌尿与内分泌系统药物、抗感染药物、抗肿瘤药物。

3. 突出以人文教育为重点的医学生职业素养培育

发挥综合大学多学科办学优势，形成医学专业课程教育与思想政治（以下简称"思政"）理论课教学紧密结合、同向同行的育人格局。修改专业课程大纲，建设医学专业课程思政素材库、优秀课程思政微视频，全面融入思政内涵，挖掘蕴含在专业知识中的德育元素，建设育人效果显著的精品专业课程。

在传承百年医学教育优势的基础上，以立德树人为根本，加强医教协同，深化导师制度，实施全员育人、全过程育人、全方位育人"三全育人"模式，将思政教育与课程思政相结合，坚定学生理想信念，强化学生责任使命，培育职业精神。具体措施如下：①深化导师制，以"思政引领、专业导航、科研启发、创新激励"为抓手，强化医学生责任使命，坚定医学生职业理想。②探索书院制，以学生为中心，促进医学第一课堂与第二课堂相结合，教学与生活相结合，形成多维度、全方位的医学人才培育体系。③加强课程思政建设，建设医学专业课程思政素材库、优秀课程思政微视频，开展医学专业课程思政设计竞赛。④推进科研促进教学，完善特聘教师进课堂机制，开放科研院所实验室，成规模开展大学生创新性实验项目研修计划，开设创新创业教育论坛，注重氛围营造与兴趣培养。

三、多措并举，完善综合大学"新医科"建设保障机制

"新医科"建设涉及医学教育整个体系的功能规划、学习资源建设、学习环境设计、教学方法创新、组织运作方式和评价方式等方面内容。其中，课程资源建设是核心要素，应确立课程治理理念，打造课程治理平台，注重课程治理实效，把课程治理变革贯穿医学人才培养全过程，完善综合大学"新医科"建设保障机制。例如，实施国际化（Internationalization）、信息化（Informationization）、集成化（Integration）课程建设工程（简称"3I工程"）。其核心任务：通过加强全英文课程及其体系建设，为全面提升学校本科人才培养的国际化水平奠定坚实基础；通过主动应对MOOCs的挑战，积极探索网络进阶式课程和微课程的建设与应用，为全面提升学校本科教学的信息化程度打造特色品牌；通过分批试点新生研讨课程和通识教育课程改革，为全面提升相关学科专业在教学团队、教学内容、教学手段等方面的集成化水平注入全新活力。

苏州大学医学教育拥有悠久的办学历史，在国内较早形成"本硕博"完整的医学人才培

养体系。为保障"卓越医生教育培养计划2.0"的实施,需要构建学校、学部、相关学院三级实施体系,成立卓越医生教育培养计划专家委员会,统筹组织实施工作,做好总体规划,将本科阶段、专业硕士学位阶段及住院医师规范化培训阶段各培养环节有机融合,形成育人合力,协调解决实施过程中的重大问题。学校应加大预算拨款和其他各类资源的支持,结合教育教学改革实际情况,引导医学部实施好计划。同时应强化监督检查,加强实施过程管理,强化动态监测,可采取适当方式进行绩效评价,及时发现建设中存在的问题,提出改进意见和建议,确保各项改革举措落到实处、取得实效。

总之,面对实施健康中国战略的新使命,面对国家医学教育发展的新要求,面对当前新冠肺炎疫情提出的新挑战,学校应主动服务国家战略与发展需求,以"新医科"建设为统领,以专业与课程建设为根本,顺应国际医学教育发展潮流,强化"大健康"理念,优化学科专业结构,为医学教育发展注入新动能,把科技革命及时反映在医学生知识、能力、素质培养的新内容上,持续推动综合大学医学教育高质量创新发展,培养更多满足社会行业需要的医疗卫生人才。

(龚　政)

第四章
卓越医学人才培养模式优化

医学教育的根本目的是为社会提供优质的医药卫生人力资源。深化医学人才培养模式改革,加强医学教育质量保证工作,培养高质量医学人才、为人民提供更好的卫生保健服务和构建以人为本的和谐社会。医学人才培养包括人才培养者、人才培养措施和人才培养对象三个构成要素。在医学人才培养过程中,培养目标和培养措施是两个必不可少的重要因素。高校人才培养是高校举办者采取某种人才培养措施以使人才培养对象(学生)的身心发生合乎目的的变化的活动。当前,我国正处于高等教育大众化的初级阶段,培养对象与以往相比发生了较大的变化,传统的人才培养模式和教学方式越来越不适应时代发展的要求。因此,解放思想,开拓创新,借鉴国内外先进的高等医学教育经验和教学管理模式,积极探索适应高等教育大众化背景下的多元化人才培养模式是时代的呼唤,历史的必然。

当今,医学模式的转变和生命科学的迅猛发展促进了卫生服务体系和卫生服务模式的深刻变革,高等医学教育理应随之进行相应的调整和改革。中国工程院院士巴德年在上海交通大学举办的"全国重点高校卓越医学教育论坛"上指出:"未来医学的发展应该是朝着可预见、可预防、可个体化的方向,从这个角度来探讨医学教育,就能发现我们当前很大程度上只是针对治病,而实际上,未来的医学是指向健康的医学。"

近几年,教育部、国家卫健委为贯彻落实教育规划纲要,服务医药卫生体制改革,在前期工作基础上,重点就我国医学教育发展现状和存在的主要问题、农村基层卫生人才队伍现状、高校附属医院的管理和建设情况、全科医学教育现状、国外医学教育改革发展态势、住院医师规范化培训改革试点情况等进行了专题调研,并经过深入论证,共同研究制订了临床医学教育综合改革方案和"卓越医生教育培养计划"实施意见,召开了全国医学教育改革工作会议,全面部署医学教育综合改革工作,其中医学人才培养模式改革是重要任务。

第一节 医学人才培养模式的概述

我国对高等医学人才培养模式的研究起步较晚,自1995年国家颁发《高等医药教育面向21世纪教学内容和课程体系改革计划》后,各高等医药院校开始了对高等医学教育领域内的人才培养模式进行改革,特别是在20世纪90年代末开始的高校管理体制改革后,许多医学单科院校与综合性、多科性大学合并后,对高等医学人才培养模式提出了新的改革要求,而随后的国际医学教育标准引入更促进了我国医学教育思想和教学观念的转变,影响了医学人才培养模式改革。从总体上看,我国高等医学教育领域对人才培养模式的改革与研究较其他学科领域没有那么丰富、全面与深入,较多地停留在如何培养和怎样培养医学人才的命题上,在实践层面探索较多,而在理论研究方面较为欠缺,客观上影响了医学教育的改革成效和发展。

要对医学人才培养模式有一个全面准确的认识,首先要对模式的内涵进行准确的界定与认识。"模式"一词在日常社会生活中是一个比较常用的概念,如社会发展模式、经济发展模式、市场运行模式、大学办学模式等。《现代汉语词典》(第7版)将"模式"解释为某种事物的标准形式或使人可以照着做的标准样式。由此,人才培养模式即人才培养的标准形式或使人可以照着做的人才培养标准样式。这个概念包括以下几层含义:①人才培养模式是建立在一定人才培养思想或理论基础之上的,可以把人才培养模式看成是某种人才培养思想或理论的应用化、具体化、操作化。②人才培养模式并不是唯一的,作为人才培养的标准形式(或样式)是相对于同一人才培养思想或理论指导下的其他人才培养形式而言的。建立人才培养模式的人才培养思想或理论不同,人才培养模式就会不一样。③人才培养模式是较为稳定的人才培养活动结构框架和活动程序。这种结构框架和活动程序是人们可以效仿的。④人才培养模式具有规范性和可操作性。①

教育部相关文件把人才培养模式规定为:人才培养模式是高等学校为学生构建知识、能力、素质结构,以及实现这种结构的方式,它从根本上规定了人才特征并集中体现了教育思想和教育理念。有学者认为人才培养模式具有思想性、理论性、系统性、多样性等特点。首先,人才培养模式是在一定的教育思想、教育方针指导下,为实现特定的教育目标而确定的培养观念、培养关系、培养方式及具体培养方案,它从根本上规定了人才特征,集中体现了教育理念;其次,人才培养模式是在教育理论、教育理念指导下建立起来的比较稳定、成熟可行的高校人才培养活动的结构框架;再次,人才培养模式包括人才培养目标、培养规格和具体培养方式,构成人才培养模式的要素有专业、课程、教学方法、教学管理方式等;最后,人才培养模式作为一种标准样式具备系统性、范式性和可操作性。

高等医学教育人才培养模式是指在一定的教育思想、医学模式和卫生服务需求的指导下,依据医学人才培养规律,为满足社会对医学人才知识、能力、态度等方面的要求,在一定时限内的医学人才培养活动过程的某种标准结构样式和运行方式。它包括以下几层含义:①它是医学院校人才培养过程的结构样式和运行方式,属于过程范畴,是一种对于人才培养过程的谋划、设计、建构和管理,与非教育教学活动无关,针对的是位于学校办学模式之下、课程教学模式之上的教育问题;②它是人们可以照着做的标准样式,具有系统性、范式性、可

---

① 朱晟利.论人才培养模式的概念及构成[J].当代教育论坛,2005(3).

重复性、可操作性;③它必须是经过实践的,而不是人们主观意向的计划,是对具体人才培养过程的高度概括,是教学实践与教育思想的中介;④它受限于一定的教育思想,如果社会的进步、医学的发展等引起了教育思想、医学模式和卫生服务需求的转变,那么人才培养模式也必然发生变化,但这种变化需要一定的时间,因此,人才培养模式具有稳定性和渐变性。①

第二节 医学人才培养模式的构成

人才培养模式按"事实构成"的逻辑来讲,一般应包括人才培养目标、人才培养过程、人才培养措施及人才培养评价。

一、人才培养目标

高等医学教育肩负着培养医学人才、维护和促进人类健康的重要使命,高等医学教育的人才培养目标直接关系到医学人才培养的质量。国内外医学教育界在医学教育教学实践中始终把制定顺应时代发展要求的医学人才培养目标作为一项重要的医学教育改革内容。国际上,对医学教育的任务和职能也日益关注,或以项目的方式进行调查与研究,或以专家论证的方式提出各种医学教育的培养目标。1988年,在世界医学教育大会上通过的《爱丁堡宣言》明确指出,医学教育的目的是培养促进全体人民健康的医生。1992年,世界卫生组织首次提出了"五星级医生"的概念,即医生应是保健提供者、决策者、沟通者、社区领导者和管理者。1993年,世界医学教育高峰会议明确规定医生的任务:①应促进健康,防止疾病,提供初级卫生保健;②要遵守医生职业道德,热心为患者治病和减轻患者痛苦;③应是优秀的卫生工作管理者,患者和社区的代言人,出色的交际家;④有创见的思想家和信息专家,掌握社会科学和行为科学的开业医师和努力终身学习的学者。2002年,国际医学教育委员会公布了本科《医学教育全球最低基本要求》,界定了医学教育的7个基本方面:①职业价值、态度、行为和伦理;②医学科学基础知识;③交流沟通技能;④临床技能;⑤群体健康与卫生系统;⑥信息管理;⑦批判性思维与研究,阐述了医学院校毕业生必须具备的60种核心能力。

剖析国外医学人才培养目标的修订内容,可以发现许多国家是在充分研究分析对未来卫生服务需求的预测和对当下医学教育的反思基础上进行的,其中普遍的共识是只有全面发展的人,才能称得上合格的医学人才。未来信息社会要求的医生在价值观、知识和能力、思维方式、体魄和心理等方面的素质应达到新的水平,并随着社会的发展而不断进步。②

2008年,我国教育部、卫生部委托中国高等教育学会医学教育专业委员会参照世界医学教育联合会(WFME)发布的《本科医学教育全球标准》制定的《本科医学教育标准——临床医学专业(试行)》明确指出,医学毕业生的质量是衡量医学院校教育质量的最终标准。本

---

① 殷晓丽,郭立,门寒隽,等.高等医学教育人才培养模式释义[J].中华医学教育杂志,2009,29(4).
② 贺加,郭立,乔敏,等.关于医学人才培养目标的研究[J].高等工程教育研究,2001(4).

科临床医学专业教育的目标是培养具备初步临床能力、终身学习能力和良好职业素质的医学毕业生。毕业生作为一名医学从业人员,必须有能力从事医疗卫生服务工作,必须能够在日新月异的医学进步环境中保持其医学业务水平的持续更新,这取决于医学生在校期间获得的教育培训和科学方法的掌握。《本科医学教育标准——临床医学专业(试行)》将医学人才培养目标分解成思想道德与职业素质目标、知识目标、技能目标三个维度。

(一) 思想道德与职业素质目标

(1) 遵纪守法,树立科学的世界观、人生观、价值观和社会主义荣辱观,热爱祖国,忠于人民,愿为祖国卫生事业的发展和人类身心健康奋斗终生。

(2) 珍视生命,关爱患者,具有人道主义精神;将预防疾病、驱除病痛作为自己的终身责任;将提供临终关怀作为自己的道德责任;将维护民众的健康利益作为自己的职业责任。

(3) 树立终身学习观念,认识到持续自我完善的重要性,不断追求卓越。

(4) 具有与患者及其家属进行交流的意识,使他们充分参与和配合治疗计划。

(5) 在职业活动中重视医疗的伦理问题,尊重患者的隐私和人格。

(6) 尊重患者个人信仰,理解他人的人文背景及文化价值。

(7) 实事求是,对于自己不能胜任和安全处理的医疗问题,应该主动寻求其他医师的帮助。

(8) 尊重同事和其他卫生保健专业人员,有集体主义精神和团队合作开展卫生服务工作的观念。

(9) 树立依法行医的法律观念,学会用法律保护患者和自身的权益。

(10) 在应用各种可能的技术去追求准确的诊断或改变疾病的进程时,应考虑到病人及其家属的利益,并注意发挥可用卫生资源的最大效益。

(11) 具有科学态度、创新和分析批判精神。

(12) 履行维护医德的义务。

(二) 知识目标

(1) 掌握与医学相关的数学、物理学、化学、生命科学、行为科学和社会科学等基础知识和科学方法,并能用于指导未来的学习和医学实践。

(2) 掌握生命各阶段的人体的正常结构和功能,正常的心理状态。

(3) 掌握生命各阶段各种常见病、多发病的发病原因,认识到环境因素、社会因素及行为心理因素对疾病形成与发展的影响,认识到预防疾病的重要性。

(4) 掌握生命各阶段各种常见病、多发病的发病机理、临床表现、诊断及防治原则。

(5) 掌握基本的药理知识及临床合理用药原则。

(6) 掌握正常的妊娠和分娩、产科常见急症、产前及产后的保健原则,以及优化生育的医学知识。

(7) 掌握全科医学基本知识,掌握健康教育、疾病预防和筛查的原则,掌握缓解与改善疾患和残障、康复及临终关怀的有关知识。

(8) 掌握临床流行病学的有关知识与方法,理解科学实验在医学研究中的重要作用。

(9) 掌握中国中医学(民族医学)的基本特点,了解中医学(民族医学)诊疗基本原则。

(10) 掌握传染病的发生、发展及传播的基本规律,掌握常见传染病的防治原则。

(三) 技能目标

(1) 全面、系统、正确地采集病史的能力。

(2) 系统、规范地进行体格及精神检查的能力,规范书写病历的能力。

(3) 较强的临床思维和表达能力。

(4) 内、外、妇、儿各类常见病、多发病的诊断、处理能力。

(5) 一般急症的诊断、急救及处理能力。

(6) 根据具体情况选择使用合适的临床技术,选择最适合、最经济的诊断、治疗手段的能力。

(7) 运用循证医学的原理,针对临床问题进行查证、用证的初步能力。

(8) 从事社区卫生服务的基本能力。

(9) 具有与患者及其家属进行有效交流的能力。

(10) 具有与医生、医务人员及其他医疗卫生从业人员交流的能力。

(11) 结合临床实际,能够独立利用图书资料和现代信息技术研究医学问题及获取新知识与相关信息,能用一门外语阅读医学文献。

(12) 能够对患者和公众进行有关健康生活方式、疾病预防等方面知识的宣传教育。

(13) 具有自主学习和终身学习的能力。

二、人才培养过程

人才培养过程是由一系列的教学活动和相关的教育教学条件构成的,这些活动和条件对培养对象的知识、能力和态度的培养起到特定的功能,而且它们相互联系、彼此制约,从整体上发挥系统关育人功能。人才培养过程是依据培养人才目标来设计的,具有相对的独立性。因此,人才培养过程是否符合人才培养目标、是否遵循医学教育教学规律、是否合理有效实施,直接制约着人才的培养质量。一名医生的成长过程大致需要历经院校教育阶段、毕业后教育阶段及继续职业发展阶段三个过程。毕业后教育通常指一名医学生毕业后进入医院通过一系列的教育培养后成为能够独立胜任临床工作的教育阶段,一般需要1~5年甚至更长时间,在这个阶段,年轻医生不断增长知识、锻炼技能、形成职业态度和行为,为未来能够独立开展临床工作做准备。这个过程在医院中进行,医学院校毕业生作为年轻医生,在上级医师的指导帮助下,承担一定的医疗职能,而且这些年轻医生应该要"居住"在医院内,故有"住院医师"这个称谓。不同国家的毕业后教育形式与方式有较大的差异,当前,一些国家开发出包括临床实习计划、常规理论教学、科研体验、对项目的评价等在内的结构化培训项目。在我国,毕业后教育仍然以传统的方式在工作场所中学习训练。继续职业发展是临床医生维持与其职业生涯相关的知识和技能的手段,注重提高岗位胜任力和绩效表现来帮助临床医生为患者提供尽可能好的照顾。学习活动中的有意练习和反馈机会是继续职业发展的关键。

在我国,院校医学教育阶段大致可分为医学预科阶段、医学基础阶段和医学临床阶段。医学预科阶段在我国大学中目前主要指以第一学年为主的通识教育,通过通识教育来完成对医学生社会科学、人文科学、自然科学的培养目标。综合大学在举办的医学教育方面存在较大的优势,可以利用综合大学在人文社科和理工科方面丰富的教育教学资源为学生提供较好的教学。医学基础阶段即通常所称的基础医学学习,其主要培养目标是掌握基础医学的基本知识、基本理论和基本技能,培养学生的自主学习能力,加强基础医学知识与临床实践的结合,同时培养学生一定的科研思维和科研决策能力。临床医学阶段要结合医院的教育教学特点,实施以能力为导向的教育模式,加强学生自主学习能力的培养,建立集临床思维、临床沟通能力、临床实践操作、职业精神培养为一体的临床学习体系:临床专业课程体系构建、临床职业精神培养体系构建、临床能力培训体系构建、临床技能模拟训练体系与实践教学有机结合、全科医学与社区医学实训体系构建等。

三、人才培养措施

(一) 深化教学内容改革,优化整合课程体系

课程改革是医学教育改革的根本,而教学内容改革则是课程改革的核心,医学课程的改革与发展是推动医学教育发展的根本动因。教学内容改革的目的在于更新学科知识,将新知识、新技术、新进展融入课程教学中,并处理好课时有限与知识急剧扩增之间的矛盾。课程体系是人才培养活动及其模式实质性要素和体现教育思想及人才培养目标的载体部分。国内外医学教育课程体系基本上可分为三种类型,即"传统学科式""以问题为基础式""器官系统式"。① 目前,我国的课程设置体系与教学内容与国外先进医学院校相比还存在较大的差距。以美国为例,在1950年之前,美国一直沿用现代医学课程体系,完全采用以学科为基础的模式。然而,随着社会的进步、科技的发展,这种课程体系日益显示出其弊端。至1952年,美国西余大学创立的"以器官系统为基础的学习(Organ System—Based Learning,OSBL)"课程模式,开启了以学科综合为特征的课程改革先河。之后,不同形式、不同程度的综合性课程改革势不可挡。直至今日,综合性课程改革仍是美国医学课程改革的不朽主题。

传统的医学教育基本上是较单一的、以学科为中心的课程设置模式,可借鉴的经验较少;国外有成熟的器官系统教学经验,但国情、校情不同,可借鉴但不能照搬。因此,如何在领会精髓的基础上,结合学校的实际情况,打破学科界限,对课程按照器官系统为单位进行整合和优化,是课程改革的核心内容。

课题研究发现,当前混合式课程体系,即以传统学科为中心,课程体系为基础,结合以PBL、CBL为主的医学课程教学新体系,在我国近十余年医学课程改革实践中得到了普遍的

---

① 黎莉.医学教育课程模式改革趋势初探[J].西北医学教育,2007,15(5).

认同,也积累了不少经验,并具有较好的可操作性,值得借鉴和推广。

(二)改革教学方法与手段,建立新型教学评价体系

教学改革的目的在于提高教学效果,促进学生的知识掌握和能力培养,尤其是学生自主学习能力的培养。从教学方法变化趋势来看,教学活动规模日益小型化,小组讨论逐渐取代大班上课;教学场所日益多样化,包括社区医院、门诊部、家庭和各种社会福利机构;教学形式日益多样化,不再局限于单一的教学形式。

1969年,加拿大麦克马斯特大学(McMaster University)医学院"基于问题的学习"课程问世。PBL课程模式强调以学生为主体问题为中心,以提出问题研究和解决问题为主线,开展以自主和合作探究为主要学习方法,以增强学生的问题意识、提高理解、掌握运用知识水平和解决问题的能力为主要目标的学习活动。在PBL中,多学科教学代替了传统模式的学习,而导师的作用不是传递信息,而是通过提出问题和把握问题解决的进程来推动学生的学习。认知心理学的发展为改进教学、实施PBL教学提供了理论基础。认知心理学的基本前提:学习是在现有知识基础上构建新知识的过程。格雷莎(Gracia)指出:通常认为,学习是建构性而非接受性的过程,认知的过程(元认知)影响学习,社会和情境因素也影响学习。

教学评价是指以课程教学目标为依据,对课堂教学过程进行监控和对教学效果进行检验所采取的相关措施,其主要形式是进行考核,通过考核对所获得的信息进行反馈,以及时调整和再设计教学内容与方法手段。当前,医学教学评价的突出问题是重终结性评价,轻过程性评价,应避免单纯终结性评价造成的"一考定结论"的弊病,积极推行形成性教学评价,为师生及时了解教与学的实际状况,针对问题采取措施及时修正教学行为,促使学生重视平时学习,养成良好的学习习惯,继而促进学风建设,提高教学质量。

医学教育整体培养过程可实施"多段式"教学质量评价监控模式,即基础医学课程结束后的基础医学综合考试;临床课程结束后的实习医生资格考试;通科实习结束后的临床基本技能考试;定向二级学科实习结束时的临床能力综合考试;毕业时通过临床医学专业博士学位的临床能力考核和学位论文答辩,确保培养高质量的临床医学专门人才。

(三)改革传统教学的组织方式,构建核心教师团队

实施器官系统整合式教学模式、基础医学与临床医学的融合、实现多学科的交叉,均需要打破学科界限,改变教学组织形式,因此构建教学团队将是整合课程教学的重要保障。如何建立满足教学改革需要的核心教学团队,如何重新配置和优化教学资源,如何建立健全教学评价体系,均需全盘规划和统筹考虑,这也是首先要解决的问题。

开展课程改革的一个重要前提是要得到教师的认可与支持,并能真正对教学充满热情和具有奉献精神,从当前的实际情况来看,科研夺走了教师的主要精力,因为各个高校的教师价值取向中,教学从来都是从属于科研。不管是进行以器官系统为基础的课程模式改革,还是PBL、CBL教学改革,都要求不同学科教师之间的合作和协调,均需要有相应的教学组织方式予以支持。因此,改革传统教学组织方式,建设"首席教授+核心教师"教学团队是首先要解决的问题。要改革原有管理组织体制机制,创造条件由首席教授统筹系统课程,对所

属教学团队进行教学指导,投入课程改革和改进对学生的评估,开展咨询和辅导,实施教育管理和领导,并进行教育研究。

一个有影响力的医学教师,除了需要具备临床或某医学领域的专业才能之外,还需要具备多样化的教学技能,如创建良好的教学环境、观察和评估学生的学习、提供反馈信息、开发和评估课程等。教师专业发展为医学教师在专业知识、教学技能等方面提供针对性的辅导与训练。为扭转教师重科研、轻教学的现状,应给教师提供优厚的待遇、保证教师有充足的教学时间、提供课程改革和建设经费、提供教学培训等。

(四)完善实验实训体系,构建科研训练体系

按照系统课程整合要求,对实验教学内容进行优化改革,形成机能实验学、形态实验学、细胞与分子生物实验学、临床机能实验学等实验教学模块。各模块应扩大综合性、设计性实验比例,引进实验新技术,不断更新实验项目,改进实验教学内容,形成基础性、综合性、创新性实验教学体系。同时,要建立早期接触临床、床边临床教学、临床模拟教学、临床通科实习等临床技能训练体系。以提升学生科研素质为目标,设立课外研学环节,鼓励学生早期进入教师科研场所,参与教师科研,组织名师、名家为学生开设讲座,搭建学生创新平台。

(五)深化管理改革,完善管理机制

深化综合大学医学教育管理体制改革,是提高地方综合大学医学教育水平的重要因素。当前,影响与制约综合大学医学教育水平和质量提升的因素很多,有宏观方面的,也有微观方面的。其中,微观方面的重点是确立好综合大学医学教育的地位与作用,构建好教学管理与学生管理良性互动的良好机制,建立健全严格的教学管理制度,形成有利于支撑学校医学教学专业课程改革与建设,有利于教师静心教书、潜心育人,有利于学生全面发展和个性化发展相辅相助的管理制度与办法。在卓越医学人才培养方面,应构建新的机制,如实施双导师制、书院制、教学评价机制等。

双导师制一般指在高等教育中,由两位导师共同负责培养学生成才的人才培养制度。与传统模式相比,双导师制强调的是由校内和校外两种导师从不同的认知领域出发,共同培养学生全方位、复合型成长的全过程。在医学教育中实行双导师制,主要是指在学校内由基础导师对医学人才在专业理论学习及医学研究实验方面给予指导;而在校外主要由医院的临床教师、社区医生作为临床实践老师,对学生的临床实践、疾病预防与控制等方面进行指导。

书院制是实现通识教育(素质教育)和专才教育相结合,力图达到均衡教育目标的一种学生教育管理制度。实施医学书院制,加强医学生第二课堂教育,是适应新型医学教育模式和现代医学人才培养模式转变的需要,是我国卓越医学人才培养如何从目标到模式进行设计的一项重要探索。① 书院制实施有利于构建医学生早期接触临床、早期接触科研、早期接

---

① 龚政,王剑敏,钟慧,等.构建以书院制为平台的卓越医学人才培养模式与机制的研究和探索[J].中国高等医学教育,2013(8).

触社会的"三早"医学教育新模式,有利于学生早期感受医生、感受患者、感受医院、感受社区,以树立正确的人生观、价值观,增强社会责任感,提高社会服务意识与能力,正所谓"人品定医品,大德成大医",使我们培养的医生能肩负起中国未来的健康责任。

四、人才培养评价

人才培养评价主要是指对学生的评价,是指以人才培养目标为依据,通过对人才培养过程的监控和对人才培养结果的检验而采取的措施。通常来讲,对学生评价的主要形式是考核,考核既是保证人才培养目标实现的手段,也是判断是否达到培养目标的重要途径,而且通过考核对获得的相关信息做出反馈,有利于调整和优化人才培养过程、教学内容和教学方法,以更好地实现人才培养目标的达成度。在高等医学教育中,对医学生的评价经历了以注重知识的考核向以注重能力考核的转变,特别是重视基于岗位胜任力的临床技能的考核,从注重期末的单次终结性考核向注重平时的阶段考核结合期末考核的过程性评价,从注重考核的评价功能转变到评价与诊断并重的功能体现,评价的形式由单一走向多元。

对医学生的考试评价内容十分丰富,如美国毕业后医学教育认证委员会(Accreditation Council for Graduate Medical Education,ACGME)提出的美国《毕业后教育受训者能力考核方法表》涉及的常用考核评价方法多达十余种,在我国应用较广的有客观结构化临床考试(Objective Structure Clinical Examination,OSCE)、临床操作考试、标准化患者考试(Standardized Patient Examination,SPE)、笔试(多选题)等。

1. 客观结构化临床考试(OSCE)

客观结构化临床考试(OSCE)在欧美大多数医学院校得到广泛应用,近二十年来我国也在各医学院校广泛开展OSCE。它是由12个左右独立的标准化考站中使用一种或多种评价工具的考试形式,每个站点考试时间为10~15分钟,考生按统一的时间表在各站点之间顺序轮转完成考试。每个考站的各项任务都进行单独评分,最后将各站的各项得分合计得出总评成绩来确定学生考试是否合格。标准化患者是OSCE中最主要的评价工具之一,但也可使用特定情境下的模拟人或临床病例分析等其他评价工具。

2. 标准化患者考试(SPE)

标准化患者(SP)是指经由培训的以标准化的方式扮演临床患者病情的正常人或经过培训以标准化方式来呈现病情的真实患者。标准化患者考试由多个SP考站组成,每站分别呈现不同的临床问题,一般经过10~12分钟的就诊时间。被评价的学生如同检查真实患者一样地检查SP,如询问病史、进行体格检查、开化验单、进行诊断、拟订治疗方案为患者提供咨询等。考官或SP使用评分表对考生进行评价,包括考生在整个考试过程中的医疗服务任务与预期行为的适当性、正确性和完整性,评价标准是被预先拟定的。

标准化患者考试比较适合用来评价病史采集技能、体检能力、沟通能力、鉴别诊断、实验室检查和治疗等,是在临床技能终结性评价中最常用的考试方式,单个SP就可以有针对性地评价特定的技能和知识,在病史采集技能、体检能力、沟通能力方面容易得到信度较高的得分。

第三节 卓越医学人才培养模式的改革

推行卓越医学人才培养模式系统化改革,其核心是提高本科教学质量,其抓手是深化教学机制改革,其重点是在指引学生正确规划个人奋斗目标的基础上,将学习的主动权、选择权还给学生,即学生在学什么、怎么学上应有不同程度表达自己的意愿及进行选择的余地。其目的是调动教师、学生之间教与学的积极性、主动性,提高教学效益,培养更多的卓越医学人才。

高等医学人才不仅要有宽厚的基础和专业知识,还应懂经济、管理、人文等知识,要有创新精神与能力。落实"通才教育,分类教学"和"宽口径、厚基础、重能力、求创新"教育理念,采用系统化培养模式,有利于培养高素质的医学人才。在原有的培养模式下,人才培养呈现刚性过强、柔性不足,强调共性过多、个性发展认知不够的缺陷。因此,一些有潜力、有特长的医学生,或是没有充分发展,或是成长较晚。通过推行学分制和实施本科人才培养模式系统化改革,可以更好地贯彻教学中的因材施教原则,改变"刚性冲压"的缺陷,增加"柔性加工"的优势,可以充分注意医学生的个性特点,使其个性能得到更好地发展,让学生最大限度地发挥学习潜能,培养学生的创新精神。

(一)卓越医学人才培养模式改革重点

我国传统医学人才培养模式是建立在学习苏联模式基础上的,培养目标比较笼统、单一,缺少个性化特征。1995年,教育部制定了全国统一的高等医学教育的总体培养目标:"培养具有良好的思想品德和职业道德,较广泛的社会科学知识,较宽厚的自然科学基础,较深厚的医学基础理论,较熟练的专业实践能力和解决医学实际问题的医学专门人才"。这一培养目标基本反映了我国对医学毕业生的实际需要,但随着时代的快速发展,从国际医学教育发展趋势来看,仍需积极借鉴和吸收国际医学教育许多新的成功经验,深入开展结合我国医疗卫生改革发展需要的人才培养模式的研究与改革。例如,应加强与现代医学及科技相关的医学信息学知识与技能的培养,优化因疾病谱转变而带来的有关群体健康知识与技能的教学内容,提高与医疗服务质量相关的医学沟通知识和能力,还有与卫生服务模式转变相关的社区医学知识和技能,甚至与医疗投入与产出相关的卫生经济、管理学的知识和技能等。

1. 德育为先,促进医学生全面发展

德育为先就是要将德育和职业素养培养作为卓越医学人才培养的重要内容。重点是培养学生的爱国主义、中国特色社会主义、集体主义和人道主义精神,让学生树立科学的世界观、人生观、价值观和社会主义荣辱观,增强学生对我国卫生事业和保障人类身心健康的使命感。要加强以职业道德、职业态度和职业价值为基本内容的职业素养教育,培养学生的职业道德感,让其重视医学伦理问题,将预防疾病、解除病痛和维护民众的健康利益作为自己的终身责任。要重视对学生的文化素质教育,增强学生的身心健康,强化对学生人际沟通能力和人文关怀精神的培养,提高学生对文化价值的理解能力,培养学生关爱患者、尊重他人、尊重生命的职业操守和团队合作能力。

2. 质量为本,优化教学内容与教学方法

提高质量是卓越医学人才培养模式改革的核心要义。要积极深化课程体系和教学内容的改革,构建融人文社科知识、自然科学知识与医学专业知识为一体的课程体系,重点加强基础医学与临床医学学科知识的融通整合,建立以学生为中心的自主学习模式,确立学生在教学中的主体地位,以充分调动学生主动学习的积极性,引导学生自主学习、团队学习、协作学习。推动教学方式与教学方法改革,加强对学生终身学习能力、批判性思维能力和创新创业能力的培养。在教学内容设计上要加强公共卫生和全科医学教育,加强对学生基层卫生服务能力的培养,坚持基本理论、基本知识与基本技能"三基"统一发展的教学要求,提倡早临床、多临床、反复临床,将理论与实践密切结合,加强教学环节与教学过程的考核评价,建立科学的教学考核评价体系,重视现代信息技术与医学教学的深度融合,提升教学效果。

3. 实践为要,加强对医学生实践能力的培养

加强附属医院管理,科学定位附属医院的功能属性,建设高水平的临床教学基地和社区教学基地,是提高卓越医学人才培养质量的重要环节和必要手段。要组织学生早期接触临床,使学生在医疗卫生环境中及早树立牢固的专业思想,有计划地安排学生到农村和社区进行社会实践,培养学生的社会适应能力;要建立满足临床教学开展需要的、稳定的临床教学管理机构与队伍,完善临床教学工作的协调机制,保证临床教学秩序,明确临床教学人员职责,完善临床见习、实习和社区卫生服务的教学内容与教学大纲,加强对学生临床实践的管理与考核;要加强学校实验教学平台建设,积极推进实验教学改革,提高学生分析问题和解决问题的能力。

4. 队伍为基,加强教学团队建设

任何一项教学改革能否有效实施并取得成功,关键在教师,而教师的教学思想与教学理念能否时常转变,它是广大教师能否接受并积极主动参与改革的先导。为此,教学团队的培育与建设成了工作的重点,应有计划、有步骤地根据改革工作推进需要,选派教师到国内外相关高校学习,要设立专门培训经费来支持与推动队伍建设。

应加强对教学绩效奖励机制的改革,要在专业核心课程中率先建立"课程负责人"和"教学岗位"聘任制,实行教学岗位聘任。对条件成熟的课程,可以实施"主讲教授制"(可以校内,也可以校外),使一批学术造诣深、经验丰富的教授直接面对学生开设前沿性、进展性为主的特色课程。加强对学生的学习指导,除班主任和辅导员外,从学生入学起,应按学生人数配备一定比例的导师,也可视实际情况设立导师组或选课指导组,既要指导学生自觉规划自己的学业和制定人生发展目标,更要引导学生结合自身的特点与发展潜力适时调整自己的学业和人生规划。

实施本科人才培养模式系统化改革,特别是课程的改革与建设,教学条件建设与教学设

施改善,教师队伍结构改革与教学水平提升,调动教与学两方面的积极性,都会对卓越医学人才培养产生积极的影响。

(二) 卓越医学人才培养模式改革实践

1. 以岗位胜任力为导向优化医学人才培养模式,提供多元化成长发展空间,促进医学生个性化成长

一是发挥综合大学多学科办学优势,加强通识教育与医学专业教育融通,为高素质医学人才培养创造良好条件。充分利用综合大学文、理、工等多学科优势为医学人才培养提供优质教育教学资源,提供丰富的全校性公选课、跨学科选修课、新生研讨课等供医学生选择,为培养人文素质高、基础宽厚、发展潜质好的医学人才提供保障。

二是提供多元化培养方案,引导学生个性化成长。通过设立卓越医师教改班、全英语教改班、"5+3"一体化教改班等学习平台,让不同学生选择适合自身发展的学习方案,并对各类培养方案提出不同的培养目标要求,如对卓越医师教改班提出了学生拥有终身学习、科学思维、沟通能力和社会适应能力的要求,对全英语教改班提出了学生具有国际视野和国际竞争力的要求,对"5+3"一体化教改班提出了学生知识、技能和素质与职业医师规范化培训衔接的要求,以实现学生的个性化发展,增强学生学习的主动性。

三是改革传统公共基础、基础医学、临床医学"三段式"培养模式。在课程体系和教学内容上实现横向与纵向整合,即横向通过以系统为主的教学代替传统以学科为主的教学来实现,纵向将临床科学与基础科学一起讲授,实现早期接触临床,并随着时间的推移不断增加临床科学内容,逐渐减少基础科学内容,将与临床实践密切相关的职业技能和态度培训贯穿培养全过程。

2. 按模块化构建器官系统整合式课程体系,实现医学课程纵向与横向整合,加强综合思维和分析处理问题能力的培养

在课程设置上,按照"加强学科融合,注重综合素质,提升临床能力"的原则,打破以传统学科为基础的课程体系,按模块化构建基础医学器官系统整合课程、科学方法教育课程、临床技能学习课程、医学人文课程4类整合课程。

(1) 基础医学器官系统整合课程。

基础医学学科以器官系统为主线进行横向整合。按知识点整合教学内容,构建器官系统课程,打破学科之间的界限,减少单学科授课的重复内容,促进学科课程之间的交叉与融合,培养学生综合思维能力、分析与解决问题能力。

(2) 科学方法教育课程。

将原独立开设的科研类课程与科研训练环节整合成医学科研方法学课程,根据医学科研设计的思路编排教学内容,减少单学科授课的重复内容;在教学方法上,将课堂讲授与课外训练结合起来,真正让学生掌握科研方法,提升学生的科研思维能力,培养学生的科研能力和终身学习能力。

（3）临床技能学习课程。

在诊断学、外科总论学、医学影像学基础上，设立"临床技能学"课程，推行"基于案例的学习"，并充分应用教学查房、模拟教学、开放训练等各种手段，加强对学生临床思维与临床能力的培养。开设"医患沟通"课程，培养医学生掌握医疗实践需要的思维方式，把握医疗行为准则，提高医患沟通能力。

（4）医学人文课程。

开设"健康与社会"课程，有机融合公共卫生、行为科学、人文社会科学、医学伦理学等知识，通过案例化教学，采取案例讨论、角色扮演等教学方式，使学生深刻认识社会因素对健康和疾病的影响及作用，促进医学生的观念由单纯的生物医学模式向"生物—心理—社会"医学模式转变。开设医学人文大讲堂，邀请著名专家开设医学人文类讲座，引导学生逐步深化对医学职业的认识，继而认同、理解医学职业的神圣与使命，使之真正成为"有灵魂的医者"。

3. 改革教学方式方法，建设学生自主学习环境与氛围，促进学生学会学习

积极开展"以学生为中心"的教学方式和教学方法改革，建立早期接触临床、早期接触科研、早期接触社会的"三早"教育模式，注重批判性思维和终身学习能力的培养，关注沟通与协作意识的养成。

（1）基于问题的学习。

在开设系统整合课程的基础上，实施"基于问题的学习"的教学模式改革，以问题驱动促使学生主动发现问题、获取帮助、分析问题、最后解决问题，从而培养学生的批判性思维和自主学习能力，提升学生的交流沟通能力与协作意识。加强教师与学生的互动，使学生在 PBL 中很好地锻炼自己的口头表达能力、与人沟通能力和思考问题能力。

（2）基于探究的学习。

在大学一年级开设新生研讨课，每位新生可修读 1—2 门课程。新生研讨课为小班化教学，班级人数为 15—30 人，以专题研讨的方式开展教学，强调以学生为中心，采用师生互动、小组讨论和辩论等教学方式，培养学生的团队意识、协作精神，锻炼学生的表达能力、思辨能力和批判性思维能力。新生研讨课要求必须由教授承担，吸引了一批一流教授、学者参与到低年级本科生教学，使新生在大学一年级就有机会聆听教授的治学之道，亲身感受他们的魅力风范，并在他们的引导下初步体验学术研究的一般过程，形成科学的思维方式，激发研究和探索的兴趣。

开设跨学科"基础医学实验设计"课程，采用"自主设计课题＋课题实施"的教学模式，使学生经历一个完整的科学研究过程。设立学生课外研学学分与创新学分，建立学生科研激励机制，为学生提供各类科研创新活动，开放教师科研实验室，为学生利用暑期、周末等业余时间开展科研、参加各类学科竞赛提供条件保障。

（3）基于案例的学习。

临床教学引入"基于案例的学习"教学模式。临床教师根据教学目标与要求，选择真实临床病例编写 CBL 教学案例，在课前发给学生预习，课堂上由每名学生提出在该案例中发现

的问题,师生共同讨论,得出诊断结论,提出治疗原则,讨论结束后安排学生接触真实患者,增强学生的感性认识。

4. 优化教学管理机制,科学开展教学评价

针对改革的需要,设立医学教育发展基金,划拨专门改革经费,设立专题改革项目,组建专门核心教师团队,实施"基础+临床"双导师制、临床教学督导制,建立形成性评价与终结性评价相结合的医学生学业成绩全程评定体系,建立名医、名师相结合指导模式,有力支持了改革的实施,为改革与实践提供了坚实的保障。

一是实施双导师制。实行优生优培工程,构建"基础+临床"的双导师制,即配置全程导师和学术导师,选聘教学经验丰富、教学效果好、科研能力强、学术水平高的高职称教师担任导师,对学生的政治思想、职业道德和业务学习进行全面指导,实现基础训练、专业强化、名师指导三位一体,相互递进。要求医学基础阶段每2—3名学生配1名导师,临床阶段每名学生配1名导师。

二是建立临床教学督导制度。由学校著名临床专家担任督学,充分发挥督学对临床教学及管理的监督与指导作用,以完善临床教学质量监控体系。

三是建立形成性评价与终结性评价相结合的医学生学业成绩全程评定体系。通过实施阶段性综合考试,提高学生的综合应用能力,引入美国麦格劳-希尔集团(McGraw-Hill) USML Easy 电子数据库,为学生提供自主学习、自我评估的学习平台,推行阶段考核、过程化考核,促进学生平时加强学习。

(龚 政)

第五章
卓越医生教育课程计划设计

第一节　课程的定义和作用

一、课程的定义

在现代汉语中,"课程"一词一般指学校里教学科目的总称,或者学生课程的进程。在英文文献中,"课程"(Curriculum)一词是从希腊文演变而来的,原意是"跑马道"(Racecourse),引申为学业进程或教学进程。在我国教育中,一般认为课程就是有计划的、系统的教学内容,是一系列教学科目的集合。①

广义的医学课程既包括在一定医学教育思想支配下,遵照一定医学教育目标有组织、有计划进行的正式课程,也包括学生自主开展的课外活动等非正式课程,还包括支配师生价值、态度、群体心理、行为方式等隐性课程。显性课程是指静态的课程计划及付诸实施的过程、方法和手段,学生自主开展的课外活动;而隐性课程是指潜在的、非直接的,甚至偶然的、随机的。

要对课程有更深入、更完整的理解,应该从以下几个方面加强认识:首先,课程不仅仅局限于教学计划所规定的那些教学内容,还应包括学生课外的学习内容,在课程教学过程中应该把课内与课外的学习内容有机结合起来,应重视与加强学生的课外学习,即第一课堂与第二课堂的结合;其次,课程的内容不应仅仅理解为一般的书本理论知识,更应重视学生的各种实践活动,以利于理论与实践的结合,即需要理论联系实际;再次,课程的编排应尊重知识逻辑上与时间安排上的关联性,同时也应尊重学生认知发展逻辑关系,即先修后续的关系处理;最后,在对课程的认识与理解上更应重视促进知识的综合运用和创新,要加强各学科知识的联系,要加强引导学生解决交叉学科和跨学科问题的能力,即知识的融通整合。从这个意义上看,课程应有一个明确的教学目标体系,课程的内涵应包括课堂教学、课外学习及自

---

① 宋永泽. 成人教育教学理论与实践[M].太原:山西人民出版社,2007:84.

学活动的总体内容纲要和目标体系,是教学和学生各种学习活动总体规划与过程。

二、课程的地位与作用

课程是人才培养的核心要素与基本单元,所有人才培养实践的归宿必然要落到课程建设与发展上来,提高课程建设水平是提升教学质量的根本途径。课程内容对教学过程有着直接的影响,教学方法、手段及教学的组织形式在很大程度上取决于课程内容的性质和特点。课程所设定的内容和目标是教学活动的前提,教师和学生应围绕这些内容和目标来开展教与学的活动。课程是教学的依据,是对教学目标、内容、活动方式与方法的规划和设计,教学活动的开展就是按照课程所确定的计划,由教师指导学生开展相应的教学、学习活动,来实现课程所提出的各项教学目标。

医学课程体系是医学人才培养活动及其培养模式的核心要素,是体现医学教育思想和医学人才培养目标的主要载体。纵观世界医学课程改革发展历程,体现课程地位与作用的具有划时代意义的课程改革可以溯源到1910年发表的《弗莱克斯纳报告》(Flexner Report),它推动了20世纪高等医学课程改革的巨大发展,使现代科学融入医学院校课程中,扩展了医学人才的知识储备。

三、医学课程改革发展历程

国际医学教育专家委员会发表的21世纪医学教育展望报告《新世纪医学卫生人才培养:在相互依存的世界,为加强卫生系统而改革医学教育》,将过去一个世纪医学教育改革划分为三个阶段,这是通过对历史的分析所得出的结论,具有很好的启发价值。第一代医学教育课程改革启动于20世纪初,其标志性特征为以科学为基础的课程设置,使现代科学被融入医学院校课程中,并将医学课程划分为两个阶段,即前两年校内基础医学教育,后两年在医院的临床培训。事实上,我国当前大多数医学院校仍然采用的这种课程设置模式。第二代医学教育课程改革主要构建以问题为基础的学习和学科融合的课程设置。第三代医学教育课程改革是以患者和人群为中心,注重以胜任力为基础的课程安排,强调进行以团队为基础的跨专业教育,重视信息技术为依托的教学及政策和管理的领导技能。

浙江大学俞方教授在《美国医学课程改革历程探索》一书中将世界医学教育发展历程中医学课程发展阶段划分为原始医学课程与现代医学课程两个阶段体系建立,原始医学课程阶段即1765年以前的"学徒模式"(Apprenticeship Pattern),现代医学课程体系建立阶段即1920年以后注重科学与医学相结合、注重学生主动学习的现代医学课程阶段。现代医学课程阶段又可细分为现代医学课程体系稳步发展(自1920年至1950年)、现代医学课程改进(自1951年至1980年)和"21世纪培养医生"(1980年以后)三个阶段。与此相仿,国际上也有学者弗兰克·J. 帕帕(Frank J. Papa)和彼得·H. 哈拉萨(Peter H. Harasym)(1999年)从认知科学的角度根据北美医学院校的发展阶段,按年份和启动时代划分了课程模式:基于学科的现代医学课程模式(1871年)、基于器官系统的课程模式(1951年)、基于问题的课程模式(1971年)、基于胜任力导向的课程模式(1973年)等。

(一) 基于学科的现代医学课程模式

以学科为中心的课程体系是指根据各学科在医学课程中的重要性,将所有课程划分为必修课程和选修课程,并根据医学学科的发展,不断更新和优化教学内容,并及时增设新兴学科和边缘学科,到目前为止,国内外多数医学院校仍采用此种课程体系。在20世纪20年代,美国已确立了富有逻辑且结构合理的现代医学课程,这些课程构建能体现知识体系的完整性及先修后续的承前启后的关系。课程分为前2年的临床前学科课程,即我国的基础医学阶段,设置如解剖学、组织学、生物化学、病理学、细菌学、药理学、病理生理学等课程,其间涵盖询问病史、体格检查的临床导论部分,类似于我国的诊断学、外科总论学等桥梁课程;后2年是临床学科课程,多数集中在医院临床学科完成教学,如内科学、外科学、妇产科学、儿科学及精神医学。

(二) 基于器官系统的课程模式

打破以学科为中心的课程体系,发展综合性课程,将相互独立的学科的相关内容进行横向或纵向的形式整合,是20世纪中叶世界医学教育改革的一个重要方向。横向综合即基础学科之间、临床学科之间按照器官系统定向,组成新的课程进行教学。1952年,西余大学(Western Reserve University)医学院推出了当时全球最先进的医学课程计划:以器官系统为基础的学习。这是自现代医学课程建立以来进行的一次较彻底的医学课程改革,得到了全球医学教育界的广泛好评。其核心改革思想是医学院的课程不应被人为割裂成临床前课程和临床课程,而应是一个整体,教学应该是跨学科的,需要多学科的相互配合,并强调突出临床的重要性,基础医学要服务于临床医学,并且在培养过程中需要强调对学生逻辑推理、理解能力和解决问题能力的培养。

(三) 基于问题的课程模式

1969年,加拿大麦克马斯特大学创建了"以问题为基础的学习"的课程模式。该课程模式是在理解和解决各种问题的过程中进行学习,通常的教学组织形式为小组学习,在一名导师的指导下,通过提出问题和解决问题的进程来推进学生的学习,核心是帮助学生掌握解决问题的能力,由学生自主决定需要掌握什么知识,如何获取知识,如何应用知识去解决问题,导师不进行知识的传授,而是合理地引导学生获取知识、获得能力。

(四) 基于胜任力导向的课程模式

胜任力是指建立在知识、技能、态度等要素基础上的个人能力。我国在医学教育领域中探索胜任力理论进行医学教育课程改革较早开展的是以孙宝志教授领衔的中国医科大学医学课程模式改革。胜任力理论可溯源于20世纪70年代后期以哈佛大学戴维·C.麦克利兰(David C. McClelland)教授为首的研究小组在人员选聘和甄选中,发现从根本上影响个人绩效的能区分在特定的工作岗位和组织环境中绩效水平的个人特征是胜任力。美国心理学者罗纳德·M.爱泼斯坦(Ronald M. Epstein)和爱德华·M.洪德特(Edward M. Hundert)

(2002)将医生岗位胜任力定义为在日常医疗服务中熟练精准地运用交流沟通技能、学术知识、技术手段、临床思维、情感表达、价值取向和个人体会,以求所服务的个人和社区受益。

基于胜任力导向的课程模式就是指建立与医学生临床岗位胜任力获得相适应的医学课程,其核心是把培养学生必备的岗位胜任力作为医学教育的主要课程目标。基于胜任力导向的课程模式并不排斥其他课程改革,是一种建立在特定教育目标基础上集课程内容、形式、方法手段及教学情境改革于一体的"混合性"系统课程改革。中国医科大学、北京大学医学部借鉴哈佛大学医学院"新途径"(New pathway)课程整合探索,汕头大学医学院、浙江大学医学院的器官系统整合课程改革,都是围绕以岗位胜任力获得为教育目标的改革,其主要教学思想与教学原则是知识、技能和态度并重,从医学教育的整体系统出发,避免课程之间的脱节,通常采用小组学习的方式,强化师生的接触互动,临床与基础相互交织,强调对学生获取知识、获得能力、致力创新等终身学习能力的培养。

第二节　医学课程计划的设计和开发

课程体系是人才培养活动的实质性要素和体现教育思想、人才培养目标的主要载体。医学的快速发展和医疗卫生服务模式的变化,对医学人才培养提出了新的要求,这就需要在课程开发上转变传统的教育理念,构建新型的教学范式。医学课程计划的设计和开发会受到医学学科发展、医疗卫生服务模式与体系变革、高等教育发展等外部因素,以及高校自身对教育的不懈追求等内部因素的影响。

一、影响课程计划的主要因素

1. 医学学科发展

医学学科发展,特别是医学科学研究的进步,使医学科学新知识、新技术、新方法不断涌现,促进了医学新学科的发展。医学学科的水平从根本上决定了医学课程的水平,医学科学的发展决定了现代医学课程体系构建的模式。医学科学的迅速发展同时也带来了医学课程的迅速膨胀,这也是医学课程发展中不可忽视的一个重要问题,目前普遍出现的现象是医学院校的课程负担过重。另外,随着医学学科的发展和医学基础研究的不断深入,基础医学学科日益分化、细化,加剧了基础医学学科之间的割裂,更导致了基础与临床的脱节。这些现象必然需要对医学教育的目标进行反思并做出相应的改变,需要落实到医学课程的改革上,需要进行医学课程教学改革,改变以记忆为重点的教学方法,重视培养学生的学习能力。以器官系统为基础的课程学习、以问题为基础的课程学习的出现,本质上都体现了医学课程改革对医学学科发展的重新思考。

2. 高等教育发展

高等教育发展始终影响着医学课程的改革与建设,现代大学制度的建立为规范与加强课程建设起到了十分重要的作用。无论是现代医学课程体系的创立还是重大医学课程改革都是由高等教育发展所奠定的理论基础支撑的。伴随着高等教育的发展,认知科学理论日臻完善。认知心理学研究表明孤立地获取知识无助于有效记忆,应通过学生主动加强对新旧知识的联系,强调知识的综合应用,强化临床问题的反复训练,教会学生将概念和原理应用于问题的解决过程中,这些学习理论观点是基于问题的学习与基于器官系统的学习的重要理论基础。同样,社会科学、神经生物科学的飞速发展也转变了医学教育模式,由生物医学模式向生物、心理、社会乃至环境医学模式转变,使医学教育更加重视社会心理因素与健康、疾病的关系,促使对医学教育进行重新定位,更加注重对医学生社会和人文知识的教育。

3. 医疗服务模式与体系变化

随着时代的发展,特别是新一轮科学技术革命与产业革命的到来,医学发展也进入了新的阶段,引发了医疗服务模式与医疗行为、医疗方式的改变,人们的健康需求也从传统单一的疾病治疗向预防、治疗、康复、健康促进等多元化、多层次的健康需求转变。对医学教育改革与发展提出了新的任务和新的要求,应由以疾病治疗为中心向以健康促进为中心转变,在医学人才培养各环节及整个过程中建立健全健康教育体系、培养复合交叉型医学人才是时代新的要求,以服务于生命全周期、健康全过程。

4. 医学教育自身发展需要

医学课程改革的主要动力应来自医学教育自身发展的需要,这是医学课程改革与发展的内生动力,医学教育内部的管理者、教师、学生及各类医学教育组织对医学教育理想的不懈追求,特别是一些学术权威人士的推动对医学课程的改革起到不可替代的作用,他们的教育教学思想深刻影响着医学教育和课程改革。例如,哈佛大学校长查尔斯·W. 艾略特(Charles W. Eliot)就是推动美国现代医学课程体系创新的卓越领导者,查尔斯·W. 艾略特强调,哈佛大学将应用理性的方式进行科学教育,要利用身边的仪器,而不仅仅依靠书本,也不主要依赖记忆,而要通过眼睛去看、手指去触摸,科学研究能培养学生的观察力、逻辑归纳能力、审慎的想象力和恰当的判断力。一个学生如果只是研究一本好的课本,或者仅仅跟在尊敬的学者身边,这些能力不可能得到培养。科学原理更容易被那些亲身体验的人掌握,而不是通过道听途说来获得。

目前,在医学本科人才培养阶段的教师教学目标往往是给学生提供百科全书般的知识,而忽略对学生批判性思维、解决问题的能力、获取知识的能力、适应时代变化的能力的培养。约翰·霍普金斯大学医学院首任院长威廉·H. 韦尔奇(William H. Welch)是美国著名教育家之一,在他的领导下医学学制确定为四年,前两年主要是医学学科课程学习,要求学生广泛参加实验室研究工作,而后两年则主要在临床接受严格的训练,通过床边教学让学生获得经验。

医学生的兴趣也是影响医学课程改革的重要因素。在医学教育实践中,人们普遍发现医学生对传统课程体系中的课程缺乏兴趣,甚至感到厌倦,传统课程迫使医学生接受大量的医学信息,而这些信息在医学生看来似乎与医疗实践无关,另一个现象是医学生进入临床学习后却对医疗实际问题产生了浓厚的兴趣,这就迫使对医学课程进行必要的改革,减少理论授课时间,教师也应改变相应的教学方式,增加学生解决实际问题的机会,医学生早期接触临床、早期接触科研、早期接触社会的"三早"教育应该说是顺应学生需求而产生的。

纵观世界医学教育发展史,世界医学教育联合会(WFME)、各种全国性医学教学协会对医学课程的改革也起到了重要的作用,它们往往通过出台一系列重大报告,引领医学课程改革发展方向,对医学课程改革起到强大的推动作用。

二、课程计划的主要内容与结构

医学院校制订的教育计划要与培养目标相适应,注重课程设置与教学方法的协同,调动教师的主观能动性,提高学生主动学习的积极性。经教育部、卫生部(现称卫健委)批准印发的《本科医学教育标准——临床医学专业(试行)》规定临床医学专业课程设置应包括思政课程,自然科学课程,生物医学课程,行为科学、人文社会科学及医学伦理学课程,公共卫生课程,临床医学课程,科学方法教育课程,具体内容与要求如下。

(一)思政课程

高校的立身之本在于立德树人,必须坚持正确的政治方向,培养德智体美劳全面发展的社会主义建设者和接班人。医学课程计划中必须安排思政课程,同时要根据临床医学专业人才培养特点和专业能力素质要求,科学合理设计思政教育内容,强化课程思政和专业思政建设。

(二)自然科学课程

课程计划中必须安排自然科学课程,为医学生学习医学科学的基础理论、基本知识、基本技能打下基础。自然科学课程通常包括数学、物理、化学等。

(三)生物医学课程

课程计划中必须安排适量的生物医学课程,为医学生学习临床专业课程打下坚实基础。生物医学课程通常包括人体解剖学、组织学与胚胎学、生物化学、生理学、分子生物学、细胞生物学、病原生物学、医学遗传学、医学免疫学、药理学、病理学、病理生理学等课程,还包括体现这些生物医学内容的整合课程等形式的课程。

(四)行为科学、人文社会科学及医学伦理学课程

(1)课程计划中必须安排行为科学、社会科学和医学伦理学课程,以适应医学科学的发展和医疗卫生服务需求。行为科学、社会科学及医学伦理学课程通常包括心理学、社会医学、医学社会学、医学伦理学、卫生经济学、卫生法学、卫生事业管理等学科的内容。

(2)课程计划中要安排人文素质教育课程。人文素质教育课程通常包括文学艺术类、医学史等知识内容。

(五)公共卫生课程

课程计划中必须安排公共卫生课程,加强预防战略教育、培养学生公共卫生意识,使其

掌握群体保健的知识和技能。公共卫生课程通常指预防医学和(或)卫生学等课程,涵盖流行病学、卫生统计学、健康教育、初级卫生保健及劳动卫生与职业病学、卫生毒理学、环境卫生学、营养与食品卫生学、少儿卫生学、妇幼保健学等有关内容。

(六)临床医学课程

(1)课程计划中必须安排临床医学课程及临床实践教学,提倡早期接触临床,利用模拟教学进行临床操作基本技能的初步训练。临床医学课程,通常包括诊断学、内科学(包括传染病学、神经病学、精神病学)、外科学、妇产科学、儿科学、眼科学、耳鼻咽喉科学、口腔医学、皮肤性病学、麻醉学、急诊医学、康复医学、老年医学、中医学、全科医学、循证医学等课程的内容和临床见习,还包括体现这些临床医学内容的整合课程等形式的课程。

(2)课程计划中必须制订临床毕业实习大纲,安排不少于48周的毕业实习,确保学生获得足够的临床经验和能力。临床能力包括病史采集、体格检查、辅助检查、诊断与鉴别诊断、制订和执行诊疗计划、临床操作、临床思维、急诊处理、沟通技能等。

(七)科学方法教育课程

医学院校要在整个教学期间实施科学方法及循证医学原理的教育,使学生养成科学思维,掌握科学研究方法。

三、课程计划设计原则与教学要求

(一)设计原则

(1)医学课程计划的设计要主动对接国家医药卫生体制改革对医学教育提出的新要求,要顺应国际医学教育发展的新趋势,应依据医疗卫生服务的需要、医学科学的进步和医学模式的转变,制订符合校本实际的课程计划。

(2)任何人才培养方案改革能否取得成功的关键是能否得到教师与学生的认同和参与,因此,制订课程计划需要教师、学生的广泛参与和深入理解,只有这样才能转变长久以来教师的教学惯性思维和学生落后的学习方式,将课程设计的改革思想精髓贯穿于教学管理与教学活动中,是制订好课程计划的关键。

(3)要结合学校办学传统与优势特色,紧跟国际医学教育改革发展趋势,选择合适的课程设置模式并制订相应的课程教学目标与基本要求。应积极开展纵向或(和)横向综合的课程改革,将课程教学内容进行融通整合。课程计划必须体现加强基础、培养能力、注重素质和发展个性的原则,课程设置应包括必修课程和选修课程,并确定两者之间的合理比例。

(4)课程计划应充分考虑国家现行政策,加强与毕业后医学教育的有效衔接,并使毕业生具备接受和获取继续医学教育的能力。

(二)教学要求

医学院校必须积极开展以"学生为中心"和以"自主学习"为主要内容的教育方式与教学方法改革,注重批判性思维和终身学习能力的培养,关注沟通与协作意识的养成。教学方法包括教与学的方法,鼓励应用引导式、问题式、交互式等模式。在进入生物医学课程、临床医学课程教学阶段,鼓励采取小班、小组方式教学。

(三) 课程计划管理

(1) 综合大学医学院必须有专门的职能机构负责课程计划管理,在综合大学总体办学思路、办学理念框架下,来组织医学课程计划制订操作、信息意见反馈、规划调整等具体工作,主持课程计划的实施。课程计划的制订须经医学教学委员会、学校教学委员会审核通过后执行。

(2) 课程计划管理必须尊重教师、学生和其他利益方代表的意见。课程计划的制订,需要在各学院学科专家、骨干教师及有关用人单位审核与指导的基础上完成,制订过程要充分尊重和征求相关利益方的意见与建议。课程计划制订后,应要求相关学院组织教师向学生进行讲解与分析,细致解答学生提出的问题,取得学生的理解与支持。

第三节 课程建设与课程治理

课程建设是学科专业高质量发展的重要支撑,是高素质人才培养的重要载体。课程建设水平在很大程度上反映出学科专业发展水平及人才培养质量水准。进入新时代,高校课程改革的深化应着眼于课程治理的变革,积极探索课程体系重构与课程改革实践,重视教学基层组织在课程治理中的主体地位作用,鼓励改革创新,这是落实课程创新发展与达成人才培养目标的核心任务。

一、确立课程治理理念,强化基层教学组织功能

确立课程治理理念,强化基层教学组织功能,实现从"课程管理"向"课程治理"的转变,是课程改革与发展的重要任务。课程建设对学科专业发展和人才培养质量提升具有重要作用是各校的普遍共识,也是各高校改革与发展的主要抓手和基础工作。然而,当前高校课程建设仍存在诸多发展的困难和瓶颈,深入剖析其主要原因可能存在于课程治理体系建设的滞后性,纵观国外高校课程建设发展历程,大致经历了从传统教学管理到课程管理再到课程领导的嬗变。党的十八届三中全会提出了国家治理现代化目标和教育领域综合改革要求,2014年,《教育部关于全面深化课程改革 落实立德树人根本任务的意见》(教基二〔2014〕4号)颁布,时任教育部部长袁贵仁指出,推进国家治理体系和治理能力现代化是国家改革总目标,也是各领域改革的总要求,教育的综合改革就是要围绕教育治理体系建设、教育治理能力提升。

确立正确的课程治理理念,就是要体现以课程建设与改革为核心,全面提升人才培养质量的教学改革基本思想,推进和深化以课程体系、课程资源、课程教学方法、课程考核手段等为核心的教学改革,充分赋权医学基层教学组织在课程治理方面的自主性,推进医学课程治

理体系建设。

（一）遵循医学教育教学规律，充分赋权医学课程治理自主性

重视医学课程创新发展，特别是重视医学课程治理体系保障性、建设性和发展性问题，是当今医学教育课程改革的重要命题。综合大学的医学教育如何遵循医学教育自身特有的规律，充分赋权医学教育基层教学组织在课程治理方面的自主性是十分重要的问题，这也从一个侧面反映了当前综合大学医学教育在大学治理体系建设方面存在的不足，大学应充分赋予医学教育基层教学组织在自主设置和调整专业，制订培养方案、教学计划、教学大纲，调配教学资源，聘任教师，统筹和协调医学学科各专业、各学院及各附属医院的教学管理工作等权限，并对医学教育教学实施过程管理与质量监控，保证医学学科教育教学管理的完整性，满足医学教育的特殊性需要。

（二）以医学教育创新发展为要求，明晰医学课程治理目标任务

国务院办公厅印发的《关于加快医学教育创新发展的指导意见》明确指出，面对疫情提出的新挑战、实施健康中国战略的新任务、世界医学发展的新要求，我国医学教育还存在人才培养结构亟须优化、培养质量亟待提高、医药创新能力有待提升等问题，同时提出了对深化本科医学教育教学内容、课程体系和教学方法改革新要求：强化医学生职业素养教育，加强医学伦理、科研诚信教育，发挥课程思政作用，着力培养医学生救死扶伤精神。这为新时期学校医学教育课程治理明确了目标任务。

（1）坚持立德树人根本任务，遵循医学教育规律，紧跟医药卫生事业发展，适应医学模式转变，充分发挥苏州大学深厚的文化底蕴与百年医学的历史积淀，突出思政教育与专业教育融通，注重医学人文精神培养，促进医学科学与人文精神的渗透和融合，培养符合社会期望的、具有仁心仁术的好医生。

（2）根据医学教育国际化发展趋势的需要，以《本科医学教育标准——临床医学专业（试行）》为基准，在职业道德、态度、行为和伦理、医学科学基础知识、临床技能、创新思维、科研能力、沟通技能、信息获取与利用等能力和素质方面与国际先进医学教育标准接轨，注重基础，强化临床，加强创新能力的培养，使学生具备可持续发展的潜力和较强的国际竞争力。

（3）着力构建与国际公认的医学教育标准相匹配的课程体系，深化教学模式与方法改革、教学评价与考核机制改革，推进医学教育课堂教学改革，着力提高教学水平，加强教研室等基层教学组织建设，构建新型功能性教学组织，完善课程治理制度，优化课程治理机制，激发基层教学组织活力，实现从"以教师为中心"到"以学生为中心"的转变，重点培养医学生自主学习能力与批判创新思维。

（三）发挥医学基层教学组织主体作用，推进医学课程治理体系建设

医学教育基层教学组织应根据医学课程建设的特点与要求，为加强与规范医学课程治理体系建设，切实推进医学课程改革与建设，完善课程教学质量监控体系，制定一系列相应的管理政策与文件，如实施课程建设负责人制，以加强课程建设与改革，落实医学课程建设

各项任务。积极组织开展观摩教学活动,重视对青年教师的培养,切实提高青年教师的课堂教学基本功,保证医学教育教学质量。应建立与完善临床教育督学制度,以加强临床医学教育教学工作,充分发挥老一辈知名临床专家对临床教学及管理的监督指导作用,完善与保障临床教学质量。应实施临床医学专业阶段性考核,明确阶段性考核的对象、时段、内容及要求,以主动接轨国家临床执业医师资格考试改革要求,结合学业警示相关规定,充分调动临床医学专业学生的学习积极性。应加强与完善卓越医学人才培养"基础+临床"的双导师制,实行优生优培工程,对学生的政治思想、职业道德和业务学习进行全面指导,实现基础训练、专业强化、名师指导三位一体,相互递进。

将思想政治教育与专业教育相结合,把立德树人融入课堂教学,注重课程教学资源建设,充分运用现代信息技术引领学生课前、课中、课后的学习与评价,注重引导学生自主学习,课堂教学模式注重学生的积极参与,引导探究式、合作式、混合式等新型学习方式。以推进课程建设,推动教师教学方法和学生学习方式的优化,激发学生学习自主性,提高课堂教学效率,并充分发挥骨干教师在教学中的引领、示范和榜样作用。

二、打造课程治理平台,实施基于学科交叉的课程群体化建设,实现课程体系设置优化与完善

打造课程治理平台,实施基于学科交叉的课程群体化建设,实现课程体系设置优化与完善。通过加强医学课程及其体系建设,全面提升医学本科人才培养的国际化水平,通过主动应对慕课(MOOC)的挑战,积极探索网络进阶式课程和微课程的建设与应用,为全面提升医学本科教学的信息化程度,全面提升医学相关学科专业在教学团队、教学内容、教学手段等方面的集成化水平。医学课程创新发展的重点是紧紧围绕"培养什么人、怎样培养人、为谁培养人"这一时代主题,优化课程治理结构,重点是在课程思政、跨学科课程、研究性课程、实践性课程方面开展持续性建设。

(一)突出思政教育与专业教育并重,构建医学专业思政育人平台,强化学生职业素养培养

发挥综合大学多学科办学优势,形成医学专业课程教育与思政理论课教学紧密结合、同向同行育人格局。修改专业课程大纲,建设医学专业课程思政素材库、优秀课程思政微视频,全面融入思政内涵,挖掘蕴含在专业知识中的德育元素,建设育人效果显著的精品专业课程。

(二)促进学科交叉融合,构建系统整合式课程平台,加强学生综合思维和分析处理问题能力培养

按模块化构建基础医学器官系统课程、临床技能学习课程、科学方法教育课程、医学人文课程4类整合课程,为学生提供学科融合的知识背景,促进学科知识交叉融合,加强学生综合思维能力的培养。

按梯度化构建医学核心课程,为学生提供学科的核心知识体系和专业研究技能。对医

学类核心课程内容按知识层次和科研层次进行分级,形成医学类课程梯度化设计,实现"本硕博"贯通的课程体系,如将医学类核心课程进行分层设计:第一层次教学内容以学科知识基础和基本技能为主;第二层次教学内容详细讲述本学科相关知识,对第一层次内容进行扩展和提升;第三层次以介绍学科的发展方向和前沿课题为中心,讲述学科最新的研究内容和方法,激发学生的研究兴趣,引导学生进入学科前沿的研究工作。与理论课程相对应,对实验课程也进行分级设计,如"基础实验""综合实验""高级实验",部分实验课程可与大学生研究计划结合,直接在科研场所完成。这种分层梯度化课程设计,有利于学生全面掌握学科的核心知识体系和专业研究技能,并且由浅入深,循序渐进,既打下扎实基础,又了解前沿科研。

(三)重视课程教学方法手段改革,构建与现代信息技术深度融合的课程教学平台,提升课程教学效果

实施PBL,以问题驱动促使学生主动发现问题、获取帮助、分析问题、解决问题;实施CBL,选择临床真实病例编写CBL教学案例,通过师生共同讨论掌握疾病的病因、诊断与治疗方案;开展RBL,设立学生课外研学与创新学分,开放教师科研实验室,开设新生研讨课、医学综合实验设计课,培养学生的团队协作与创新精神。

(四)建立全周期过程化学习评价机制,构建课程教学评价平台,提高课程教学质量

推动构建规范化的形成性评价,促进师生了解教与学的状况,及时采取措施修正教学行为,促进学生加强平时学习,养成良好学习习惯,促进学风建设。实施"基础+临床"双导师制、临床督学制,建立名医、名师相结合指导模式。开展客观结构化临床考试(OSCE)、迷你临床演练评估(Mini-Clinical Evaluation Exercse,Mini-CEX)、操作技能直接观察评估(DOPS)等临床技能评价,结合网络化自主测评,实现全程化教学评价。

第四节 卓越医生教育整合课程改革实践

一、整合课程计划设计思路

苏州大学围绕国家《本科医学教育标准——临床医学专业(试行)》和临床医学人才培养要求,依据我国医疗卫生服务的需求、医学科学的进步及医学模式的转变,确定临床医学专业课程计划的制订原则。

(1)遵循医学教育规律,紧跟医药卫生事业发展,适应医学模式转变,充分发挥综合大学学科齐全优势,落实"通才教育,分类教学"和"宽口径、厚基础、重能力、有潜质"的教学理念,深化学分制改革,贯彻因材施教原则,挖掘学生自主学习潜能,培养学生创新精神。

(2)根据医学教育国际化发展趋势的需要,以《本科医学教育标准——临床医学专业(试行)》为基准,在职业道德、态度、行为和伦理、医学科学基础知识、临床技能、创新思维、

科研能力、沟通技能、信息获取与利用等能力和素质方面与国际先进医学教育标准接轨;注重基础,强化临床,加强创新能力的培养,使学生具备可持续发展的潜力和较强的国际竞争力。

(3) 着力构建与国际公认的医学教育标准相匹配的课程体系,深化教学模式与方法改革、教学评价与考核机制改革,实现从"以教师为中心"到"以学生为中心"的转变,重点培养医学生自主学习能力与批判创新思维。

(4) 充分融合综合大学深厚的文化底蕴与百年医学的历史积淀,发挥综合大学学科齐全优势,注重医学人文精神培养,促进医学科学与人文精神的渗透和融合,培养符合社会期望的、具有仁心仁术的好医生。

二、整合课程设置模式

苏州大学卓越医学人才培养改革方案中将课程设置划分为四大模块:通识教育课程、大类基础课程、专业教学课程(含毕业临床实习)、开放选修课程。其中,通识教育课程58.5学分(必修54.5学分,选修4学分),占29.25%;大类基础课程57学分(均为必修),占28.5%;专业教学课程76.5学分(必修68学分,选修8.5学分),占38.25%;开放选修课程8学分(均为选修),占4%。器官系统整合式课程体系实施完全学分制,实行弹性学习年限。

三、整合课程结构

课程设置上按照"加强学科融合,注重综合素质,提升临床能力"的原则,打破以传统学科为基础的课程体系,构建基础医学器官系统课程、科学方法教育课程、临床技能学习课程、医学人文课程四类整合课程。

1. 基础医学器官系统课程

基础医学学科以器官系统为主线进行横向整合。按知识点整合教学内容,将14门以传统学科为中心的基础医学课程整合为八大器官系统课程模块,打破学科之间的界限,减少单学科授课的重复内容,促进学科课程之间的交叉与融合,培养学生综合思维能力、分析与解决问题能力。同时,引入临床案例实施PBL教学,使学生早期接触临床,逐步推进课程内容的纵向整合。

2. 科学方法教育课程

将原独立开设的"医学统计学""医用软件包""医学文献检索""医学科研方法学""流行病学""临床流行病学"6门课程整合成1门综合课程"医学科研方法",根据医学科研设计的思路编排教学内容,减少单学科讲授知识的重复;在教学方法上,将课堂讲授与课外训练结合起来,真正让学生掌握科研方法,提升科研思维,培养科研及终身学习能力,引领学生具备学科带头人的素养。

3. 临床技能学习课程

在诊断学、外科总论学、医学影像学基础上,设立"临床技能学"课程,推行"基于案例的学习",并充分应用教学查房、模拟教学、开放训练等各种手段,加强学生临床思维与临床能力培养。开设"医患沟通学"课程,培养医学生掌握医疗实践需要的思维方式,把握医疗行为准则,提高医患沟通能力。

4. 医学人文课程

完善医学人文素质教育体系,加强医学人文观念的渗透,着力培养"有灵魂的医者"。开设"健康与社会"课程,有机融合公共卫生、行为科学、人文社会科学及医学伦理学等知识,通过案例化教学,采取案例讨论、角色扮演等教学方式,使学生深刻认识社会因素对健康和疾病的影响及作用,促进医学生的观念由单纯的生物医学模式向"生物—心理—社会"医学模式的转变。此外,设立2学分的"医学人文讲座",每学期邀请著名专家开设医学人文类讲座,引导学生逐步深化对医学职业的认识,继而认同、理解医学职业的神圣与使命,使之真正成为"有灵魂的医者"。

整合课程计划的实施从实践效果上看,得到了学生积极的响应,深受学生欢迎,对提高学生学习兴趣,加强自主性学习,提高批判性思维能力等产生良好的效果。

四、整合课程计划改革措施

（一）加强课程资源建设

以建设高水平优质课程资源为重点,优化教学内容,改革教学模式,充分利用现代信息技术,全面提升课程建设水平。为大学一年级新生开设新生研讨课,实现对新生全覆盖;引入McGraw-Hill Access Medicine、USML Easy电子数据库,设立自主学习学分,为学生课余自主学习和教学模式改革创造条件;加强PBL、CBL教学相关资源建设,组织编写PBL、CBL教学新案例,使PBL、CBL教学学时比例不断增加;充分发挥隐性课程在学生综合素质与创新能力培养中的作用,设立"创新学分""课外研学学分",鼓励学生参与课外科研、暑期临床实践、开放性实验、学科竞赛、学术报告等各种形式的自主学习活动;开展社会实践与志愿活动、开放医学形态伦理展览馆等,加强对学生社会责任、生命尊重等教育。

（二）设立卓越医师教改班

早在2010年,学校领导重视医学人才培养模式改革,提出了开展实施卓越医学人才培养工作,并于2011年通过校务会出台《医学部"卓越医师教育培养计划"实施方案》,该方案是苏州大学作为江苏省综合改革试点高校所推出的本科人才培养模式系统化改革的一项重点内容,明确了卓越医师人才培养模式改革的指导思想、培养目标与规格、培养过程管理与质量监控等实施方案。

学部按"小范围内大步走"的思路,根据"边改革、边实践"的原则,自2011级起从临床医学专业中选拔30名学生组建"卓越医师教改班",探索地方综合大学如何培养卓越医学人才,重点是进行课程整合与优化,引入新的教学方法、教学手段及评估考核方案。在实施过程中,广泛征求学生意见,多次召开座谈会,讲解新教学模式的改革思路和特点,得到学生的理解和支持,同时了解实施过程中存在的问题,及时采取改进措施。

(三) 开设全英语教学试点班

为适应高等医学教育与国际接轨的趋势,实践学校"以国际知名推动国内一流"的战略思想,培养具有国际视野、国际交流与竞争能力的医学人才,经学部研究、学校批准,自 2014 级起选拔组建"临床医学全英语班",专业基础与专业课程采用全英语教学。

(四) 实施"三早"教育

1. 早期接触临床

在课程内容安排上,将临床知识融入基础医学课程;在课堂教学组织上,由临床教师参与基础课程教学,如"局部解剖学"课程,在讲授运动系统解剖、胸部解剖、腹部解剖和盆腔解剖之前,由 4 名临床教师结合临床经验分别讲授各解剖部位与临床工作的关系及相关的解剖知识在临床诊疗中的作用,增强了学生的学习兴趣和学习积极性;全英语教改班的"生物化学"课程,在基础教师讲完神经退行性疾病和糖尿病的生化机制后,由 2 位临床教师分别讲授相关的临床诊疗知识,使学生了解疾病诊疗与医学基础知识密切相关,从而坚定学生夯实基础的信念。基础医学整合式课程由临床教师与基础教师共同编写 PBL 案例,共同指导 PBL,使学生有机会在基础阶段得到临床教师的指导。

在"卓越医师教改班"实施双导师制,入学后即配备临床导师,要求导师指导学生及早接触临床环境,安排学生利用课余时间跟随导师上门诊、查房、讨论病案等,定期向学生推荐优秀的临床医学文献、指导学生撰写综述、带领学生参加临床学术活动,这些都大大提高了学生的专业兴趣,及早培养了学生的临床思维。

2. 早期接触科研

设立学生课外研学学分和创新学分,鼓励低年级学生参加科研学术讲座、大学生创新性实践(训练)项目、"君政学者"基金项目,开放科研实验室。实施科研导师制,要求导师结合在研课题,指导学生进行医学基础科研训练,学生通过加入导师科研课题组,参加相关学科的科学研究,以导师教学带动学生科研,以学生科研促进导师教学,充分调动学生的学习兴趣与自主学习积极性,训练学生科学研究能力和创新思维,培养学生发现问题、探究问题和解决问题的能力。

3. 早期接触社会

制定《苏州大学医学部本科生"课外研学学分"认定实施办法》,规定低年级学生(一、二年级)暑假期间参加教学计划安排以外的临床实践活动连续达 30 天可获课外研学学分,鼓励本科生及早参加临床实践等课外自主学习活动。通过临床实践活动,加深医学生对医学理论知识的理解,有效训练与患者的沟通与交流,培养其在实践过程中的主动意识,增强学生未来成为卓越医师的责任感和使命感,为医学生毕业后走向岗位打下坚实的实践基础,助力其尽早形成职业意识、开发自身职业潜能。

(龚 政 钟 慧)

第六章
卓越医生教育教学方法改革

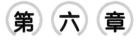

医学教学方法是指为实现教学目标、完成教学任务,师生间共同认识和实践的方法系统,是医学教学论的重要组成部分。医学教学方法分类是按照医学教学方法某种属性异同将其区分为不同种类的思维方法,医学教学方法选择是指教师在各种情况下从多种教学方法中挑选出适合自己使用的方法。①

当今,医学教育正面临着前所未有的挑战,如医疗相关领域的信息日益增多,互联网的应用、移动技术在获取医疗信息上的运用,医疗服务模式的改变,由于患者比以往更了解疾病信息而导致患者角色的不断变化,对医学教育提出了新的更高的要求。推动医学教育的发展涉及新的学习情境、学习技术和学习主题的设计与确定,整合学习越来越成为医学教育发展趋势,并形成了普遍的共识,同时也更深刻地认识到关注学生在学习过程中的选择、参与的重要性。不断完善传统教学方法,提升课堂教学效果;积极推行学生自主学习方法,注重学生批判性思维和终身学习能力的培养,关注学生沟通与协作意识的养成;充分利用现代信息技术与手段,熟练掌握和使用数字技术,在医学教育中广泛开展"在线学习"等应是当前医学教学方法关注的重要方面。

教学方法是人才培养教学过程中最核心的灵魂。教无定法,贵在得法,能否选择合适的教学方法并有效付诸教学实践,对教学质量有极大的影响。因此,针对不同的教学主体与教学对象,结合实际教学环境与教学情境,选择合适有效的教学方法,遵循医学教学规律、原则与教学模式,有利于发挥教师的主导作用,充分激发学生学习动力,调动学生学习积极性、主动性,有利于学生获取知识和获得能力,培养良好的心理品质、独立学习、运用知识和解决问题的能力,对学生形成批判性思维具有重要的意义。

---

① 徐佩卿,吕慧英,徐伟民,等.医学教学方法分类及选择研究[J].中华医学教育杂志,1992(11).

第一节　坚持教学目标，深化教学方法改革

教学目标是关于教学将使学生发生何种变化的明确表述，是指在教学活动中所期待得到的学生的学习结果。在教学过程中，教学目标起着十分重要的作用。教学活动以教学目标为导向，且始终围绕实现教学目标而进行。教学目标、教学任务与教学方法的选择是相关的、一体的。在医学教学中，根据教学目标的不同，教学任务大致可分为以学生掌握基本理论和基本知识为主的教学任务、以掌握医学基本技能为主的教学任务、以训练临床思维为主的教学任务及以临床综合能力和职业素养培养为主的教学任务；同时可结合教学实际条件选择合适的教学方法，如传统课堂经典讲授法、以问题为基础的教学法、研究型教学法、案例教学法、床旁教学法、模拟教学法等。

一、传统课堂经典讲授法

医学教育大致上可分为医学预科、基础医学、临床医学 3 个阶段来组织实施教学，当前我国大部分医学院校采用以传统课堂讲授模式为主，兼顾融入现代医学教育模式来组织实施教学。因此，对传统课堂讲授教学方法的完善与提升仍是当前重要的任务。传统课堂讲授教学方法的优点是一个教师可同时面对许多学生进行教学活动，教学的组织效率较高，教师所讲授的内容是经过系统梳理的知识，有利于帮助学生架构起合理的知识结构。但传统课堂讲授教学方法的缺点也是明显的，如难以照顾到个别学生的个性需要，教师授课的进度、难度不一定适合所有学生，而且易因教师的偏好而影响学生的接受程序，在整个学习过程中学生是被动的，往往存在学生得到的是"第二手资料"的现象，学生在学习上的注意力呈现逐渐分散的状况。因此，增进课堂讲授的效果是提高教学质量永恒的努力方向，其主要措施应落实到讲授的内容、讲授者的语言、教师的行为、学生学习注意力的保持及课堂纪律上。

为提高教师整体授课质量与效果，坚持集体备课制度、预试讲制度，修订教学大纲，确定考核评价方案，保证课程教学、考核的同质化是十分必要的。同时要针对新引进教师、青年教师的教学方法、教学技巧缺乏的状况，加强开展观摩教学活动，重视对青年教师的培养，切实提高青年教师的课堂教学基本功。

改变传统课堂一味灌输式的教学，将课堂讲授与小组讨论相结合的课堂教学新模式目前得到普遍认同，如大班理论课教学由一流教授承担，其他教师承担小班讨论课教学，并聘请校内外著名专家做相关学术报告。这种课堂教学模式，不仅让每位学生均有机会领略著名学者的"名师风范"，参与师生互动，也给青年教师树立了榜样，对营造重视本科教学改革、探索教学新模式的良好氛围有积极的意义。

实验教学方法改革是传统教学方法改革的一个重要方面，将启发式、讨论式等教学方法引入实验教学是受教师关注的改革。比如，机能学综合实验，实验课开始时不为学生提供详

细的实验原理,不明确告知实验预期结果,只介绍实验方法、实验难点和注意事项,提示学生仔细观察和记录实验现象,要求学生在实验报告的讨论中联系机能学科的理论知识,正确分析和阐述实验原理,总结实验中成功与失败的经验教训,提出实验设计改进方案,从而让学生在自主探索中学到知识,提高学生分析和解决问题的能力。再如,病理学实验课采用临床病理讨论(Clinical Pathology Conference,CPC)教学方法。教师根据临床病理实例编写典型案例,在授课前一周将病例资料发给学生,学生在课外进行小组讨论学习。在实验课上,每组选1名学生做中心发言,其他学生围绕发言展开讨论,最后由学生总结学习的重点和难点,指导教师做补充和修改。这种以典型病例为中心,将病理学知识与临床知识有机结合,让学生尽早接触临床的教学方法,有效激发了学生的学习兴趣和热情,深受学生的欢迎。

二、以问题为基础的教学法

"基于问题的学习"是1969年加拿大麦克马斯特大学首先采用的一种教学方法,1983年施密特(Schmidt)教授在充分论证PBL教学方法优点的基础上,积极倡导在医学教育中开展PBL教学,以作为传统教学的补充。据WHO报告,全球目前大约有1 700所医学院校采用PBL教学方法,而且使用此种教学方法的高校的数量还在不断增加。PBL是以问题为导向的教学方法,是基于实际情境的、以学生为中心的教学方式。在医学教育中采用PBL方法,即是以医学生为主体,以小组讨论为形式,在辅导教师引导下,围绕某一医学问题或具体病例的诊疗等问题进行讨论探究式的学习过程。PBL教学方法体现了发挥学生能动性、独立性、创造性、基础性的学为主体的特征,同时也反映了发挥教师情感性、启发性、促进性、反馈性的教为引导的特征。PBL实质上是一种成人学习模式,教师应重视学生是学习的主体,是学习的主人的育人理念,对学生的要求不是被动地接受知识,着眼点不仅仅是猎取现成的知识,即"学会",而是要求学生主动猎取知识,出发点是瞄准未知知识,即"会学"。让学生会学是实施PBL教学方法的核心理念与要求。

PBL的基本环节:展现病例、创设情境、确定问题、导入新课、自主学习、探求新知、分组讨论、拓展思维、精准点拨、评估小结。

PBL的过程:学生根据一个真实的病例,灵活运用已有知识,通过小组协作和教师协助,分析问题、解决问题,以明确学习目标,一般以8—12人为一组,通过2—3次讨论完成一个案例的学习过程。

PBL的框架和顺序:开展PBL教学的主要组织工作有导师的培训、案例的撰写修改、案例库的建设和教学行为的评价。

每个系统整合课程至少应用1个PBL案例,开展6学时PBL教学,以问题驱动促使学生主动发现问题、获取帮助、分析问题、解决问题,从而培养学生的批判性思维和自主学习能力,提升学生交流沟通能力与协作意识。

在实施PBL教学前,教学团队均开展集体备课,明确教学目的与要求、PBL教学的标准流程、冷场指导语等。对PBL教学过程全程录播,方便师生了解自己在教学过程中的表现,有针对性地加以改进。PBL 教学方法的实施,加强了教师与学生的互动,受到学生普遍欢迎,学生在 PBL 课程自评中普遍反映:口头表达能力、与人沟通能力、思考问题能力都得到了很好的锻炼,有了很大的进步。

三、研究型教学法

随着知识经济时代的到来,知识已成为经济增长的最主要因素,人力资源创造性的发挥将成为经济增长的重要依托。因此,在知识经济时代,人才的创新性不足会成为制约知识创新和技术创新的关键因素。推进研究型教学,加强对学生创新意识和创新能力的培养,是当前教育教学改革的重要课题。当前,高水平研究型大学都将研究型教学和创新性教育摆在人才培养工作的十分重要的位置,普遍采用的手段是加强"大学生研究训练""学术科技赛事""综合论文训练""新生研讨课程"等,让学生有机会尽早参与研究工作,尽早进入专业研究领域、了解学科的发展方向,接触科技前沿,形成探索未知的视野,使学生的学习与研究融入教学过程。

(一)大学生研究训练计划

大学生研究训练计划(Students Research Training,SRT),是为加强培养学生创新意识与能力设立的研究计划和教学项目。它的实施形式是在导师指导下,以学生为主体开展课外科技与人文实践活动。参加对象以低年级本科生为主,通过学生与导师双向选择确定项目,在整个过程中充分发挥学生的独立工作能力和能动性,培养学生的独立思考能力和批判性思维,创造条件让学生"以我为主"进行调查研究、查阅文献、分析论证、制订方案、设计或实验、分析总结等方面的独立训练。

(二)新生研讨课

新生研讨课(freshman seminar)是指面向大学新生开设的小班研讨课程。① 近年来,在我国部分研究型大学均开展新生研讨课教育实践,作为一种全新的教育方式,深受师生欢迎,在综合大学医学教育中推广与实践新生研讨课具有较高的教育价值,是探寻医学课程改革特别是开展医学新生适应性教育与研究型教学的重要途径。

1. 国内外研究型大学新生研讨课开设的现状

美国的新生研讨课可追溯到 19 世纪中后期在美国大学兴起的新生教育课程(freshman orientation course),其初衷是帮助大学新生适应大学学习环境和学习方法。1911 年,位于美国俄勒冈州的里德学院(Reed College)首次将新生教育课程列为正式课程,并给予学分。至 1930 年,大约有三分之一的美国大学或学院开设了此类课程。②

1959 年,哈佛大学为提高新生教育的学术性,开始实施新生研讨课改革,并在此后的几年间成功实现了由适应性课程向学术性课程的转变。1998 年,美国研究型大学本科教学委

---

① 黄爱华.新生研讨课的分析与思考[J].中国大学教学,2010(4).
② 刘俊霞,张文雪.新生研讨课:一种有效的新生教育途径[J].黑龙江高教研究,2007(6).

员会的报告《重建本科生教育：美国研究型大学发展蓝图》建议研究型大学开设以探究性学习（Inquiry-Based Learning）为特征的新生研讨课。该委员会2001年的跟踪调查结果显示，被调查的研究型大学中开设学术转换型新生研讨课的比例达到80%，其中42%的学校覆盖半数以上的大一新生。

目前，美国新生研讨课开设呈现多元化发展趋势，从开设课程类型来看，主要有扩展性新生教育课程、基础学习技能课程、单一主题研讨课、多主题研讨课和专业研讨课。其中，扩展性新生教育课程、基础学习技能课程属于适应性新生研讨课，单一主题研讨课、多主题研讨课和专业研讨课属于学术性研讨课。这些课程成为美国高等教育的一个亮点。

从国内高校实践情况来看，新生研讨课的内容均体现出学科引导和学科交叉的特点，涉及文、理、工、医、管等学科知识，颠覆了以教材为依据的传统教学内容，最大限度地满足学生对知识的不同需求。新生研讨课的任课教师均有广博的学科专业知识、较高的学术造诣和一流的教学技能，既能把研究领域的问题讲清讲透，又能体现问题意识，引导学生积极思考。目前，我国研究型大学新生研讨课主要效仿美国研究型大学课程体系，以新生学术性转变为主要目标，教学模式新颖，知识启发性强，注重师生互动。

2. 新生研讨课教学模式

新生研讨课均为小班化教学，每班人数为15—30人，以专题性研讨的方式开展教学，其侧重点不是在知识的系统性传授上，而是在教授的引导下，让学生初步体验学术研究的一般过程，形成科学的思维方法，接触科学前沿，打开学术视野，从而激发学生研究和探索的兴趣。课堂教学无固定模式，由课程教师根据课程特点来决定授课方式，强调以学生为中心，以体现师生互动、研究型、讨论式为基本原则，穿插安排讲授、讨论、实验、调研、报告等环节，将课堂讲授与师生讨论紧密结合、课内与课外有效结合。

开设新生研讨课是探索医学教育研究型教学的一次重要实践。通过开设新生研讨课，建立教授与新生之间沟通互动的桥梁，使新生在重要的人生转折期有机会聆听教授的治学之道，亲身感受学术大家的魅力风范，在潜移默化中感悟为人为学之真谛。

3. 新生研讨课对医学教育改革的启示

（1）树立以学生为中心的教学思想是推进新生研讨课改革的基础。

建构主义理论认为知识是认知个体建构而不是被动接受或吸收。以学生为中心的教学思想要求医学教学改革的重点是实现"重教法"向"重学法"的转变、"重灌输"向"重引导"的转变，强调知识获得是认知个体的主动建构。因此，新生研讨课必须重视学生已有的学习与生活经验，以师生平等对话方式，为新生提供引导和实践机会，积极创造条件让学生在课堂上发表自己的见解，提出自己的问题，并进行深入讨论，以实现知识与经验的内化。教师应在课前要求学生充分预习、文献阅读与调研，在课堂上创造机会引导学生提出自己的意见、看法并深入讨论，以有效构建学生的知识与经验体系。

（2）确立以研究为基础、基于问题设计教学是新生研讨课改革的主要目标。

开展研究型教学是新生研讨课教学的目标，其核心是教师以培养学生的研究意识、研究能力和创新能力为重点,在教学过程中通过教学与研究相结合、学习与研究相结合,围绕师生共同感兴趣的问题,在师生之间、同学之间交流互动,讨论探索,一方面可以有效建立师生沟通的桥梁,使新生获得接触与探讨科学前沿问题的机会,激发新生研究和探索的兴趣,从而使其对学科专业有更深入的了解;另一方面讨论互动的教学方式有助于培养学生的团队意识、协作精神,锻炼学生的表达能力、思辨能力和批判性思维能力。

(3) 高水平的师资、适配的管理模式和到位的政策支持是开展新生研讨课改革的保障。

由一流教授组成的名师队伍参与教学是新生研讨课受到学生欢迎和取得良好效果的关键因素,一大批名师走进课堂,他们在教学中渗透着自己独到的研究成果和人生经历,对学生产生潜移默化的陶冶和启迪,使新生研讨课质量得到有力保证。实施小班化研讨、拓宽课程面向、优化选课机制、改革考核方式等系列新颖适配的教学管理,为开展新生研讨课增添新活力。体现政策倾斜的教学工作量、课酬、课程建设经费、教学考核等管理办法使新生研讨课的开设得到一流师资的关注和投入,教师们更把开设新生研讨课作为一种荣誉。

四、案例教学法

基于案例的学习(Case-Based Learning,CBL)起源于1920年,由哈佛商学院(Harvard Business School,HBS)提出,到1980年代受到重视,尤其是1986年美国卡耐基小组(Carnegie Task Force)提出《准备就绪的国家:21世纪的教师》(A Nation Prepared:Teachers for the 21st Century)的报告书中将其视为一种相当有效的教学模式,我国于1990年代后在医学教育界开始探究案例教学法。基于案例的学习主要实施步骤有:学生自行准备(讨论前一到两周,就要把案例材料分发给学生,让学生阅读案例材料,查阅指定的资料和读物,搜集必要的信息,列出一些思考题)、小组讨论准备(确定小组的人数,尽可能保证成员的多样化)、小组集中讨论(在案例教学的稍后阶段,教师充当的是组织者和主持人的角色)、总结阶段(总结规律和经验,也可以是获取这种知识和经验的方式)等。基于案例的学习的优点:能够实现教学相长,能够调动学生学习积极性;缺点:案例的来源往往不能满足教学的需要,且培训时间较多,对教师和学生要求高。

临床见习引入"基于案例的学习"教学模式。临床带教教师根据见习教学目的与要求,选择真实临床病例编写CBL教学案例,在课前发给学生预习。课上,要求每位学生提出在该案例中发现的问题,师生一起讨论,最后得出诊断结论,提出治疗原则。讨论结束后,常常安排学生接触真实病人,增强学生的感性认识。目前,临床CBL教学已在内、外、妇、儿等临床课程中广泛采用。

五、床旁教学法

床旁教学(Bedside Teaching)是传统临床医学教学的基本模式,能使学生通过实例学习采集病史、体格检查结合实验检查结果,在老师的引导下,制定治疗方案和治疗措施,将课堂所学的理论知识与临床实际联系起来,有利于增加学生对医学知识的学习兴趣,有利于培养学生同情心与有爱心的态度方式养成。(Janicik)等将床旁教学定义为:在患者面前进行的所有教学活动,地点可以是在门诊、病房或教室,床旁教学被公认为是提高学生临床技能和沟通交流能力的有效方法,能增强医学生的沟通交流技巧、提高医学生的人文修养和职业素养、加强医学生的临床思维能力训练等。教学模式采用的是学徒式模式,教学地点有大查房、工作查房、教学查房、临床会议、教学病房。带教教师应具备以下领域的知识:医学知识、患者的处境(患者所处社会环境和治疗阶段的了解)、学生的处境(学生所处学习阶段和课程要求)、教学基本原则的知识(提问、回答、挑选病例、评价与反馈)、以病例为基础的教学知识。Neber等认为,床旁教学在工作繁忙的临床环境中进行,只有采取一定的策略才能保证教学的有效性:达成共识,即在学生回答不出问题时积极引导,而不是直接告诉其答案;在学生表达完自己的观点时,让其进一步用证据来证实为什么持有该观点,以此探求潜在的推理过程;教会学生一些基本的规则或处理方法,告诉学生做得正确的地方,学生可能意识不到自己哪里做得很好,需要教师通过明确告知这一正性反馈来强化;纠正错误之处,即在合适的时候讨论学生做得不对的地方,在纠正之前首先要给学生机会对自我表现进行评判。

六、模拟教学法

基于模拟的医学教育(Simulation-Based Medical Education),是指通过模拟某种诊疗情境或场所而开展的教学方法。模拟教学法常用于临床技能教学在模拟环境下运用标准化病人(SP)、角色扮演、模拟训练(模具或虚拟训练)、计算机模拟、教学或测试中的情景模拟、模拟环境(模拟病房或医院)对学生进行临床技能训练。

七、全病程管理教学法

全病程管理教学是以病人为中心,以疾病的整个发生发展过程(各种不正常表现包括病情变化及治疗情况)为教学内容,以学生追踪为形式而开展的一种教学方法。全病程管理教学主要应用于临床实习中,学生在实习阶段持续关注某些病例的学习,从门诊就诊、入院检查、诊断与鉴别诊断、治疗方案制订(文献查阅)、跟踪随访、病例报道完成对某病例的诊断、治疗、康复和预后全程管理的学习。全病程管理教学的特点是以管理疾病全程为切入点,将分散的知识传授和技能训练,转变为融知识、技能(含临床科研能力)、职业素养为一体的综合训练,强化学生对疾病的整体性、全面性认识,积累实际临床管理病人的经验,有利于培养学生自主学习的良好习惯。

八、"翻转课堂"

医学部为开展"翻转课堂"教学,组织教师录制微课程等视频资料,共有49门录播课程上线,建成微课程102个,如"组织学与胚胎学""生理学""生物化学"等课程,教师在课前将阅读资料或视频发给学生,要求学生在课前进行自定步调的学习,课堂上通过学生PPT演示、师生讨论等方式来深化概念、解决问题,实现了"先学后教",变被动学习为主动学习。

第二节　坚持以学为中心,积极改进教学策略与教学模式

树立"以学生为中心"的人才培养观是新时代医学教育发展的要求。要实现学为中心的教学策略,必须改变传统以教师为中心、以教材为中心、以学科为中心的教学模式,要打破传统惯性思维与做法,重塑教学形态,以学生需求为出发点,一切围绕学生、服务学生,把激发学生学习兴趣,调动学生学习主观能动性,强化学生批判性思维、独立思考能力、自主学习能力的培养,并贯穿于教学全过程。

一、转变教学组织形式

医学教育属于精英教育范畴,小班化教学是必然要求,班级规模的大小直接决定了适宜的教学组织形式的选择限制,只有实施小班化教学,打造互动性课堂,才能有效实施启发式、探究式教学,为师生互动提供可能。实施小班化教学的核心是构建"以学为中心"的理念,重点聚焦学生的学习主动性与成效性,鼓励学生学会学习,应重点做到以下几个方面的转变:从单一注重知识点传授的"以教为中心"向知识、思维与能力并重培养的"以学为中心"转变;从片面追求专业化的"大水漫灌式"教学向探究式、个性化培养方式转变;从死记硬背、期末一考定成绩向独立思考、全学程评价的学业评价方式转变;授课教师从"知识传播者"向激发学生成长成才"引导者"的角色转变;学生从被动学习、"考试型学生"向主动学习、"创新型学生"转变。

一方面,传统教学组织形式目前正受到前所未有的挑战,课堂革命提上各校的议事日程,要求以新的教学组织形式支撑今天的课堂。因此,传统的"传授式"课堂教学形式必须从单一走向多元,由单向走向双向互动,以构建新型师生教与学的关系,打造学习共同体。另一方面,传统教学组织形式以教材为中心,新型教学组织形式必然会突破教材的藩篱,走向理论、实践与创新的有机融合,丰富教学的内容与情境,教师由照本宣科的传授者、教导者转变为学生学习的设计者、帮助者与引导者。课堂革命要求打破时空局限,摆脱传统以教室为中心的教学场所,需要利用课内外融合网络资源、各类实践基地资源。"互联网+教育"正在迅猛发展,代表着未来将以在线开放课程建、用、学、管为课堂革命的主要抓手,实现现代信息技术与教育教学深度融合的课堂教学内容、教学模式及教学方法的改革。

二、转变教师角色行为

2018年,教育部部长陈宝生在全国第34个教师节大会上提出新时代"五术"好教师标准,即道术、学术、技术、艺术、仁术相结合。在构建新型师生教与学的关系中,对教师的角色行为要求由传授者与指导者向设计者和引导者转变。角色变化的核心要求是以学生学习为中心,学得好是关键,教得好是基础,这就需要广大教师抓住课堂教学的关键环节予以重点

设计,体现以学生为中心、结果为导向的理念开展教学设计,优化课程教学实施方案,推动课程教学范式转型,在课堂教学实践中从传统的以教师、教材、教室为中心向以学生、学习、效果为中心转变,重点放在启发学生创新思维,提高学生学习兴趣,实现学生知识、能力和素质的协同提升上。

首先,教师应对大学课堂进行拓宽与延展。大学课堂的"教"与"学"不应局限于传统课堂的50分钟,也不应局限于传统课堂的物理空间。应对本科教学时空进行重构,秉持"源于课堂,走出课堂,归于课堂"理念,问题生于课堂,又归于课堂,提高学生课程学习的参与度和学习精力的投入度,重点促进学生课前进行学习准备、合作学习、社会调查、分组讨论等互助式、合作式学习,课后加强问题研究与思考,丰富课堂学习内容。

其次,教师应确立新教育理念下的课堂教育模式。一是在课堂教学中应改变照本宣科、一言堂等现象,重点对课堂教学方式与方法进行改革,提高学生参与度;二是理论课程教学改变传统就理论讲理论的教法,在理论教学中渗透实践教学成分,加强理论与实践的结合,临床教学应鼓励开展"床旁教学";三是树立学以致用的理念,实现学与用兼容并进,加强综合性课程、探究型课程、项目式课程的建设与使用,使学生在个性发展、创新创业、理论研究等方面都有较大提升。

通过对以上教育教学时空的拓展与重构,教师的"教"与学生的"学"才会有更多的精力投入,高质量课堂与高素质培养才会有所依归。

三、转变学生学习行为

学生学习行为体现在学习态度、学习方式方法等方面。高校学生普遍处于"高中拼命学,大学快乐玩"的学习状态,因此,不仅学校领导、管理人员和教师要加强教学精力的投入,更重要的是学生要加强学习精力的投入。副总理孙春兰对我国高校人才培养提出要让管理严起来,让学生忙起来,让教学活起来的要求,这可谓是对当前高等教育教学现状一针见血的意见。同时,学生要转变现有学习行为,要从被动学习向主动学习转变,要主动在体验式和探究式学习中汲取专业成长与个性发展的动力。体验式学习强调学习情境的重要性,即要重视理论与实践相统一,探究式学习则要求学生确定学习目标,不仅要知其然而且更要知其所以然,从本质上讲两者共同目标均指向以学为中心的要求,因此,建设有活力的课程、塑造有情感的个体、重构有生机的学习环境是重要的探索内容。

近几年,医学部积极开展"以学生为中心"的教学方式和教学方法改革,注重学生批判性思维和终身学习能力的培养,关注学生沟通与协作意识的养成。

第三节 应用现代信息技术,创新教学方法与手段

现代信息技术在现代教育思想与教育理论指导下,通过在教育教学领域的应用,形成了现代教育技术,如电化教育、虚拟仿真实验教学、计算机辅助教学、计算机辅助设计、远程教学、人工智能教学、现代教学设计、现代媒体教学等都是现代教育技术。当今,以计算机技术、多媒体技术和网络技术为中心的现代教育技术是高等教育教学模式与教学方法改革的新重点,在高等教育知识信息爆炸、信息更新速度加快、办学规模不断扩大的现状下,它可使高等教育质量能够继续保证、教学效率不断提高成为可能。

一、加强现代教育技术与课堂教学深度融合

"新时代高教40条"①对我国高等教育教学改革提出了明确的要求,其中现代信息技术与课堂教学深度融合是实现教育现代化的必然要求。现代信息技术通过多元协同、海量内容、广泛应用、服务及时的教育平台,可以满足学生自主学习、自主管理、自主服务的需求,实现"互联网+医学教育"新形态,推动医学教育质量的提升。当前,我国高等教育领域中现代信息技术与课堂教学深度融合的步伐正迅猛加快,各高校重视专任教师信息化素养提升培训,特别是新冠肺炎疫情影响下,广大教师体现出对信息技术应用的高度认同与自觉,自觉地将现代信息技术运用到课堂教学中,如在线课堂教学、课程管理系统、师生网络互动、在线教学的设计、多媒体展示的应用等。课堂教学的内涵和形式不断丰富与发展,逐步构建起"智慧化"的多维度教学信息化环境。

在医学教育领域,通过开发现代教育技术,加强IT技术在循证、数据收集分析、模拟教学、测试评价、远程学习、跨区域合作等方面的应用,发掘IT技术在医学教育中的潜能,从传统信息传递式教学过渡到更有挑战性的以知识搜索、筛选、分析和应用为主要内容的能力培养上,这对当前加强对学生处理海量信息能力和创新性思维的培养具有重要作用。

二、打造网络教学平台,形成"互联网+医学教育"新形态

在医学教学中建设数码互动实验室,利用互联网技术,提供虚拟教学平台,使学生与教师之间可以进行互动交流,可以有效解决教学资源不足或安排不均的问题。向医学生开设网络进阶式课程,依托课程网络中心平台,实现在线视频学习、学习资料阅读、作业、专题讨论、期中期末考核等。

重视现代教育技术应用,引进高级综合模拟人ECS(两套)、人工操控产妇分娩模拟人(一套)、内科穿刺模拟人、心肺复苏模拟人、心肺听诊及腹部触诊模拟人、妇科检查模型、产

---

① 新时代高教40条是指教育部印发的《关于加快建设高水平本科教育全面提高人才培养能力的意见》文件的40条内容。

科四步触诊模型等医学仿真模拟设备,增加学生动手操作与实践沟通机会,提供形态学标本、数字化切片、心电图图谱、影像学读片等网络学习资源,使学生能够"实时实地"进行自主学习。

(龚　政)

第七章 卓越医生教育评价体系构建

提高教育质量是高校教育改革发展永恒的主题。培养高质量的人才既是高校各项工作的出发点,又是各项工作的归宿。我国高等教育自20世纪80年代便开展了高等教育评估工作,2003年教育部开始对高校开展五年一轮的本科教学工作水平评估,至2008年完成了对500多所本科高校的评估工作,对被评高校的基础设施、教学设备、师资队伍建设等都起到了明显的促进作用,也对教学评价体系构建起到了明显的导向作用。各高校开始注重学校自身的包括课程评价、教学评价、教学管理评价等在内的内部评估,这也成为各高校考核和保证教师教学质量的必要手段。教学评价属于教育评价(Educational Evaluation)的范畴,是教学工作中不可或缺的重要环节。它广泛存在于各种实际教学活动过程中,对教育效果进行有效的价值判断。建立健全各教学环节的质量标准,开展科学的教学评价,是构建卓越医生教育质量监控体系,保障卓越医学人才培养质量的根本保证。

卓越医学人才培养必须建立相应的教育评价体系,使领导、行政管理人员、教师和学生能够积极参与相关教育评价活动,形成有效的教育质量监控运行机制,以确保计划的有效实施及各个教学环节的正常运行,并能及时发现问题和解决问题。教育评价必须覆盖各个教学环节,其重点是对教育计划、教育过程及教育结果状况进行检测;必须确定相应职能部门,系统地收集和分析教师与学生的反馈意见,以获得有效的教学管理信息,为改进教学工作提供决策依据。同时,教育评价必须有领导、行政管理人员、教师和学生的参与,必要时应有政府主管部门、用人单位、毕业后教育机构的积极参与,并充分考虑它们对卓越人才培养提出的改进意见,让它们获知教育评价的结果;必须建立毕业生质量调查制度,从医学毕业生工作环境中收集改进教育质量的反馈信息,将毕业生的工作表现、业务能力、职业素质、就业情况等有关信息作为调整教育计划和改进教学工作的主要依据。

第一节　教学评价的概念与意义

所谓评价(Evaluation)是指对人或事物的价值做出判断,即依照一定的价值标准,通过系统地收集资料,对评价对象的质量、水平、效益及其社会意义进行价值判断的过程。① 在诸多学术论文和论著中,常常能看到对教学评价的不同定义与解释,教学评价是指根据学校规定应承担的任务和目标,按照规定的程序,运用科学的方法,借助现代技术广泛收集评价信息,对教师个体的工作进行价值判断和事实判断,通过评价过程的反馈、调控的作用,发挥教育评价的导向、激励、改进的功能。教学评价属于教育评价范畴,教育评价是指按照一定的价值标准和教育目标,利用测量、非测量等各种方法系统收集资料信息,对学生的发展变化及影响学生发展变化的各种要素进行价值分析和价值判断,并为教育决策提供依据的过程。

教学评价是以教学目标为依据,按照科学的标准和有效的手段,对教学过程及结果进行测量和分析,并给予价值判断的过程。教学评价是对教学工作质量所做的测量、分析和评定。它包括对学生学业成绩的评价,对教师教学质量的评价和进行课程评价。②

对教师教学能力和教学效果的评价应完整地对教学活动中教师这个主体进行系统评价,包括对课前准备、课堂讲授、课后辅导、考试等各个教学环节做出价值判断,评定其价值,找出优缺点,分析各种影响因素,提出改进教学活动的要求。因此,教学评价在保障与提高教学质量上有着重要的实际应用价值和作用,教学评价具有诊断、反馈、激励、引导、监督等功能。

一、诊断功能

有效的教学往往取决于对学生学习前情况的了解,包括对学生的经验、能力、兴趣、动机、情感等的了解,这样的了解有利于教师提出现实的教学目标,制订切实可行的教学方案。课程计划规定的培养目标,各门课程教学大纲规定的教学目的、任务、内容,是教学评价的基本依据,并依此制定出特定的评价标准。教学评价的诊断功能是通过教师的教和学生的学的具体活动实现的,教师可以在学期、学年或特定的教学阶段之前进行诊断性测验或测试以掌握教与学的情况,如判定教学活动是否偏离了正确的教学轨道、偏离了教学目标,有无全面完成课程教学大纲规定的目的和任务,从而保证教学始终沿着正确的方向进行。

二、反馈功能

有效的教学评价必须进行及时的反馈,使教师和学生了解教学过程的结果,及时地提供

---

① 钟启泉.教育方法概论[M].上海:华东师范大学出版社,2002:261.
② 孟祥雯."证据推理"核心素养视域下学习方式的变革[M].北京:北京理工大学出版社,2019:235.

相应信息。这种反馈信息在教学中会起到重要的调节作用。学习信息理论表明,只有通过反馈信息来调节行为,才有可能达到一定的目标。就教师而言,一方面,教师获得评价的反馈信息,能及时地针对存在的问题调整自己的教学工作、改善自己的教学方法、解决教学过程中的某些不足;另一方面,可使教师明确教学目标的达成度,明确自身在教学活动中所采取的形式和方法是否能够促进教学目标的实现,从而为改进教学提供依据。就学生而言,学生获得相关反馈信息后,便能深入客观了解自己当前的学习状况及学习任务的完成程度,以不断调整自己的学习。同样,这些反馈信息也能起到激发学生学习动机的作用。研究表明,经常对学生进行记录成绩的测验,并加以适当的评定,可以有效激发并调动学生的学习兴趣,推动课堂学习。

三、咨询决策功能

科学的教学评价是国家、高校及其他教学组织重要的教学工作决策基础。只有在对教学工作有了全面了解和准确判断后,才能做出正确的教育教学决策。决策教学理论表明,任何科学的教学决策都是建立在经由教学评价提供的科学客观的评价结果基础上的。例如,在国家层面,目前具有中国特色的"高等教育质量数据监测"是我国高等教育在新时代、新形势与新要求下的高等教育评估制度的重要组成部分,这种常态化的监测工作不但受到国家的高度重视,也受到各高校的极大重视。通过国家数据平台,可以实现对我国高校本科教学基本状态的常态监控,使教育主管部门可以更高效、更全面地了解全国高校本科教学动态,同时也为各高校提供各自的本科教学发展状况,为国家和高校提供决策功能,最终落实到教学质量的提高上来。

四、鉴别和选择功能

教学评价可以科学掌握教师教学的效果、水平、优点、缺点、矛盾和问题,有助于了解教师实际状况,以便对教师考察和鉴别。这在决定教师的聘用、晋升及进修与提高方面具有积极的参考价值。同样,教学评价能对学生在知识掌握、能力提升和素质发展上的程度做出科学区分,从而分出等级,为学业预警、课程选择、职业定向提供依据。同时,也是向学生家长、社会及上级部门报告和阐释学生学习状况的重要依据。

从当前世界范围看,众多国家和地区都面临着医疗卫生人力资源不足的问题,这也成为制约各国实现合理医疗卫生目标的重要因素。提高作为输出医疗卫生人力资源主要途径的医学教育内在的社会责任性,医学人才培养质量提高是首要任务,它间接对人类生存质量不断提高产生重要作用。高等医学院校教学评价质量的高低直接影响着人们的身体健康乃至生命的延续。重视对高等医学院校教学评价的研究与实践,不断改进和克服当前教学评价中存在的弊端,完善教学评价机制,对推进高等医学院校教学评价体系良性发展,更好地履行人才培养职能,具有积极的指导和借鉴作用。

第二节　医学教学评价的种类、特点及用途

通常来说,教学评价按实施功能的不同,可分为诊断性评价、形成性评价和总结性评价;根据所用标准的不同,可分为相对性评价、绝对性评价和个体内差异评价;根据评价主体的不同,可分为外部评价和内部评价。本节主要按实施功能的情况,重点介绍在医学教学活动中的诊断性评价、形成性评价和总结性评价。

一、诊断性评价

正如医疗工作中只有对患者进行准确的诊断,才能开出合适的处方以祛除患者的疾病一样,在教学工作中教师要制定合适的教学策略与教学方案,也必须了解学生的知识基础、拥有的基本技能和能力、具有的学习态度和抱负水平、存在学习困难的原因,这就需要对学生进行一定的针对性测试。当然,对学生的教育诊断不能狭义理解,它不是查找学生的优缺点,也不是给学生贴上"能"与"不能"的标签,而是为了更好地帮助学生在原有基础上和可能的范围内取得更大进步,体现出更好的教学效果。

诊断性评价是指在学生进入某一特定的教学过程之前所进行的专门测试。诊断性评价的目的主要是确定学生的教育需求,了解学生的长处与不足等基本情况,帮助学生优化学习。例如,在开学初或一个单元教学开始时,为了了解学生的学习准备状况及影响学习的因素而进行的评价,以检查学生的学习准备程度,决定对学生的适当安排,掌握造成学生学习困难的原因等。

二、形成性评价

形成性评价是在教学过程中为改进和完善教学活动而进行的对学生学习过程及结果的评价,即指在教育干预过程中对学生的评价。形成性评价的主要目的是改进学生的学习、强化学生的学习、为教师提供反馈。同时也有研究表明,这种评价行为本身就可创建学习,所以在当前医学教育中受到特别的重视和应用,目前在临床教学中较为广泛使用的这类评价有基于工作场所的评价,如小型临床演练评估、操作技能直接观察法,这两项评价方法通常通过某种形式的直接观察,然后进行评价并即时反馈。

三、总结性评价

总结性评价是在一个大的学习阶段、一个学期或一门课程结束时对学生学习结果的评价,也称为终结性评价。总结性评价主要用于学生的学习成绩评定,证明学生对知识、技能的掌握程度和能力水平,确定学生在后继教学活动中的学习起点,对学生的学习提供反馈,为制定新的教学目标提供依据。在医学院校较为普遍的总结性评价有单元、课程、学期和学

段(如基础医学、临床医学)结束时进行的考试,另外还有医学生的毕业考试、执业医师执照考试、医学水平测试等事关学生学习与执业生涯的重要考试。

总之,诊断性评价强调在教学前对学生的学习状态进行评价,如入学考试、摸底考试,在开学时,学校为了了解学生的现有水平,对所有的新生进行摸底考试体现了诊断性评价;形成性评价强调在教学中为改进学生学习而进行评价,形成性评价的主要目的不是给学生评定等第成绩或做证明,而是改进学生学习任务所必备的主客观条件,侧重于教学的改革进而不断完善;总结性评价强调教学后对学生进行评价,侧重于对已完成的教学效果进行确定。

第三节　卓越医生教育教学评价的实施

建立健全教学管理规章制度,制定各教学环节的质量标准,完善有效的教学质量监控体系,开展科学的教学评价,是提高临床医学专业教学质量的基础性工作与制度性保障。

一、教学评价机制构建

（一）教学评价组织体系

构建学校、学部、学院包括教学委员会、教学督导委员会、学生教学信息员在内的三级教学评价组织体系,加强各种教学信息采集,做出综合分析,及时反馈、整改,并将整改结果告知有关人员。

1. 教学委员会

本科教学委员会的主要职能是统一组织落实和协调处理全校全日制本科教学活动,研究教育教学改革和教育教学活动中的重大政策性问题并向学校领导提供咨询意见,根据学校领导的安排和上级文件精神,讨论决定本科教学改革和研究方面的有关事项。其主要职能是负责本科专业建设、本科教学改革、本科生教学管理和教师教学工作考核等。

2. 教学督导委员会

教学督导委员会主要职责是协助学校对全校本科教学与教学管理工作各环节各领域进行全方位督查、评估、监控与指导;检查各学院(部)及教师、学生贯彻落实学校各项教学政策、执行学校教学规章制度等方面情况。学部教学督导组主要职责是协助学部领导检查、督促各学院的教风学风建设情况,及时将情况通报学部领导及学校教学督导委员会,并与有关人员沟通信息。

3. 学生教学信息员

学生教学信息员主要职责是负责收集整理学校本科教学与管理领域的情况,收集整理学生、教师对本科教学的意见和建议,发挥好学生与学校之间的桥梁作用。

（二）教学评价的质量标准

1. 教学计划的质量标准

临床医学专业人才培养方案明确了人才培养目标、培养规格与基本培养要求、学制与学习年限、课程设置等，对思想道德与职业素质、知识目标、技能目标等均有明确的质量标准与要求。

2. 教学过程的质量标准

每门课程均制定了课程教学大纲、实验教学大纲，临床见习有见习指导，临床实习有实习大纲。学校针对教师教学、学生考试、试卷库建设等各个教学环节制定了规章制度，明确职责与要求，使整个教学过程有章可循，使教学评价有尺度可依。

3. 教学结果的质量标准

本科生毕业资格与条件、本科毕业生学士学位授予明确了学生毕业资格和学位授予的条件与要求，明确了医学长学制学生学位授予的条件与要求。

（三）教学评价的实施

1. 听课评课制度

实施领导、同行、督导听课制度和观摩教学制度，每学期坚持安排学部领导参加新学期第一节课的听课，监督检查新学期教学秩序。开展观摩教学活动，要求学院每学期安排观摩教学，学部组织督导专家检查督促，并指导点评。成立质量工程委员会，重点对新开课、新教师、学生有反映的教师进行教学检查，并做出质量评价，评价结果与教师绩效分配挂钩。

2. 学生教学信息员制度

建立学生教学信息员制度，重视教学评价中学生参与的作用。可以在相应的教学班组中按一定比例聘任学生教学信息员，定期收集"教学信息反馈表"，对学生教学信息员反馈的信息及时向相关基层教学单位及相关教师核实，对存在的问题要求整改，反馈及整改意见应及时汇总，并同时向有关学生反馈处理结果。

3. 期中教学质量检查

每学期均组织期中教学质量检查，一般在第10周至第12周进行。期中教学质量检查前均制订教学质量检查计划，明确具体检查活动安排，期中教学检查结束后，要根据检查过程中发现的各类情况与问题，以及采取的整改措施等形成总结报学校教务部。期中教学质量检查的形式一般为听课评课、座谈会、检查教学档案等。医学部每次期中教学质量检查均安排学生、教师座谈会，听取教学反馈意见，特别强调反馈问题要具体，以利于整改有针对性，提高反馈的实效。将卓越医师教改班、全英语教改班等作为重点安排对象，广泛征求学生意见，讲解教学改革的思路和特点，取得学生的理解和支持，同时了解教改实施过程中存在的问题，及时采取改进措施。

4. 教师课堂教学质量测评

每学期或每个教学单元结束后，应及时组织学生对教师课堂教学质量进行网络测评，以合适的方式与途径公布各教学单位教师的测评结果，并将教师测评结果信息反馈给相应教学单位,要求对测评结果为一般、较差的教师进行面谈,分析原因,帮助其改进。

苏州大学教师课堂教学质量网络测评项目共10项,每项10分,总分100分(表7-1)。测评数据分5档统计:95分以上、90.01~95分、85.01~90分、80.01~85分、80分及以下,分别对应非常优秀、优秀、良好、一般、较差。学校教务部每学期会将教师测评结果信息反馈给各学院(部)。医学部每学期均以学院为单位整理测评结果并反馈给各学院教学院长,要求学院对测评结果不理想的教师安排面谈、了解情况,并结合平时听课、教学检查积累的相关信息,帮助不能较好胜任教学工作的教师分析症结,加强指导。

表7-1 苏州大学教师课堂教学质量网络测评项目

序号	测评内容
1	教师热爱教学工作,上课精神饱满
2	教师遵守教学工作规范,准时上、下课
3	教师不请人代课,不擅自调、停课
4	教师认真做好学生考勤工作,学生很少迟到或早退
5	教师上课准备充分,讲课条理清晰,课程组织控制好
6	教师课后乐意为学生辅导答疑
7	教师注重平时考核,布置适量作业(含实验报告等)并认真批改
8	教师重视学生的学习反馈意见改进教学
9	总体上这是一门非常好的课程
10	总体上任课教师是非常好的老师

以不同的方式开展教师教学评价,如成立本科教学质量工程委员会,聘请教学认真负责、学生反映好的教师担任教学质量工程委员会委员,采用随堂听课、随堂评价,及时反馈听课意见的形式对教师的课堂教学进行听课评价,评价结果与职称晋升、绩效奖励挂钩,使全体教师逐步形成了重视本科教学的良好氛围,保证了教学质量。

5. 临床教学环节评价

建立教学行政查房制度,由各附属医院定期开展医院领导等行政人员参与的联合教学行政查房制度,检查学生出勤情况、教师带教情况;实施巡回教学制度,由医学部统一组织安排,每年对每个教学实习基地组织4次巡回教学,检查临床教学实习基地的实习情况,每次巡回教学均有临床专家参与,在教学实习基地开展示范教学查房,进行临床教学专题讲座。

二、教师和学生的反馈

学校相关职能部门及教学单位应分别负责收集和分析教师与学生的反馈意见,由专人将反馈信息传达到各相关教学单位和职能部门,并提出整改要求。对于整改措施或结果,要及时汇总,督查整改落实情况。同时,将教学单位与职能部门对反馈信息的处理结果以邮件、口头等形式告知相关学生。

（一）反馈渠道

1. 教学建议、举报

应建立教学建议、举报制度，教学组织与管理者应深刻理解教师、学生对教学建议权和教学监督权的重要性。教学过程中的一切情况，尤其是学科专业建设、教学内容和课程体系改革、教学日常管理、教学过程及质量监控等方面均在教学建议范围之内。凡违反教学管理规章制度有关规定的行为均在监督举报范围之内。建议人可采用来电、来函或发电子邮件的方式进行。举报人举报应以书面形式真实反映情况。建议人、举报人均应署真实姓名，以利于调查的针对性和有效性。

2. 座谈会

各级教学职能部门及基层教学组织均应定期组织安排教师、学生座谈会，及时掌握师生在教学活动中遇到的问题与困难。

3. 教学信息反馈表

学生教学信息员收集班级学生意见后，填写"教学信息反馈表"提交至上级教学主管部门。

4. 学生网上议校系统

学生应可随时通过网上议校系统反映教学问题，所有反映问题都要求相关部门在一周内给予书面答复。

5. 校长信箱、教务部信箱

校长信箱、教务部信箱向全校公开，师生均可直接向校长反映教学问题。

（二）利益方的参与

学生、教师、领导、行政管理人员等校内人员可通过教师课堂教学质量网络测评、学生教学信息员、期中教学质量检查座谈会、网上议校系统、校长信箱等多渠道参与学校教学评价，这应成为学校教学常规工作的一部分。

要充分利用巡回教学、校内招聘会、临床教学工作会议、与学生主管部门工作会议等机会，收集教学医院、用人单位、政府主管部门等对学生培养质量的反馈意见，了解对医学生培养的要求及学校教育计划中存在的不足，用以指导人才培养方案的修订。

三、学业成绩评定体系

（一）学业成绩全过程评定体系

为达到临床医学专业的培养要求，发挥考试考核的导向作用，构建形成性评价与终结性评价相结合的学生学业成绩全过程评定体系，如图7-1所示为苏州大学临床医学专业学生学业成绩全过程评定体系。

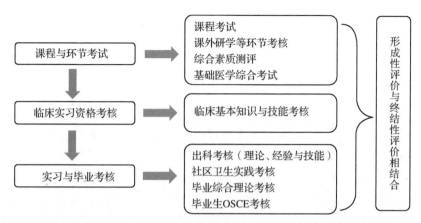

图7-1 苏州大学临床医学专业学生学业成绩全过程评定体系

要建立卓越医学人才本科课程考核管理办法,对纳入教学计划的课程均应按学期组织考核,包括实验、临床见习、毕业实习等实践性教学环节。课程考核由平时考核与期末考核组成。

(二)终结性评价

1. 课程结束考试

凡纳入临床医学专业教学计划的课程,在课程教学结束后均组织考核。理论考试一般采用笔试、闭卷的形式,考试时间为2小时。实验考试根据课程特点和要求,于实验教学结束后组织。

临床医学专业内、外、妇、儿课程结束考试的客观题均采用国家试题库(理论部分),占总分的70%,其他专业基础与专业课程均采用试卷库。采用国家试题库考试的课程,由指定专家设置命题方案。

2. 阶段性综合考核

为及时了解学生对相关理论知识与技能的掌握及综合应用情况,对临床医学专业实施"阶段性综合考核",规定对临床医学专业学生在医学基础课程教学结束后进行基础医学知识考核;在临床医学课程教学结束后,进行临床医学知识考核;在通科实习结束后,进行临床技能操作考核。

基础医学知识考核内容主要涵盖生理学、生物化学、病理学、医学微生物学、医学免疫学、药理学六门课程,总分300分,重点考查学生对上述基础课程基本理论知识的掌握及应用情况。

临床医学知识考核内容主要涵盖内科学、外科学、妇产科学、儿科学四门课程,总分300分,重点考查学生对上述专业课程基本理论知识的掌握及应用情况。

临床技能操作考核主要涵盖内科学、外科学、妇产科学、儿科学等学科中的常见临床操作,总分300分,以客观结构化临床考试(OSCE)形式进行,重点考查学生的临床思维、临床诊疗、医患沟通及临床实际动手能力的掌握情况。

3. 实习出科考试

临床医学专业实习出科考试包括出科理论考试和操作技能考试。出科理论考试分内、外、妇、儿四轮,由医学部教学办公室组织命题,采用国家试题库(实践部分)组卷,统一时间、统一试卷、统一评分;出科操作技能考试由各实习医院组织。

临床医学专业毕业实习以课程形式设置,毕业实习成绩由出科理论考试成绩和操作技能考试成绩两部分组成,各占50%。毕业实习成绩不合格者,不能取得相应的毕业实习学分,须重新实习。

4. 社区卫生实践考核

临床医学专业安排社区实习2周,社区实习结束后须上交实习总结一份,包括在社区实习中所做的工作、收获和心得体会,由社区实践基地综合学生实习表现和实习总结质量评定考核成绩。

5. 毕业综合考试

临床医学专业毕业综合考试由毕业理论考试和毕业技能操作考试两部分组成。毕业理论考试为综合考试,主要涵盖内科学、外科学、妇产科学、儿科学四门课程,由医学教学职能部门组织命题,采用国家试题库(实践部分)组卷,统一时间、统一试卷、统一评分。毕业技能操作考试采用OSCE形式,主要涉及内科学、外科学、妇产科学、儿科学等学科中的常见临床操作。

毕业综合考试成绩由毕业理论考试成绩和毕业技能操作考试成绩两部分组成,各占50%。毕业综合考试成绩不合格者,不得毕业;毕业综合考试成绩不达70分者,不得授予学士学位。

(三)形成性评价

实施形成性评价,重视教学过程中学生学习效果及与之相关的参与程度和学习态度,以帮助学生有效调控自己的学习过程,激发学习动机,产生新的学习需要。

1. 实施课程过程化考核,加强课程教学情况评价

过程化考核要求教师根据教学进度安排,原则上在每个章节结束后进行,每学期每门课程至少进行4次。过程化考核的形式包括课程作业、随堂测验、集中考试、期中考试、课堂提问或讨论、读书报告、论文综述等。课程负责教师需提前一学期将课程过程化考核方案报所在教学单位审核,经医学教学职能部门批准,向学生公布考核方案。过程化考核的结果在考核结束后一周内输入"苏州大学课程过程化考核管理系统",学生可上网查询。考核的标准答案及时向学生公布,进行必要的点评,向学生反馈学习情况。

2. 加强教学环节评价,注重及时反馈与改进

在"卓越医师教改班"PBL教学中进行"学生对学生""学生对教师""教师对学生"的评价,重点是对学生学习中查阅文献能力、自主学习意识、相互协作精神、沟通技巧与表达能力进行观察评价,并将观察评价结果向学生反馈,指导后续改进。

学生课外科研项目在申报、中期检查、结题等各环节均须进行答辩,组织相关学科专家

对项目设计、实施、结果分析等一一进行提问、点评并指导,使学生从中了解自身存在的问题,找到今后改进的方向。

加强与规范教师批阅学生实验报告、见习病历,指导学生体格检查与临床操作,开展CBL等讨论式教学,检查实习记录等,使教师及时观察学生在知识、能力、态度等方面的状况,及时反馈,指导学生纠正不足。

(四) 考试结果分析与反馈

重视考试结果对教学改进的意义,每次考试结束后均要求教师填写"考试质量分析表",统计各分数段所占比例,分析考试成绩分布情况,了解学生对知识点的掌握情况,查找教学中存在的问题,提出后续改进意见。

所有课程考核结束后均要求于一周内将成绩输入学校教务系统,供学生查询。课程过程化考核结束后,学生助教协助教师将标准答案向学生公布,对于学生明显掌握不够的部分,教师进行专门评讲。

(龚 政)

第八章
卓越医生教育改革报告

苏州大学卓越医生教育改革是基于地方综合大学医学教育顺应全球第三代医学教育改革趋势,推动医学转化式教育,根据国家"医教协同"要求,培养满足国家医药卫生体制改革与医疗卫生服务模式转变需要的合格临床医师。其改革的主要内容与实践经验发表在《教育评论》《中国高等医学教育》等有重要影响的学术期刊上,在国内和省内高等医药教学改革交流会上进行了多次介绍和报告,国内多所高校前来考察交流,给予一致好评。贵州医科大学自2012年起已有五届学生(15名/届)以联合培养方式参加苏州大学卓越医师教改班学习,江南大学医学院也派遣两届学生(45名/届)前来学习。

改革所取得的成果为地方综合大学医学人才培养体系构建提供了基本思路和初步实践经验,也是我国卓越医学人才培养如何从基于目标培养的模式到教学模式设计的一项重要探索,对地方综合大学医学教育改革与实践具有一定的示范辐射作用。本章内容选摘自江苏省高等学校医药教育研究会、江苏省医学会医学教育分会学术年会上所做的三个报告。

第一节 地方综合大学卓越医生培养实践与探索

早在2010年,苏州大学为深化医学教育改革,切实提升医学教育质量,在国内较早启动了卓越医学人才培养模式改革,并于2011年承担了江苏省高等教育教改立项"重中之重"研究课题——"地方综合大学卓越医学人才培养模式改革与研究"。十几年来,学校坚持以理论研究与实践探索紧密结合为原则,积极探索现代医学教育实践经验,从多层面、多角度审视与预测当代医学人才培养模式的变革,重点就卓越医学人才培养模式、培养方案、课程设置体系、教学内容与教学方法进行全面改革。设立"苏州大学卓越医师教改班",从实践层面结合高等医学教育发展新趋势,探索卓越医学人才培养的途径与方法。

一、主要背景

当今,医学模式的转变和生命科学的迅猛发展促进了卫生服务体系和卫生服务模式的深刻变革,高等医学教育理应随之进行相应的调整和改革。中国工程院院士巴德年在上海交通大学举办的卓越医学教育论坛上指出:"未来医学的发展应该是朝着可预见、可预防、可个体化的方向,从这个角度来探讨医学教育,就能发现我们当前很大程度上只是针对治病,而实际上,未来的医学是指向健康的医学。"教育部、卫生部(现卫健委)为贯彻落实教育规划纲要,服务医药卫生体制改革,在前期工作基础上,重点就我国医学教育发展现状和存在的主要问题、农村基层卫生人才队伍现状、高校附属医院的管理和建设情况、全科医学教育现状和国外医学教育改革发展态势、住院医师规范化培训改革试点情况等进行了专题调研,并经过深入论证,共同研究制订了临床医学教育综合改革方案和"卓越医生教育培养计划"实施意见,召开了全国医学教育改革工作会议,全面部署了医学教育综合改革工作。

面对医学教育的新形势、新任务,地方综合大学医学教育还未完全适应深化医药卫生体制改革和时代发展的需要,还存在很多亟待解决的问题。医学教育是培养医学人才的基础,如何遵循现代医学教育思想,更新教育教学理念,探索医学教育教学改革,实施符合现代医学教育发展趋势、适合我国国情和具有地方综合大学特色的卓越医学教育,对深化医药卫生体制改革、建立覆盖全民的医疗保障制度、构建社会主义和谐社会具有重要作用。

二、基本思路与总体目标

基本思路是主动对接国家深化医药卫生体制改革对医学教育的新要求,主动适应医学发展新趋势对医学教育提出的新挑战,深入贯彻落实国家教育规划纲要精神,服务我国医药卫生体制改革,遵循医学教育规律,推进卓越医学教育教学改革。按照教育部对启动卓越医生教育培养计划的要求,重点定位于"五年制临床医学人才培养模式改革",其主要改革与研究内容落实到三个着力点:一是着力于医学教育发展与医药卫生事业发展的紧密结合;二是着力于人才培养模式和课程体系改革的重要突破;三是着力于医学生职业道德和临床实践能力的显著提升,以全面提高医学人才培养质量。学校按照"总体设计,分步实施,重点突破,有序推进"的工作原则开展"五年制卓越医学人才培养模式"的改革与研究。

总体目标是针对我国目前应用型医学人才迫切需要的情况,按照教育部实施卓越人才培养计划的要求,依托综合大学办学优势,树立"卓越医生"人才培养的理念,优化建设医学教育改革发展平台,构建以学生为主体、目标为指引、能力为导向、终身学习为目的的医学人才培养新模式。具体来说,一要加快医学人才培养模式创新,科学设置医学课程体系,更新教育教学观念,创新教学方法;二要加强医学生职业道德建设,加强临床实践教学能力建设,实现早临床、多临床、反复临床;三要改革学生学业考核评价体系,加强医学教育质量保障体系建设。

三、主要内容与实践探索

(一)科学开展医学教育研究,充分研判自身优势与不足,加强教学团队建设,为改革与实践奠定基础

为把握医学教育发展趋势,充分剖析综合大学医学教育的优势与不足,邀请苏州大学教

育学院有关专家共同开展课题理论研究,采用历史文献法与调研法,重点就地方综合大学卓越医学人才培养模式、课程设置体系、教学内容、教学方法与手段、教学管理、教学团队建设、教学条件与保障等进行系统评述,对长三角地区主要医院新近医学毕业生及学校在校医学生进行重点调查,找出医学人才培养中存在的问题与不足。

当前,学校医学教育办学中存在诸多问题,体现在:教风、学风建设现状与高校"学术至上,学以致用,培养模范公民"办学要求存在较大差距(根本问题);师资队伍规模、结构有待优化,医科教师专业发展亟待加强(关键问题);课程设置体系、教学内容较为陈旧,教学方法与手段较为落后,学业评价有待改善(核心问题);教学活动有待规范,教学考核有待完善,精力投入有待加强,单位高校医学办学规模应大力缩减(管理问题);教学条件有待改善,教学投入难以落到实处(保障问题);临床教学导向须根本性扭转(难点问题)。

为做好改革实践,组织学习了国家《本科医学教育标准——临床医学专业(试行)》《全球医学教育最低基本要求》等医学教育资料;设立了医学教育发展基金,组织了参与改革实践的核心教师赴包括美国加利福尼亚大学洛杉矶分校、加拿大安大略大学、英国女王大学、英国南安普顿大学、"台湾大学"、台湾阳明大学、复旦大学、浙江大学、哈尔滨医科大学、汕头大学在内的国内外高校进行学习访问与专题培训,并邀请了北京大学医学部、复旦大学医学院、上海交通大学医学院等的临床教育管理专家专程来校进行讲学;专门成立了学校卓越医学人才改革调研组,广泛听取教学管理人员、教师、学生、用人单位等相关利益方的意见。为改革实践进行了充分的准备,奠定了良好的基础。

(二) 设立"卓越医师教改班",全面改革教学内容与方法、手段,为改革与实践赋予实质内涵

在充分研究与调查的基础上,结合学校实际情况,学校于2011年9月设立苏州大学卓越医师教改班,并在随后的2012年、2013年也分别设立相应教改班(30名/届),使改革实践得以有效延续。按"小范围内大步走"的思路,制订了苏州大学卓越医学人才培养模式改革方案,教改班培养模式重点是进行课程整合与优化,引入新的教学方法、教学手段及评估考核方案。

1. 重构培养方案

实施与国际公认的医学教育标准相匹配的卓越医学人才培养方案,以培养具备行业引领潜质及创新意识的五年制临床医学生是改革培养模式的重点目标。地方综合大学卓越医学教育就是要充分发挥综合大学学科综合优势,深化学分制改革,以更好地贯彻因材施教的原则,发挥学生学习潜能,培养学生创新精神。学校的培养目标:培养适应我国医药卫生事业发展需要的具备基础医学、临床医学和预防医学的基本理论知识与技能,具有优秀的思想品质和职业道德,较为广泛的人文、社会、科学知识,拥有终身学习、科学思维、沟通交流和社会适应能力,具备行业引领潜质及创新意识的临床医学毕业生。按照边改革、边实践的原则,分别制订了苏州大学2011级、2012级、2013级卓越医学教改班人才培养方案。

2. 优化课程体系

(1) 构建器官系统整合课程,着力提升学生综合运用多学科知识分析、解决问题的

能力。

将14门以学科为中心的传统基础医学课程整合为"医学基础""人体结构""病原生物与免疫""循环与呼吸系统""消化系统""泌尿与内分泌系统""生殖与发育系统""神经系统"八大器官系统课程模块,打破学科之间的界限,减少单学科授课的重复内容,促进学科课程之间的交叉与融合,培养学生综合思维能力、分析与解决问题能力。器官系统整合课程已在三届教改班学生中实施,受到学生欢迎,学生反响良好,各教学团队也在教学实践中完善并形成了各系统课程教学大纲和相应的教学方案。

(2) 完善医学人文素质教育体系,加强医学人文观念的渗透,着力培养"有灵魂的医者"。

完善医学人文课程的设置,开设"健康与社会"课程,有机融合"预防医学""医学伦理学""医学心理学""卫生法学""社会医学""健康教育学""社区医学""卫生事业管理"等单学科知识,通过案例化教学,采取案例讨论、角色扮演等教学方式,使学生深刻认识社会因素对健康和疾病的影响及作用,促进医学生观念由单纯的生物医学模式向"生物—心理—社会"医学模式的转变。

(3) 整合医学科研方法学课程,结合课外科研训练,着力培养学生的科研思维与能力。

将原独立开设的"医学统计学""医用软件包""医学文献检索""医学科研方法学""流行病学""临床流行病学"6门课程整合成1门综合课程——"医学科研方法",根据医学科研设计的思路编排教学内容,减少单学科讲授时知识的重复;在教学方法上,将课堂讲授与课外训练结合起来,真正让学生掌握科研方法,提升科研思维,培养科研及终身学习能力,引领他们具备学科带头人素质。

(4) 实施"三早"教育模式。

建立早期接触临床、早期接触科研、早期接触社会的"三早"教育模式。一、二年级教改班学生利用每年暑期深入所在地医院、社区等场所,感受医疗的氛围,观察医生的辛劳,体验患者的痛苦,加快角色的转变。以提升学生科研素质为目标,学生早期进入教师科研场所,参与教师科研,组织名师、名家为学生开设讲座,搭建学生创新平台。每个学生都撰写暑期实践总结汇报,填写早期接触科研记录本、早期接触临床记录本,2011级三名学生获"国家级大学生创新计划项目",中央电视台报道了2012级教改班学生参加暑期社会实践——沙漠绿化活动。

3. 开展PBL、CBL教学方法改革

在开展基础医学整合课程基础上,教改班推行"基于问题学习"(PBL)教学,PBL的主要教学理念是强调学生的自主学习,让学生自主地去发现问题,以问题驱动学生去获取帮助、分析问题、解决问题。在临床诊断学与外科总论学基础上,设立"临床技能学"课程,推行"基于案例学习"(CBL)教学。两种新的教学方法实施的宗旨是加强培养学生的科学思维、创新意识、沟通能力、语言表达能力及适应能力。

学校派教师分别赴国外、境外进行专项培训与学习考察,同时邀请了北京大学、复旦大学、上海交通大学知名教育专家进行5场专题讲座,针对PBL、CBL设立专项教学改革项目,组织开发本校PBL案例、CBL案例,改造与新建PBL专用教室,并配足相应的教学设施。PBL、CBL新教学方法的实施,加强了教师与学生的互动。从实践效果来看,这种教学模式改革,受到了学生普遍欢迎,活跃了教学氛围,加强了学生自主学习能力,也引起了学校的重视,在校内进行介绍推广。

4. 建设实验实训教学平台

开展实验教学改革,以基础医学、临床医学省级实验教学示范中心为平台,对实验教学体系进行了重组、整合和优化,开放学校医学与生物科学类重点实验院、所,促进科研实验室与教学实验室紧密结合,并与创新人才培养项目互为补充,构建了理论与实践相结合、科研与教学相结合、课内与课外相结合的实验实践教学体系。

5. 实施形成性评价

针对终结性评价的不足,推行形成性评价,注重考试考核的导向作用,使形成性评价与终结性评价有机结合,注重学生态度、知识、能力等认知领域的综合评价。学校制定并出台了《关于印发〈医学部临床医学专业阶段性考核实施细则〉的通知》《关于印发〈医学部形成性评价实施细则〉的通知》,在教改班率先实行。形成性评价包括学习中的观察、随堂考试、课内和课外作业、实验报告、实践记录检查、PBL评价等。

(三)深化教学管理改革,完善工作机制,为改革与实践提供保障

卓越医学人才培养模式改革研究与实践得到学校的大力支持,为扎实推进卓越医学教育改革工作,提高卓越医学人才培养质量和教学水平,校务会数次专题讨论卓越医学人才培养改革与实践工作,学校教务部在管理层面决策、规划、组织与支持教改工作,医学部在学术和专业层面统筹协调、组织和管理卓越医学教育改革的规划与实施。为适应改革的需要,设立医学教育发展基金,划拨专门改革经费,设立专题改革项目,组建专门核心教师团队,实施"基础+临床"双导师制,建立名医与名师相结合的指导模式,有力支持了改革实施,为改革与实践提供了坚实的保障。

1. 建立选拔与分流机制

教改班学生来自当年学校招收的五年制临床医学专业学生,采用笔试与面试相结合的方式选拔卓越医师教改班学生30名/届,选拔时注重考查学生的综合能力、兴趣和发展潜质,同时也考查学生的心理素质、外语应用能力,着重考查学生的科学基础、志向与素质,实行多次选拔、动态进出的机制。

2. 实施双导师制

教改班实行优生优培工程,构建"基础+临床"的双导师制,即配置全程导师和学术导师,选聘教学经验丰富、教学效果好、科研能力强、学术水平高的高级技术职务教师担任导师,对学生的政治思想、职业道德和业务学习进行全面指导,实现基础训练、专业强化、名师指导三位一体,相互递进。教改班要求医学基础阶段每2—3名学生配1名导师,临床阶段每1名学生配一名导师。制定《关于印发〈医学部"卓越医师教改班"双导师制实施细则〉的

通知》。

3. 筹建卓越医学书院

在唐仲英先生的支持下,苏州大学成立了唐仲英血液研究中心,几年来的实践表明:唐仲英先生的善举极大地推动了学校医学科学研究的发展。在此基础上,苏州大学于2013年开始筹建唐仲英医学书院,从这个意义上看,这是进一步优化与完善学校医学学科建设、建立科学的医学教育模式的重要内容与举措。该项工作目前正处于论证与设计之中,并已向唐仲英基金会进行了第二次申报。

4. 建立临床教育督学制度

教改班建立了临床教育督学制度,由学校著名临床专家授课,以加强临床医学教育教学工作,充分发挥督学对临床教学及管理的监督指导作用,以完善临床教学质量监控体系。

几年的改革实践体现了正确的办学指导思想,具有较强的时代特征和一定的理论水平,得到了兄弟院校的一致好评。参与改革的教师主编出版了相关教材,获得了江苏省教学成果奖,学校获批了教育部首批卓越医生教育培养计划试点高校、江苏省重点专业建设立项等,在医学教育界产生了一定的影响。

但是,仍有许多方面有待进一步完善。第一,要按照培育"卓越医生"的要求,充分总结教改班的实践经验与存在的主要问题,不断完善卓越医学人才培养方案,并扩大教学改革范围;第二,要进一步改革创新,完善管理机制,加强临床实践能力培养平台建设,提高医科教师教育专业能力;第三,要不断总结改革经验,形成高水平实践成果,如出版系统整合课程教材,形成具有自身特色且数量充足的 PBL、CBL 案例库等。

第二节 新时代医学课程改革的挑战与应对

课程是人才培养中的教学基本单元和核心要素,课程质量直接决定着人才培养质量。医学课程改革与建设在实现专业人才培养目标中起到核心作用,其重点是以"建设一流课程,培育一流卓越医学人才"为目标,围绕课程师资建设、课程资源建设、课程教学方法与评价方式改革等重点,不断提高课程建设水平,提升人才培养质量。

一、医学课程改革趋势与展望

医学的任务是维护与促进人类健康,而医学教育的目的就是为完成这个任务培养合格称职的医学人才。随着经济社会、科学文化的不断发展,世界医学领域发生了深刻的变化,医学的社会性更加突出,人民健康需求的广泛性更加凸显,医学的公平性更加重要,医学的整合性更趋明显,医学的国际化加速发展。

长期以来,我国大部分医学院校的教学课程设置采用的是以学科为中心的课程体系,这种课程体系有许多优点,如学生获得的知识较为系统、完整,学生易于适应;教师的业务专长与所担负的课程一致,教材易于编写;基础宽厚,有利于保证教学质量的优势;等等。然而,我国目前培养出的医学毕业生存在明显的缺陷,突出表现在岗位胜任力与患者需求不匹配,团队合作欠佳,狭隘专注于技术而缺乏全面思维,头痛医头式的诊治而非持续性的医疗服务。这些问题的存在是带有系统性的,集中体现在高校医学人才培养模式、课程设置体系、教学方式方法等方面的不足。

综合大学高等医学教育改革与发展一直是我国高校管理体制改革后面临的重大课题,国家和各校也都做了大量的理论研究和实践探索。然而,就整体医学教育而言,仍停留在"以学科为基础的课程设置"的传统教育范式中。第二代教育范式中"以问题为导向"和"课程整合"的思想虽有所反映,但仍停留在个别课程和教学的层面,缺乏整体性的变革。

针对以上问题,拥有百年医学教育历史的苏州大学遵循现代医学教育思想,把握医学教育改革的趋势和方向,以"能力导向,融通整合,立足转化"为总体思路,着力构建医学转化式学习体系,改革医学教育"供给侧":① 以岗位胜任力为导向优化医学人才培养模式,加强通识教育与专业教育融通,提供多元化成长发展空间,促进医学生个性化成长;② 以"加强学科融合,注重综合素质,提升思维能力"为原则,实施器官系统整合课程体系,实现医学课程纵向与横向整合,加强综合思维和分析处理问题能力培养;③ 以学生知识获得、能力获取和致力创新转化为教学目标,改革教学方式方法,建设"以学生为中心"的自主学习环境与氛围,加强批判性思维和终身学习能力培养。

二、医学课程改革的主要理念

广义的课程既包括在一定教育思想支配下,遵照一定教育目标有组织、有计划进行的显性课程,还包括支配师生价值、态度、群体心理、行为方式等的隐性课程。显性课程是指静态的课程计划及付诸实施的过程、方法和手段,学生自主开展的课外活动。隐性课程是指潜在的、非直接的,甚至偶然的、随机的,但造就医学生的职业态度。

顺应时代发展要求,转变教育教学理念,完善课程体系建设,是课程改革的重要内容。结合国际医学教育发展趋势,教学理念应注重先进:一是体现"做中学"(Learning by doing)教学理念,重点加强对学生批判能力、自学能力、处理未知事件能力的培养;二是加强学科知识系统整合,开展跨学科组织教学模式,如"以器官系统为基础的学习"(OSBL),实现基础学科知识的整合、临床学科知识的整合、基础与临床学科知识的整合、医学科学与人文社会科学知识的整合,形式上有PBL、医学综合实验、OSCE考试等;三是重视"以学生为中心"的学习环境建设,如建设完善的基础条件(e-学习),鼓励充满热情和奉献精神的教师弘扬学校特有的优良传统,利用临床教学环境塑造医学生的价值观和职业认识,加强医学教学与现代信息技术深度融合等。

三、医学课程改革的主要目的与任务

医学课程改革的主要目的是推动医学教育发展,使医学教育不断适应时代发展要求、不

懈追求进步,促进医学教育理念和教学模式转变。其改革任务包括课程教学内容的优化、教学方式方法的改革、新型课程体系的构建、课程治理与质量保障体系的建设等。具体做法如下:

一是加强课程资源的建设,积极整合各类教学资源,切实改善办学基本条件与设施,积极创建基于数字化教学要求的教学资源,如重点围绕遴选培育线上、线下、混合式、虚拟仿真、社会实践五类"金课"建设;加强整合基础与临床知识体系,优化教学内容,建立与完善全新整合课程体系;加强校所合作,建设研究型课程,推进研究性教学;规划与建设基于现代信息技术的智能化教育课程;等等。

二是加强对课程评价体系的构建,以岗位胜任力为导向,重视教学方法与教学评价方式革新,加强形成性评价,强化教考分离,发挥优质课程示范作用,如完善形成性评价机制,全面推进迷你临床演练评估(minicex-CEX)、操作技能直接观察评估(DOPS),建设试题库,推进实质性教考分离,参加国家临床医学分阶段考试,加强对各相关课程学习成绩分析与评价,加强示范性教学课堂评比,等等。

三是强化对课程改革的保障。以立德树人为根本,优化师资规模与结构,打造跨学科教学团队,加强教学组织建设,规范教师教研活动,提升教育教学能力。如在综合大学建立医科教师成长发展中心、医学教育研究室,加强对医科教师成长发展的培养,完善整合课程教学团队建设,实现基础与临床联动育人、交互授课,积极补充基础医学等薄弱学科专业师资,建立非医学背景教师授课准入制,推动一流学者建设一流课程;等等。

第三节 综合大学医学人才培养体系构建研究与实践

2018年5月,习近平总书记在北京大学师生座谈会上指出,高校要把"形成高水平人才培养体系"作为"基础性工作"切实抓好。党的十九大报告提出,建设教育强国是中华民族伟大复兴的基础工程,人民健康是民族昌盛和国家富强的重要标志。综合大学医学教育既是高等教育的重要组成部分,也是健康中国战略建设的重要标志,一肩担两义,牵系千万家。着力构建综合大学医学人才培养体系,实现综合大学医学教育高质量发展,明显提升服务卫生健康事业发展的能力,是时代的要求、应尽的使命。

2018年9月10日,党中央召开了全国教育大会,习近平总书记出席会议并发表重要讲话。习近平关于教育理论的重要论述和党的十八大、十九大精神对高等医学教育思想构建提供了强大的理论武装和难得的机遇。当前,对新时代高等教育新思想的学习和讨论已成为各高校的自觉要求和普遍行动,并且正在更大范围和更深层次上展开,对推动新时代高校人才培养体系构建、努力实现综合大学医学人才培养新作为提供了坚实的思想准备和理论准备。

2020年9月23日,国务院办公厅印发《关于加快医学教育创新发展的指导意见》(国办发〔2020〕34号),对深化医学教育改革、加快医学教育创新发展做出了全面部署,《意见》提出四个方面17条改革举措。《意见》指出,要以习近平新时代中国特色社会主义思想为指导,全面贯彻党的十九大和十九届二中、三中、四中全会精神,按照党中央、国务院决策部署,落实立德树人根本任务,把医学教育摆在关系教育和卫生健康事业优先发展的重要地位,全面提高人才培养质量,为推进健康中国建设、保障人民健康提供强有力的人才保障。

综合大学医学人才培养体系构建必须坚持以习近平关于教育理论的重要论述和党的十八大、十九大精神为指导,坚持社会主义办学方向,遵循教育规律,从中国国情出发,全面贯彻党的教育方针,按照国家关于加快医学教育创新发展指导意见所提出的要求,围绕教育强国战略、健康中国战略的实施,培育一流医学人才,服务中国特色社会主义建设。其目标指向必须牢牢把握立德树人这一根本任务,立足于人民对美好生活的向往,与不断增长和变化的实际需求相适应,从本质上解决"培养什么人,为谁培养人,如何培养"的根本问题。其任务指向必须主动对接医学人才培养与社会需求适应度不够这个关键,立足于医学科技创新与学科发展的新特点、信息技术与医学教育深度融合的新要求,紧紧围绕健康中国战略实施,深化医教协同,在行动与实践上确立培养卓越医学人才,加强医学生素质能力培养,培育医学教育质量文化,为卫生事业发展和提高人民健康水平提供高质量的医学人才。

一、指导思想

以习近平新时代中国特色社会主义思想为指导,立足基本校情,借鉴国际经验,紧紧围绕推进健康中国建设,贯彻党的教育方针和卫生与健康工作方针,遵循医学教育规律和医学人才成长规律,创新体制机制,以服务需求、提高质量为核心,全面提高人才培养质量,为卫生事业发展和提高人民健康水平提供高质量的医学人才。

二、目标任务

紧紧围绕健康中国战略实施,深化医教协同,加快医学教育创新发展,推进以胜任力为导向的教育教学改革,促进信息技术与医学教育深度融合,建设一流医学专业,培育一流医学人才,服务健康中国建设。以"卓越医生教育培养计划2.0"为目标,建立健全医教协同育人机制,不断完善综合大学医学教育管理体制机制,切实加强医学教育质量文化建设,着力提高人才培养质量,明显提升服务卫生健康事业发展的能力。

一是创新医学教育生态体系,加强顶层设计,强化医教协同,统筹学校、学部和各附属医院办学资源,建立健全组织制度,推进全员育人、全方位育人和全过程育人的"三全育人"机制建设,促进吸引一流学生、汇聚一流师资、建设一流学科、培育一流人才的形成。

二是优化医学教育培养体系,加大教学改革力度,加强医学人文教育和职业素质培养,加强通识教育与医学教育结合、临床医学与基础医学整合、科研训练与社会实践融合,完善以能力为导向的评价体系,严格临床实习实训管理,强化临床实践教学环节,提升医学生临床思维和临床实践能力。

综合大学医学人才培养体系的重点任务是做强一流医学专业、打造一流医学教学团队、建设一流医学教学平台、培育一流医学人才。

三、实施要点

(1) 以实施卓越医生教育培养计划为重点,做强一流医学专业。

以"卓越医生教育培养计划 2.0"为目标,发挥综合大学学科优势,遵循综合大学发展规律和医学学科特殊规律,转变教育教学理念,创新医学教育生态体系,打造卓越医生创新人才培养体系,优化人才培养方案。一是重点加强国家一流专业建设发展规划与建设方案论证,做好专业动态调整工作,构建卓越医学人才培养战略,确立人才培养核心地位。深入剖析目前专业建设中存在的问题与不足,做好专业认证与整改工作。二是优化人才培养模式,构建以五年制为基础、"5+3"一体化为重点、农村订单式为补充的临床医学人才培养体系。积极探索"医学+X"新医科专业建设,着力推进科教融合、协同育人新模式。

(2) 以师资队伍建设为根本,打造一流医学教学团队。

坚持以立德树人为根本任务,优化师资规模与结构,打造跨学科教学团队,提升教师教育教学能力,规范教师教研活动,提升教学质量。建立教师成长发展中心、医学教育研究室,定期开展教学研究与交流活动,组织安排教学进修培训,加强教学成果培育工作。统筹学校、学部与附属医院教师资源,建立满足基于系统整合课程要求的教学团队,实施基础与临床教师联动育人、交互授课师资融合新模式。重点建设医学人文素质教育团队、校企联合授课教学团队。引进一批知名学者,补充一批薄弱学科(基础医学课程)师资,提高基础医学教师医学学科背景的比例。着力推进示范性教学课堂评比活动,加强与完善特聘教授为本科生授课机制。

(3) 以教学资源建设为保障,提供一流医学教学平台。

按照医教协同要求,积极整合各类教学资源,切实改善办学基本条件与设施,积极创建基于数字化教学要求的教学资源。以实施"金课"计划为抓手,建设线上、线下、混合式、虚拟仿真实验教学课程。整合基础与临床知识体系,建立与完善全新系统整合课程,新建一批 PBL、CBL 案例。全新规划与建设基于智慧医学教育的临床技能中心,组织培训标准化病人,整合基础与临床医院、社会实践基地教学资源,保障职业态度与人文教育不断线。提升与改造基础医学实验教学示范中心,引入社会资源建设医学云实验教学平台。积极推进基于科教协同育人的医学实验教学中心,着力构建梯度式层次化的医学科学实验教学课程体系。

(4) 以学生成长成才为核心,培育一流医学人才。

在传承百年医学教育优势的基础上,以立德树人为根本,加强医教协同,深化导师制度,实施全员育人、全过程育人、全方位育人"三全育人"模式,将思政教育与课程思政相结合,坚定学生理想信念,强化学生责任使命,培育学生职业精神。深化导师制,以思政引领、专业导航、科研启发、创新激励为抓手,强化学生责任使命,坚定学生职业理想。筹建博习书院,以学生为中心,促进医学第一课堂与第二课堂相结合、教学与生活相结合,形成多维度、全方位的医学人才培养育体系。加强课程思政建设,建设医学专业课程思政素材库、优秀课程思政微视频,开展医学专业课程思政设计竞赛。探索科教协同育人新机制,推进科研促进教学,开放科研院所实验室,成规模开展大学生创新性实验项目研修计划,开设创新创业教育论坛,建设创新创业课程,注重氛围营造与兴趣培养。加强创新创业教育,成体系开展学科知识与技能竞赛,组织好国家临床技能、公共卫生学科竞赛,加强"挑战杯"培育工作。

四、基础与保障

苏州大学医学教育拥有悠久的办学历史,在国内较早形成本硕博完整的医学人才培养体系。为保障落实"卓越医生教育培养计划2.0"实施,需要学校、学部加强政策支持,优化配置各类教学资源,建立必要的组织机构,将本科阶段、专业硕士学位阶段及住院医师规范化培训阶段各培养环节有机融合,形成育人合力,加强经费投入,改善目前办学中存在的明显短板与不足。同时应强化监督检查,加强实施过程管理,强化动态监测,可采取适当方式进行绩效评价,及时发现建设中存在的问题,提出改进意见和建议,确保各项改革举措落到实处、取得实效。

将医学人才培养质量提升统筹于推进学科体系、教学体系、管理体系和思想政治工作体系为一体的全面改革与建设,是综合大学医学人才培养体系构建重要内容与实践要务。

（龚 政）

第三篇　实践探索与典型案例

实施卓越医生教育培养计划,探索卓越医学人才培养模式改革,构建新的人才培养模式、新的课程体系和新的教学内容,形成注重知识、能力和素质协调发展的卓越医学人才培养教育体系,其落脚点在将改革付诸人才培养的实践过程中。本篇主要介绍基于卓越医生教育培养计划的临床医学专业建设、基于转化式学习体系构建的课程体系建设、基于教师成长发展的师资队伍建设、基于现代教育信息技术的教学资源建设。

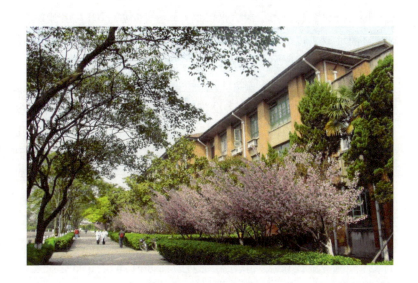

第九章
基于卓越医生教育培养计划的临床医学专业建设

大学教育，自古分科。《论语》上讲，"子以四教，文、行、忠、信"，即孔门之学分德行、言语、政事、文学四科。作为现代大学之源起的西方中世纪的大学分文法、修辞、逻辑三科。因此，高等教育采取一定程度的分科是必要的，科系专业的出现是无可避免的，而本科生主修一系科也就成了再自然不过的事情。分科施教，分学科开展科学研究，成为现代大学两个根本特征。因此，与基础教育不同，高等学校的本科教育，从本质上讲是学科为本的专业教育。专业建设是高等学校的一项基本建设，决定人才培养规格和办学水平。①

苏州大学医学教育始于1912年，临床医学专业自办学之初即为其主体专业。历经百余年沧桑，秉承"祈通中西，以宏慈善"的校训，在国内较早建成本硕博完整的医学人才培养体系。学校以招收五年制临床医学专业为主，2000年开始招收七年制临床医学专业，2015年按国家要求招收临床医学专业（"5+3"一体化），2017年开始招收农村订单式临床医学专业，目前形成了以五年制临床医学专业为基础，"5+3"一体化临床医学专业为重点，农村订单式临床医学专业为补充的临床医学专业人才培养体系。

实施卓越医生教育培养计划，首要任务是抓住临床医学专业建设这个基本载体，确立把社会需求放在首位，以学科建设为支撑，着眼长远，坚持从学校实际出发，以课程建设为核心，走内涵发展的道路。在过去的十多年时间里，临床医学专业建设得到了国家及省级教育主管部门的高度重视与支持，先后获得了江苏省品牌特色专业建设、江苏省专业群体化建设、国家一流专业建设等项目支持。临床医学专业于2004年被列为江苏省首批品牌专业建设点，2012年被列为教育部首批卓越医学人才培养计划——"五年制临床医学人才培养模式改革"试点专业、江苏省"十二五"重点专业类建设核心专业，2015年被列为江苏省高校品牌专业建设工程一期项目，2016年通过教育部临床医学专业认证，2018年被列为国家"双万计划"一流专业建设点，2019年被列为江苏省高校品牌专业建设工程二期项目。百余年的积淀，临床医学专业形成了一流的学科支撑，高水平的师资队伍，与时俱进的培养模式，优质的教学资源，良好的社会声誉，高水平的科学研究。

---

① 张正国.本科专业建设的比较、思考与实践[J].中国高等教育,2002(3).

第一节　国家卓越医生教育培养计划试点项目建设

一、专业建设基础

(一) 专业基本概况

苏州大学临床医学专业具有百年办学历史。在新的历史条件下,苏州大学临床医学专业建设紧跟学科发展前沿,注重专业内涵建设,在师资队伍、课程建设、教学改革等方面均取得了较好的成就。临床医学专业具有较强的学科与师资队伍支撑:拥有放射医学、内科学(血液病)、外科学(骨外科)三个国家级重点学科及一批省部级重点与优势学科;拥有基础医学及临床医学一级学科博士点及博士后流动站、临床医学一级学科专业学位博士点;拥有骨外科、血液内科、心脏大血管外科、临床护理等国家重点临床专科;拥有包括中国工程院院士、教育部"长江学者奖励计划"特聘教授、"973"首席科学家、国家杰出青年科学基金获得者等在内的一支结构合理、素质较高的师资队伍;拥有基础医学、临床医学两个省级实验教学示范中心和3所直属附属医院及一批江、浙、沪区域内的非直属附属医院和高水平实习基地。

(二) 实践教学资源与条件

学校重视实验实践性教学环节,医学基础与医学专业课程均开设实验实践课,理论与实验学时比为1.2∶1。重点围绕两个省级实验教学示范中心(基础医学教学实验中心、临床技能实验教学中心)建设,在实验课程体系、内容与管理方面做了大量有益的探索与实践。

依托基础医学教学实验中心,构建了有利于培养医学生实践能力与创新能力的"一体化、多层次、开放式"综合性基础医学实验教学新体系,在实验教学内容、模式、方法、手段等方面进行了有益的探索与改革:①将先进的科研成果与相应的实验技术纳入实验教学;②开展双语实验教学,并编写出版了双语实验教材;③实现网络化管理和计算机辅助实验教学,学生可网上预约开放性实验;④改革实验教学的考核方式,实验成绩综合考评学生的实验操作、实验报告、平时成绩、期终成绩。

依托临床技能实验教学中心,构建了以提高学生临床技能为主线,基本临床技能训练贯穿临床教学全过程、逐步提高临床技能操作水平的教学新体系:①利用模型、实验动物、SP病人、ECS综合模拟人、学生自身等教学资源开展临床模拟教学与临床技能训练,提高学生的临床技能;②建设临床技能网站,设置临床相关问题、心电图、影像读片等技能训练内容,便于学生自主学习;③面向医学生开放临床技能训练中心,并组建由20余名教师组成的教学工作坊指导学生训练,提高开放性训练效果;④建立并完善客观结构化临床考试(OSCE),全面应用于临床医学生的出科考核、毕业考核。目前开设的实验项目数较建设前增加25.3%,其中综合性实验训练项目占80%。

学校、学部非常重视科研促进教学工作。通过大学生创新性实验计划、"莙政学者"、大学生课外科研、本科生讲座等多种方式,让本科生有机会、有条件接受特聘教授等著名专家的指导,有利于培养学生的科研思维与创新能力。三年来,共获得大学生创新性实验计划项目 106 项,其中国家级 25 项、省级 18 项;荣获全国"挑战杯"大学生课外科技作品大赛一等奖 1 个,全国"挑战杯"创业计划大赛金奖 1 个、银奖 1 个。

为确保医学生临床实习的质量与水平。学校充分发挥地域优势,规范建设了一批沪、浙、苏区域内的高水平实习基地,有力地保证了临床实习教学条件。同时,各临床学院定期安排教学实习基地巡回教学、出科理论与操作考试,密切与各教学实习基地的沟通与联系,加强实习质量的考核与监督。

现有 3 所直属附属医院及一批非直属附属医院,床位总数、教学床位总数和生均教学床位数均充分满足临床医学专业的教学需要(表 9-1)。

表 9-1 直属附属医院床位数统计一览表

直属附属医院名称	床位总数/个	教学床位总数/个
苏州大学附属第一医院	1 800	1 642
苏州大学附属第二医院	1 375	1 231
苏州大学附属儿童医院	800	755

重视临床师资队伍建设,拥有一支素质优良、结构合理、相对稳定的临床教师队伍,为提高临床教学质量提供了根本保障。

(1) 临床教师队伍已成为大学师资队伍的重要组成部分,纳入学校师资队伍建设规划。根据直属附属医院、非直属附属医院、教学医院等不同类型,在教师资格、职称评定等方面进行分类管理,切实保障临床教师的合法权益与待遇。

(2) 把临床教师队伍建设作为人才队伍建设和学科建设的主要内容。通过设立特聘教授岗、东吴名医计划、博士化工程等加强临床师资队伍建设,目前临床师资队伍中有高级职称 256 名、中级职称 584 名、初级职称 260 名、博士生导师 128 名、硕士生导师 381 名,承担着医、教、研三位一体的任务。

(3) 注重临床教师教学能力的培养。通过境外研修计划和兄弟高校的参观学习,不断更新教学理念,提高临床教师的教学意识;通过试讲制度、集体备课、观摩教学等方式加强对临床教师教学内容、方法、手段等方面的指导,提升临床教师的教学水平,保证临床教学质量。

二、专业建设方案

(一) 指导思想

21 世纪是生命科学的世纪,医学是生命科学的重要组成部分,医学与生物医学科技迅猛发展,健康是人们关心的永恒主题。当前,我国正处在经济转型升级和医疗卫生体制改革时期,迫切需要培养大批卓越医师,使他们能够在大医院解决疑难杂症,或者能进社区、下农村,在各自工作岗位上表现卓越,成为高素质的专门人才和拔尖创新人才。

苏州大学是江苏省省属重点综合性大学和国家"211工程"重点建设高校,也是江苏省"十二五"期间高校综合改革试点学校。其医学教育办学历史悠久,人文底蕴深厚,有责任和使命为江苏高等教育改革特别是综合大学医学教育改革积极探索新思路与新途径。

苏州大学实施"卓越医师教育培养计划"的指导思想:坚持科学发展观,全面贯彻党的教育方针,坚持"立足江苏,面向全国,走向世界"的定位,以为江苏及全国医疗卫生事业培养卓越医学人才为目标,以改革创新为动力,遵循医学教育规律和医学人才成长规律,积极构建医学终身教育体系,积极探索服务江苏区域经济发展需求的地方综合大学五年制临床医学人才培养新模式。

(二) 人才培养目标

五年制临床医学专业人才培养目标为:具有良好的思想品格和职业道德,较为广泛的人文、社会和科学知识,拥有终身学习、科学思维、善于实践、敢于创新、沟通交流、社会适应等综合能力,掌握扎实的医学理论与基本技能,能解决临床实际问题,能适应新的医学模式的高水平临床医师。

为实现与完成上述人才培养目标,在人才培养实践中坚持以下原则与要求:

一是要参照国际高水平医学教育的标准和要求。以国家《本科医学教育标准——临床医学专业(试行)》为基准,在职业道德、态度、行为和伦理、医学科学基础知识、临床技能、创新思维、科研能力、沟通技能、信息获取与利用等能力和素质方面与国际先进医学教育标准接轨;注重基础,强化临床,加强创新能力的培养,使学生具备可持续发展的潜力和较强的国际竞争力。

二是要通过整合课程体系,配以教学模式与方法改革、评价与考核机制改革,重点培养目前医学生比较薄弱的自主学习能力与批判创新思维。

三是充分融合苏州大学深厚的文化底蕴与百年医学的历史积淀,注重医学人文精神培养,促进医学科学与人文精神的渗透和融合,培养符合社会期望的、具有仁心仁术的好医生。

(三) 人才培养模式改革措施

重点开展临床医学专业人才培养模式改革与专业内涵建设,针对我国目前对应用型医学人才迫切需要情况,按照教育部实施卓越人才培养计划的要求,充分发挥地方综合大学学科齐全和医学学科的特色优势,整合校内外优质教育教学资源,瞄准国际医疗前沿,以"以人为本,整合培养,注重实践,敢于创新,追求卓越"的教育教学理念,努力构建高层次医学人才培养新模式,探索现代名医成才新途径。

1. 以改革人才培养模式为核心,修订人才培养方案,提升医学人才培养质量

(1) 改革人才培养模式。在现有五年制临床医学专业办学基础上,积极改革创新,探索与构建卓越医学人才培养模式,其重点是深化学分制改革,在指导与引导学生正确规划人生奋斗目标基础上,将学习的主动权、选择权还给学生,以更好地贯彻因材施教原则,改变"刚性冲压"的缺陷,增加"柔性加工"的优势,注意学生个性特点,发挥学生自主学习潜能,培养

学生创新精神。

（2）制订培养方案。制订与国际公认医学标准相匹配的人才培养方案，其培养规格与要求达到国家《本科医学教育标准——临床医学专业（试行）》目标。

（3）确定培养标准。全面制定涉及人才培养知识、能力与素质的具体指标与要求，以及标准的具体实现途径、相关课程的教学大纲。

2. 以改革教学内容、教学模式与方法为根本，提高课程建设水平与质量

（1）教学内容的改革。为适应医学科学的发展趋势，促进与鼓励传统学科课程的优化，以适应现代医学知识的系统性、整合性要求，对教学内容进行必要的"增减"，增加"精、新"和人文社会科学相关内容，减少不必要重复；增加实践教学内容，减少课堂讲授内容，以达到去陈纳新、合理衔接的目的，并促进科学精神和人文精神的结合。

（2）教学模式的改革。主要涉及开展启发式、讨论式、研究式等多种教学方法的改革，构建以问题导向性学习（PBL）、案例式教学（CBL）为主的医学课程教学新体系，注重培养学生自主学习和终身学习的能力，加强现代教育技术在教学中的应用，积极推进双语教学。

（3）实现课程整合。将现有10余门基础医学单学科课程整合为"医学基础""人体结构""病原生物与免疫""循环与呼吸系统""消化系统""泌尿与内分泌系统""生殖与发育系统""神经系统"等课程模块，以引发学生主动思考和解决临床问题为目的，培养学生综合思维能力、分析与解决问题能力；对单学科的临床课程进行整合，打破临床学科界限，建立以系统疾病为单元的教学体系，以培养学生科学的临床思维，训练学生临床基本技能。

（4）实验教学的改革。设置"形态学综合实验"，通过若干个主题单元，实现形态学知识从正常到异常的融会贯通；设置"机能学实验"，删减不同学科之间的重复性教学内容，加强实验项目的综合性与设计性，不仅可以实现各学科知识的融合，更重要的是培养学生的创新思维与创新能力；设置"临床技能"课程，通过理论教学与技能训练的紧密结合，切实加强学生临床技能的训练与培养。

3. 以教学管理创新为突破，促进医学教育科学发展

（1）改革学籍管理机制，形成多途径"入口""出口"新机制，从招生工作入手，充分发挥综合大学优势，改变入口管理较死的现状，让有志于医学事业的其他相关学科的学生流入临床医学专业学习，出口方面建立分段培养与分流机制，通过中期考核，允许能力不够的学生进行分流。

（2）建立名师、名医相结合的指导机制，形成一条现代优秀医学生成长的特别通道；构建学生与医生双重身份相结合的"见习医生制"（Clerkship）管理新机制，以保证学生能更长时间、更广泛和更有效地接触病人，增强学生自主学习的能力和意识，使学生养成良好的职业态度和价值观。

（3）改革评价机制，以综合评价学习效果为原则，建立客观、公正、有效的学生学习评价体系，完善客观结构化临床考核等评价方法。

（四）师资队伍建设措施

1. 以建设一流教学团队为关键,更新教师教育教学理念,提升教师教育教学水平

（1）制定临床医学专业师资队伍建设规划。按照"学术大师+创新团队"的模式加强师资队伍建设,继续实施特聘教授岗、东吴学者计划、博士化工程和境外研修计划,通过重点引进高层次人才、培养青年骨干教师,使临床医学专业生师比小于8∶1,建设一支学术造诣高、热爱本科教学、富有改革意识、结构合理的高素质师资队伍。

（2）成立教师教学发展中心。通过派出去、请进来的办法培训一批了解国内外医学教育发展情况和教学改革新理念、新思想、新途径与新方法,并在实践中得到锻炼与体验的教师;设立医学教育发展基金,建设期内确保每年派遣10名左右的中青年教师到国外一流高校专题培训与进行考察;同时聘请国外、境外医学教育知名专家来校进行课程改革和PBL教学等专题讲座和指导,以引进国外先进教学思想和方法,更新教师教育理念,提升教学水平。

（3）在上述工作的基础上,组建完成基础医学形态学、技能学、临床技能学、医学人文素质等核心课程群教学团队。

（4）启动并逐步完成教学补贴机制改革,在临床医学专业核心课程中率先建立"课程负责人"和"教学岗位"聘任制,实行教学岗位聘任,工作量定额与"岗位补贴"相关联,为改革推进提供制度保障。

（五）临床实践教学基地建设措施

2. 以强化实践教学条件建设为重点,增强教师的实践教学能力,促进医学生临床思维与临床技能的培养,加强医学生的社区服务意识

（1）加强附属医院教学基础建设。在现有5所三甲附属医院（3所直属、2所非直属）完善教学机构设立,配备专门人员,负责临床教学的领导和管理工作,建立完善的临床教学管理制度和教学档案,加强临床教学质量监控,重点加强对临床能力考试的管理。

（2）加强临床技能中心建设,建立与完善临床模拟教学系统,开展标准化病人（SP）教学,形成有利于提高学生临床能力的学习体系。

（3）形成一批优质实习基地。充分利用苏州地域优势,实施"东接上海,南联浙江"的基地发展战略,在区域内建设好一批优质实习基地,并形成稳定的基地管理体系与协调机制,确保有足够的临床教学资源满足临床实习需要。

（4）完善社区实践基地。加强与地方政府合作,与地方社区卫生服务中心、乡镇卫生院、疾病预防与控制中心建立良好稳定的业务关系,为临床医学专业全科医学和公共卫生的教学提供稳定的基地。

三、专业建设周期

（一）2012年6月—2012年9月

（1）成立"卓越医师教育培养计划"改革领导小组与专家指导小组,制订各项工作落实

计划,明确相应工作任务及实施路径。

(2) 加强医学教育发展基金,落实各项改革经费。

(3) 安排首批 15 名综合改革骨干教师赴台湾阳明大学培训。

(4) 进行文献资料的检索、收集与分析,专家访谈,了解卓越医学人才培养过程中存在的问题及其原因,并研究制订相关培养方案,构建人才培养模块。

(二) 2012 年 9 月—2013 年 6 月

(1) 重点推进模块内课程建设,通过学习考察与研究分析,创建整合课程与 PBL 教学模式,完成案例、教师指南、学生指南等编写。

(2) 完成与改革相配套的相关管理政策与制度性文件制定。

(3) 对基础医学、临床医学两个示范中心按改革要求进行硬件投入,建设标准化 PBL 教室。

(4) 强化卓越医学人才教改班的建设,具体实施相关培养工作。

(5) 完成形成性考核实施办法。

(三) 2013 年 7 月—2015 年 6 月

(1) 完成附属医院、教学实习基地、社区实践基地的各项规范化建设,明确相应职责与任务。

(2) 安排第二批临床骨干教师赴美国加州大学洛杉矶分校培训。

(3) 完善实施客观结构化临床考核各项条件准备。

(四) 2015 年 7 月—2016 年 6 月

(1) 检查改革工作各项任务实施进度与落实情况。

(2) 对改革进行阶段性总结。

(3) 撰写并提交项目结题报告与项目成果。

四、预期目标

使临床医学专业的办学条件无论是在软件还是在硬件上都得到大力加强与完善。

(1) 建立一个教学理念先进、勇于改革创新的专业教学团队,充实临床医学专业师资队伍,在校学生数与学校专任教师数的比例小于 8∶1。

(2) 形成一套既与国际医学教育相接轨,又适合国情、校情的整合课程新体系。

(3) 建设标准化 PBL 教室 8 间,医学主干课程全面推行 PBL 教学,使学生自主学习能力得到显著提升。

(4) 完善临床医学实验教学体系,尤其是临床技能训练体系,标准化病人(SP)扩大到 30 名,并建成数字化临床教学病案资源,使学生的动手能力与临床技能得到显著提升。

(5) 完善客观结构化临床考核,扩大考核站点至 20 个,全面考核学生的临床思维、临床技能和职业态度。

五、标志性成果

（1）加强专业师资队伍建设，申报省级以上教学名师至少1名，省级以上优秀教学团队至少1个。

（2）出版整合课程体系系列教材10部，从中精选申报省级以上精品教材至少3部。

（3）加强整合课程体系内涵建设，申报省级以上精品课程至少3门。

（4）加强双语教学课程建设，申报国家级双语教学示范课程至少3门。

（5）在实践过程中形成一批教学改革与研究成果，申报省级教学成果一等奖至少1项。

（6）人才培养质量符合国际公认医学标准，通过临床医学专业认证。

第二节　临床医学国家"双万计划"一流专业建设

一、专业定位、历史沿革和特色优势

（一）专业定位

围绕将学校建成国内一流、国际知名的高水平研究型大学的总目标，根据国家"卓越医生教育培养计划2.0"建设要求，以"5+3"一体化为主体，培养宽口径、厚基础、能力强、有潜质的卓越医学人才。

（二）历史沿革

苏州大学医学教育始于1912年，临床医学专业自办学之初即为其主体专业，原以五年制办学为主，2000年开始招收七年制，2015年按国家要求招收"5+3"一体化，目前五年制与长学制招生比例接近1:1。

（三）特色优势

临床医学专业拥有悠久的办学历史，在国内较早形成本、硕、博完整的医学人才培养体系，是教育部首批卓越医学人才培养计划——"五年制临床医学人才培养模式改革"试点专业、江苏省首批品牌专业、江苏省"十二五"重点专业类建设核心专业、江苏省高校品牌专业建设工程一期项目，于2016年通过教育部临床医学专业认证。临床医学专业学科支撑强，师资队伍力量雄厚，教学设施先进，改革成果丰硕，人才培养效果好。

临床医学专业遵循以"转化式学习"为核心的全球医学教育第三代改革目标，把"以学生为主体、目标为指引、能力为导向、终身学习为目的"作为改革目标，构建基于"能力导向、融通整合、立足转化"的地方综合大学医学人才培养体系，形成了鲜明的专业办学特色。

二、深化专业综合改革的主要举措和成效

(一) 立德树人,培根铸魂,创新医学教育生态体系建设

落实"三全育人",将立德树人融入人才培养全过程,培根铸魂,坚定学生理想信念,强化学生责任使命,培育医学人文精神。一是"多维驱动"构筑立德之基。构建"学校、家庭、社会"三位一体的全员育人氛围,建立"党政干部、本科导师、辅导员、班主任、朋辈楷模"多方合作的育人模式,通过领导联系班级制度、专兼职班主任制度,多维度、多层面构筑立德树人的基础。二是"双师联动"铺设育人之路。建立名医、名家与学生辅导员"双师联动"机制,发挥思想引领、专业导航、科研启发、创新激励的作用。三是"互联互动"搭建育人平台。发挥"互联网+思政教育"的作用,通过在线测评、青年"E+医"系列活动推送榜样故事、医学人文知识,使医学人文教育"飞入寻常百姓家"。

(二) 加强课程资源建设,促进现代信息技术与医学教学深度融合

按照引进、自建相结合,实际应用重实效的原则,加强数字化教学资源建设。一是引进优质教学资源,构建数字化教学平台。引入 McGraw-Hill Access Medicine、USML Easy 电子数据库,支持全英语教学与国际接轨。引入考易题库及网络考试评价系统、临床医学专业国家试题库,支持学生不限时间、地点自评自测。二是鼓励教师自建有特色、实用性强的数字化资源。出版器官系统整合课程电子教材4部,建设在线开放课程9门,基础医学主干课程实现配套化微课程全覆盖。三是加强数字化环境建设,提高教学实效性。建设基于数字化环境、适合小班化教学的教室与实验室,建设基于5G技术手术视频教学系统2套。配合翻转课堂、案例讨论等教学模式改革,实现线上与线下、课内与课外的教学互动。

(三) 加强师资队伍和基层教学组织建设的主要举措及其成效

以一流队伍促一流专业建设为根本,大力推进高水平师资进课堂。制定《医学部特聘教授参与全日制本科教学工作的实施意见》,明确特聘教授参与本科教学的渠道与激励措施,使一批具有较高学术成就与科研水平的教师参与本科教学。同时,在医学部年终优秀教学单位的评选中明确要求高级职称教师为本科生授课比例达到100%,激励高水平师资为本科生授课。

以器官系统整合课程建设为基础,建设学科交叉的整合教学团队。基础医学课程教师打破传统学科界限,按器官系统组成整合课程教学团队,并将临床医学教师引入基础医学课程教学。

以多渠道、多形式教学检查为抓手,激发基层教学组织活力。实行"学校、学部、学院、学系或教研室"四级教学管理架构,通过定期教学检查、观摩教学、暑期临床教学周、青年教师教学竞赛、示范课堂评选等活动,检查督促集体备课、预试讲等教学制度落实,发挥团队传帮带作用。目前,临床医学专业有专任教师243人,其中具有高级职称者占86.01%,具有博、硕士学位者占90.95%,拥有院士1人,入选中科院"百人计划"1人、国家自然科学"杰出青

年基金"2人、国家自然科学"优秀青年基金"2人。

（四）加强专业教学质量保障体系建设的主要举措及其成效

临床医学专业以现代医学教育理念为指导，以制度建设为根本，以提高教学质量为核心，构建教学质量保障体系，包括教学质量监控组织体系、教学质量监控标准体系和教学质量监控实施与反馈体系。

1. 教学质量监控组织体系

实行专业负责人制，学部及相关学院负责统筹专业、学科、课程建设和师资培养；学系（教研室）负责组织具体教学活动，抓好本学科和课程建设。

2. 教学质量监控标准体系

建立了专业标准、课程标准、教学过程标准、教学管理标准、师资建设标准五类质量标准体系，制定了专业人才培养方案、课程教学大纲、实验教学大纲、临床见习指导、临床实习手册，出台了医学教育教学管理政策与文件，如临床能力评价、课外研学学分认定、双导师制等。

3. 教学质量监控实施与反馈体系

聘请教学督导、学生教学信息员参与教学质量评价，长期坚持领导听新学期第一节课、观摩教学、临床教学行政查房、巡回教学等制度。同时，重视将各方评价意见及时向相关学院、教师或职能部门反馈，逐条提出整改意见，并将整改情况向相关人员反馈。

近三年，临床医学专业教师课堂教学质量测评平均成绩优秀，连续三年包揽学校青年教师课堂教学竞赛一等奖，在省部级高校微课教学比赛、信息化教学能力大赛中获奖7项。

（五）毕业生培养质量的跟踪调查结果和外部评价

临床医学专业在百年办学历史中为社会输送了大批优秀的临床医生，培养了包括两院院士在内的国内外知名科学家，他们中不乏国家"973""863"等重大科研项目首席科学家、医院院长、海外著名学府终身教授，多数毕业生成为相关用人单位在医疗、教学、科研和管理部门中的骨干，近年毕业生读研升学率超过40%，每年向北京大学、复旦大学、北京协和医学院等知名医学院校输送一大批优质研究生生源。近五年，苏州大学临床医学专业毕业生执业医师资格考试总通过率高出全国平均通过率20%左右，在全国排20名左右。

根据学校委托第三方对本科毕业生进行调研的结果，近三年，临床医学专业学生毕业半年后的就业与工作相关度为100%，能力水平、知识素养与目前工作需求的匹配度在94%以上。

2015年，临床医学专业委托麦可思数据有限公司调查用人单位评价，从九个方面调查用人单位满意度，结果表明：用人单位对我校临床医学专业应届毕业生在"诚实守信""服从管理""忠于企业""有责任心""工作勤奋""与人相处"等方面表现的满意度均为100%，"追求上进"方面表现的满意度为97%，"团队协作""管理能力"等方面表现的满意度均为95%。

（六）积极融入国际，加强合作交流，不断扩大国际影响

积极开展国际交流与合作，与国外高校建立了广泛的交流与长期的合作关系。作为我

国首个非985高校加入"国际医学生联合会(IFMSA)"成员院校、"美国医学院联盟(AAMC)访问学生项目"会员院校,为医学生进入更广阔的国际舞台创造了条件,国际影响力不断扩大。

2016—2018年,获国家级教学成果奖二等奖1项,省级教学成果奖一等奖1项;省部级以上教改项目2项、课程与教材项目12项(国家级3项)、虚拟仿真实验教学项目2项(国家级1项);省部级以上教学竞赛获奖7项;学生以第一作者发表学术论文12篇(SCI收录4篇),省部级以上各类学科竞赛获奖39项。

二、推进一流专业建设和改革的主要思路及举措

(一)主要思路

以习近平新时代中国特色社会主义思想为指导,立足基本校情,借鉴国际经验,紧紧围绕推进健康中国建设,贯彻党的教育方针和卫生与健康工作方针,遵循医学教育规律和医学人才成长规律,创新体制机制,以服务需求、提高质量为核心,以"双一流建设"为主线,医教协同,深化改革,强化标准,加强建设,力争到2021年基本建成以五年制为基础,"5+3"一体化为主体,农村订单式为补充的标准化、规范化临床医学人才培养体系。

(二)主要举措

1. 强化立德树人要务

在传承百年医学教育优势的基础上,以立德树人为根本,深化导师制度,实现"三全"育人,将思政教育与课程思政相结合,坚定学生理想信念,强化学生责任使命,培育职业精神。

① 筹建博习书院,以学生为中心,促进医学第一课堂与第二课堂相结合、教学与生活相结合,形成多维度、全方位的医学人才培养体系。

② 加强课程思政建设,建设医学专业课程思政素材库、优秀课程思政微视频,开展医学专业课程思政设计竞赛。

2. 深化体制机制改革

以"双一流建设"为目标,发挥综合大学学科优势,按照健康中国发展战略要求,转变教育教学理念,贯彻国家医教协同政策,创新医学教育生态体系,完善医学教育培养体系。

① 统筹学校、学部与附属医院资源,建立"医教协同"提升人才培养质量的有效机制。

② 推进科研促进教学,完善特聘教师进课堂机制,开放科研院所实验室,开设创新创业教育论坛,注重氛围营造与兴趣培养。

3. 实化教学内涵建设

以全球第三代医学教学改革为目标,打造跨学科教学团队,深化教学内容与教学方式改革,着力构建医学转化式学习体系,使学生知识获得、能力提升与致力创新等自主学习能力得到有效提高,为医学终身教育体系打下坚实基础。

① 完善器官系统整合课程体系,探索基础与临床师资融合新模式,整合基础与临床医院、社会实践基地教学资源,保障职业态度与人文教育不断线。

② 全新规划与建设满足现代医学教育需要的临床技能中心。

第三节 临床医学江苏省品牌专业建设

一、专业建设的现状与基础

(一) 本专业在全国和省内的综合实力排名情况

苏州大学临床医学专业属于国家战略性新兴产业生物医药领域相关的社会急需重点专业,是教育部首批卓越医学人才培养计划试点专业,江苏省首批品牌专业建设点,江苏省"十二五"重点专业类建设核心专业。

截至 2020 年,直接支撑本专业的学科包括 3 个国家级重点学科、5 个省级重点学科、4 个省优势学科、8 个国家临床重点专科和 33 个省临床重点专科。本专业拥有包括 2 名院士和 27 名各类国家级人才项目获得者在内的高水平师资队伍,医学科学研究水平高,培养了一大批包括两院院士在内的国内外知名科学家与临床专家。苏州大学本科招生历年录取最高分多出自本专业,高考第一志愿符合率与低调剂率呈现常态化,毕业生年终就业率高,近五年国家执业医师资格考试通过率高出全国平均水平 20% 左右。承担江苏省高校教育改革重中之重项目——"地方综合大学卓越医学人才培养模式改革与研究",率先在省内实施卓越医学人才培养模式改革,取得了一批国家级、省级本科教学质量工程项目和教学成果奖。

根据"武书连中国大学医学排行榜",2011—2014 年,苏州大学连续列入"医学 A 等学校"(前 5%~10%),全国排名依次为第 24、23、22、18 位,综合实力排名呈现良好上升趋势。支撑临床医学专业的临床医学、生物与生物化学、药理与毒理学三个学科进入 ESI 全球排名前 1%,尤其临床医学学科进步迅速,自 2011 年 ESI 全球排名第 2 378 位,至 2015 年 3 月跃居第 1 058 位。

历经百余年的积淀,本专业形成了一流的学科支撑,高水平的师资队伍,与时俱进的人才培养模式,优质的教学资源,高水平的科学研究及良好的社会声誉。由此可见,苏州大学临床医学专业综合实力在省内开设此专业的院校中名列前茅。

(二) 本专业近三年建设的主要经验和突出特色

为贯彻《国家中长期教育改革和发展规划纲要(2010—2020 年)》所提出的卓越医师教育培养计划实施要求,早在 2010 年,苏州大学就启动实施卓越医学人才工作,探索医学人才培养模式改革。近三年,学校努力探索构建以"学生为主体、目标为指引、能力为导向、终身学习为目的"的医学人才培养新模式,在师资队伍建设、人才培养模式改革、教学条件改善、教学管理创新等方面开展了有益的改革与实践。

1. 以一流教学团队建设为关键,引进与培养并重,加强师资队伍建设

围绕建设一流学科专业的发展目标,临床医学专业师资建设重点引进高层次人才,设立特聘教授岗,全球招募优秀人才,近三年共引进教师33人,其中特聘教授14人。

通过设立"东吴学者""东吴讲习教授""东吴名医"等培养计划,着力推动本土人才成长,培养了一支富有创新精神、具有使命意识的临床医学师资队伍。设立医学教育发展基金,积极募集资金(850万元),用于师资培养与教学培训。2011—2013年,共计派出30名教师赴国外(美国纽约州立大学、加州大学洛杉矶分校)、境外(台湾阳明大学)接受PBL、CBL教学专项培训,50余名教师到国内知名高校学习考察。成立教师教学发展中心,分别邀请了北京大学、复旦大学、上海交通大学等高校中的十余名知名医学教育专家来校做专题讲座,有力支撑了临床医学专业教学内容与教学方式改革。

2. 以人才培养模式改革为核心,不断完善人才培养方案,提升医学生培养质量

自2011年起,树立"卓越医生"人才培养理念,成立卓越医学教改班,制订了苏州大学卓越医学人才培养模式改革方案,重点进行课程整合与优化,引入新的教学方法、教学手段及评估考核方式。

(1) 重构培养方案。

重构与国际公认的医学教育标准相匹配的卓越医学人才培养方案,以培养具备行业引领潜质及创新意识的五年制临床医学人才。培养方案充分体现发挥综合大学学科齐全优势,深化学分制改革,贯彻因材施教原则,发挥学生自主学习潜能,培养学生创新精神。

(2) 优化课程体系。

① 构建器官系统整合课程,着力提升学生综合应用多学科知识分析、解决问题的能力。将14门以学科为中心的基础医学课程整合为"医学基础""人体结构""病原生物与免疫""循环与呼吸系统""消化系统""泌尿与内分泌系统""生殖与发育系统""神经系统"八大器官系统课程模块,打破学科之间的界限,减少单学科授课的重复内容,促进学科课程之间的交叉与融合。器官系统整合课程已在三届教改班学生中实施,学生反响良好,各教学团队也在教学实践中完善并形成了各系统课程教学大纲和相应的教学方案。

② 完善医学人文素质教育体系,加强医学人文观念的渗透,着力培养"有灵魂的医者"。首先完善医学人文课程的设置,开设"健康与社会",有机融合"预防医学""医学伦理学""医学心理学""卫生法学""社会医学""健康教育学""社区医学""卫生事业管理"等单学科知识,通过案例化教学,采取案例讨论、角色扮演等教学方式,使学生深刻认识社会因素对健康和疾病的影响及作用,促进医学生观念由单纯的生物医学模式向生物、心理、社会医学模式转变。此外,设立2个学分的"医学人文讲座",每学期请10名著名专家开设医学人文类讲座,引导学生逐步深化对医学职业的认识、继之认同,理解医学职业的神圣与使命,使之真正成为"有灵魂的医者"。

③ 整合医学科研方法学课程,结合课外科研训练,着力培养学生的科研思维与创新能力。将原独立开设的"医学统计学""医用软件包""医学文献检索""医学科研方法学""流行病学""临床流行病学"6门课程整合成1门综合课程——"医学科研方法",按照医学科研设计的思路编排教学内容,减少单学科讲授知识的重复;在教学方法上,将课堂讲授与课外

训练结合起来,真正让学生掌握科研方法,提升科研思维,培养科研及终身学习能力。

④ 实施"三早"教育模式(早期接触临床、科研、社会)。大学一、二年级教改班学生利用暑期深入所在地医院、社区等场所,感受医疗的氛围,观察医生的辛劳,体验患者的病苦,加快角色的转变。以提升学生科研素质为目标,学生早期进入教师科研场所,参与教师科研,组织名师、名家为学生开设讲座,搭建学生创新平台。每个学生都撰写暑期实践总结汇报,填写早期接触科研记录本、早期接触临床记录本。2012 级学生参加暑期社会实践——"沙漠绿化活动"受到中央电视台的关注与报道。

(3) 改革教学方法。

在开展基础医学整合课程的基础上,推行"基于以问题为中心的学习"(PBL)教学,促使学生主动发现问题,以问题驱动学生去获取帮助、分析问题、解决问题。在临床诊断学与外科总论学的基础上,设立"临床技能学"课程,推行"基于以案例为基础的学习"(CBL)教学。近三年来,以 PBL、CBL 模式开展的教学时数累计超过 500 个学时。新教学方法的实施,加强了教师与学生的互动,从实践效果来看,这种教学模式改革受到学生普遍欢迎,教学氛围活跃,学生自主学习能力得到加强,也引起学校重视,在校内进行介绍推广。

(4) 实施形成性评价。

为促使学生养成良好的学习习惯,促进学风建设,同时也为了避免单纯终结性评价造成的"一考定终生"的弊病,建立与完善终结性评价与形成性评价相结合的评价体系,并出台《苏州大学医学部形成性评价实施细则》。形成性评价注重学生态度、知识、能力等认知领域的综合考核,包括学习中的观察、随堂考试、课内和课外作业、实验报告、实践记录检查、PBL 评价等,目前已有 23 门课程实施形成性评价。

3. 以办学条件建设为保障,改善实践教学条件,加强医学生实践能力培养

以基础医学、临床医学 2 个省级实验教学示范中心为平台,对实验教学体系进行了重组、整合和优化,开放学校医学与生物科学类科研实验室,促进科研实验室与教学实验室紧密结合,并与创新人才培养项目互为补充,构建了理论与实践相结合、科研与教学相结合、课内与课外相结合的实验实践教学体系。

(1) 完善实验教学示范中心管理与运行机制。

从体制机制上做实基础医学、临床医学 2 个省级实验教学示范中心,制定《关于加强与完善医学部各省级实验教学示范中心管理与运行机制的实施意见》,设立中心常务副主任,完善实验教学队伍建设,以此推动实验教学内容与体系改革,充分发挥实验教学示范中心平台的育人作用。

(2) 加大投入,不断改善实验教学条件。

共投入 1 500 万元左右用于 2 个省级实验教学示范中心及实验动物中心条件改善,建立与完善临床模拟教学系统,建设充足的标准化病人(SP)队伍、模拟人等。

(3) 加强 PBL 教学条件建设。

新建 PBL 专用教室 13 间,并配备相应的教学设施。

(4) 以教育国际化为抓手,拓展医学生国际交流空间,提高学生国际竞争力。

① 加入国际医学生联合会。

2014年,苏州大学成功申请成为国际医学生联合会的一员,也是目前我国首个非985高校的成员院校,为学校医学生进入更广阔的国际舞台创造了条件。

② 开展全英语教学。

开设"临床医学专业全英语班",对专业基础与专业主干课程采用全英语授课,以不断提升医学生英语水平,为提高医学生国际交流能力奠定扎实基础。

③ 推动与国际知名大学互派交换生。

多渠道推动与国际知名大学和机构合作,加强本科生互换交流,如与爱尔兰皇家外科医学院、英国女王大学等互派临床医学专业交换生(6~12名/年)。

(5) 以管理创新为突破,改革教学管理制度,完善工作机制。

① 建立严格的学籍管理制度。

为充分调动临床医学专业学生的学习积极性,提高学校临床医学专业的培养质量,对临床医学专业建立特定的、严格的学籍管理制度。实施临床医学专业阶段性考核(《苏州大学临床医学专业阶段性考核实施细则》),并与学业警示、专业分流、学位授予挂钩。在教改班实行多次选拔、动态进出机制(《苏州大学"卓越医师教改班"分流淘汰实施细则》),形成富有弹性、充满活力的人才培养机制。

② 实施双导师制。

探索优生优培、双向选择机制,构建"基础+临床"双导师制(《苏州大学"卓越医师教改班"双导师制实施细则》),即配置全程导师和学术导师,选聘教学经验丰富、教学效果好、科研能力强、学术水平高的高级技术职务教师担任导师,对学生的政治思想、职业道德和业务学习进行全面指导,实现基础训练、专业强化、名师指导三位一体,相互递进。

③ 建立临床教育督学制度。

建立临床教育督学制度(《苏州大学临床医学教育督学暂行条例》),聘请蒋文平、唐天驷等5位著名临床专家担任,充分发挥老一辈临床专家对临床教学及管理的监督指导作用,以完善临床教学质量监控体系。

④ 建立特聘教授参与本科教学的机制。

特聘教授具有较高的学术成就与科研水平,特聘教授进入本科生课堂,不仅可以促进科研与教学互动,有利于培养创新人才,而且可以通过特聘教授的言传身教,引导学生成才,并塑造完美人格。2014年,出台相关政策(《医学部特聘教授参与全日制本科教学工作的实施意见》),明确特聘教授参与本科教学工作的主要途径和形式、基本要求、政策支持,为学部特聘教授参与本科教学开通渠道。

(6) 本专业建设的突出特色。

特色一:以一流学科和一流队伍建设为支撑,以高水平科学研究反哺教学为要求,充分依托综合大学办学优势,为临床医学专业人才培养提供坚实保障。

"构筑人才高地、创建一流学科"是苏州大学近年来事业发展的核心战略和工作重点。目前有3个国家级重点学科、3个ESI全球排名前1%的学科及一批省部级重点学科为本专业建设与发展提供有力的支撑,一支包括两院院士、各类国家人才项目获得者在内的师资队伍为本专业提供一流的教学。综合大学高质量的公共基础课程、人文素质类课程及交叉学科课程为医学生构筑厚实的基础与宽阔的视野。

特色二:以承担"省重中之重"教学改革项目为抓手,围绕国家卓越医生教育培养计划——"五年制临床医学人才培养模式改革"要求,不断深化医学教育教学改革,构建医学人才培养新模式,创建医学课程设置新体系,建立医学教育管理新机制。

一是构建了与国际医学教育标准相匹配,顺应医学模式与卫生服务模式转变需求,注重知识、能力和素质协调发展的临床医学专业人才培养模式。二是创建了以器官系统为主线的系统整合式课程体系,推行PBL、CBL教学方法改革,满足学生个性化发展与自主性学习的需要。三是建立了系列教学管理新制度与新机制,为卓越医学人才培养提供了可靠的保障体系。

(7) 本专业建设取得的主要成果。

本专业以"实施三个构建,形成三个支撑"为主要内容开展人才培养探索与实践。"实施三个构建",即构建新的人才培养模式、新的课程体系和新的教学内容,形成注重知识、能力和素质协调发展的卓越医学人才培养教育体系;"形成三个支撑",即形成雄厚的学科和师资力量、一流的教学设施与环境、先进的教学管理与制度,作为支撑高水平医学人才培养的保障体系。

本专业在作为江苏省首批品牌专业建设点多年建设基础上,又被列为教育部首批卓越医学人才培养计划试点专业,江苏省"十二五"重点专业类建设核心专业;承担了江苏省高等教育教改立项研究"重中之重"课题——"地方综合大学卓越医学人才培养模式改革研究与实践",并圆满结题,得到了兄弟高校的高度评价;本专业教师获得省级教学成果一等奖1项、二等奖1项,国家级品牌课程1项,省级精品课程1项;优秀多媒体课件2项,省级以上教师获奖3项;人才培养效果显著,获"挑战杯"全国大学生课外学术科技作品竞赛国家级一等奖1项;学生获省级及以上大学生创新性实验计划项目33项,其中国家级17项、省级16项,获李政道先生设立的"莙政学者"基金项目12项;教师主编教材9部(含"十二五"国家规划教材1部)、副主编教材9部。

(三) 本专业的社会影响力或吸引力

苏州大学临床医学专业在百年办学历史中为社会输送了大批优秀的临床医生,培养了包括两院院士在内的国内外知名科学家,他们中不乏国家"973""863"等重大科研项目首席科学家、各大医院院长、海外著名学府终身教授。本专业毕业生在医疗一线工作中表现出良好的职业道德、过硬的临床能力、较强的科研素质,受到用人单位的高度评价。

临床医学专业每年招生分数线均高出本校本一线10分左右,全校录取最高分多出自七年制临床医学,高考第一志愿符合率一直处于本校最前列,调剂率一直在1%以下,具有较高的社会认可度。学校重视组织招生宣传,实行自主招生,设立优秀新生校长特别奖、企业捐赠奖、困难学生助学金等,为吸引优秀生源建立可靠机制。

自2008年至2013年,苏州大学临床医学专业毕业生执业医师资格考试总通过率平均高出全国20个百分点左右(图9-1)。

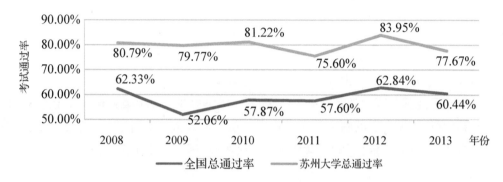

图9-1 苏州大学医学生执业医师资格考试通过率

(四)本专业的培养目标、评价方法和评估流程

本专业瞄准国际医学教育标准,以培养具备行业引领潜质及创新意识的五年制临床医学生为重点目标,充分发挥综合大学学科综合优势,深化学分制改革,以更好贯彻因材施教的原则,发挥学生学习潜能,培养创新精神。其培养目标:培养适应我国医药卫生事业发展需要的具备基础医学、临床医学与预防医学的基本理论知识与技能,具有优秀的思想品质和职业道德,较为广泛的人文、社会和科学知识,拥有终身学习、科学思维、沟通交流和社会适应能力,具备行业引领潜质及创新意识的临床医学毕业生。

为达到培养目标的要求,本专业注重考试考核的导向作用,构建了形成性评价与终结性评价相结合的苏州大学医学生成绩评定体系,注重医学生态度、知识、能力等认知领域综合评价。形成性评价包括学习中的观察、随堂考试、课内、课外作业、实验报告、实习记录检查、实习导师评价等。终结性考核包括课程理论考试、实验考核、床旁考核、临床理论考试、客观结构化临床考核(OSCE)等。

本专业学生完成人才培养计划中规定学分,通过毕业考试方可毕业,符合苏州大学学士学位授予条件方可获得医学学士学位,学士学位授予依次经学部、学校两级学位委员会审核通过。

(五)本专业学生毕业必须完成的核心课程

人体解剖学、组织胚胎学、生理学、生物化学、病理学、医学免疫学、药理学、预防医学、医学心理学、诊断学、内科学、外科学、妇产科学、儿科学。

(六)支撑本专业现有人才培养的条件

1. 学科基础

目前直接支撑本专业的学科有3个国家级重点学科(内科学血液病学、外科学骨外科、放射医学),5个省级重点学科,4个省优势学科(一期、二期),3个进入全球ESI排名前1%学科(临床医学、生物与生物化学、药理与毒理学),8个国家临床重点专科,33个省临床重点专科。拥有基础医学、临床医学一级学科博士点、博士后流动站。

本专业有专任教师364人,其中具有高级职称者占79.94%,具有博、硕士学位者占90.93%,职称、学历学位、年龄结构合理。有院士2人,一批国家、省人才项目获得者,"973"首席科学家3人,教育部创新团队2个,江苏高校优秀科技创新团队3个,有一批在国家及省级学术团体兼职的教师。

2. 实验教学条件

本专业有2个省级实验教学示范中心作为实验教学平台:基础医学教学实验中心、临床技能实验教学中心。

基础医学教学实验中心现有实验用房面积8 142 ㎡,其中学生实验室有33个,准备室、标本室、仪器室等辅助用房共25间。仪器设备2 734台(件),设备总值2 595.6万元,5万元以上的仪器设备有63台(件),总值695.85万元。

临床技能实验教学中心现有实验室建筑面积5 803 ㎡,仪器设备1 351台(件),其中10万元以上的大型仪器设备13台(套),设备总值达1 716万元。

3. 实习基地

现有5所三级甲等附属医院(3所直属、2所非直属)、38个优质临床实习基地及一批社区卫生实践基地。临床实习基地建设充分利用苏州地域优势,实施"东接上海,南联浙江"的基地发展战略,80%以上的基地建设时间均在十年以上,形成了稳定的基地管理体系与协调机制,确保有足够的临床教学资源满足临床实习需要。

4. 科研条件与水平

拥有教育部工程技术研究中心1个,省部级重点实验室6个,江苏高校协同创新中心2个(附录7)。2008—2014年,医学学科科研项目与经费总量逐年攀升,2014年纵向科研经费近1.3亿元,2014年国家自然科学基金项目立项数166项,在全国医学类院校(所)中位列第六(图9-2、图9-3),教师发表SCI(E)论文共计1 342篇(1区110篇,2区259篇)(图9-4)。

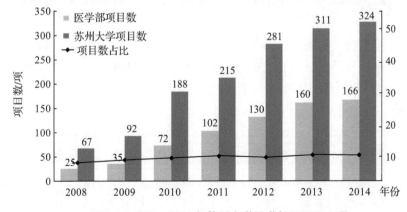

图9-2　2008—2014年苏州大学医学部NSFC立项

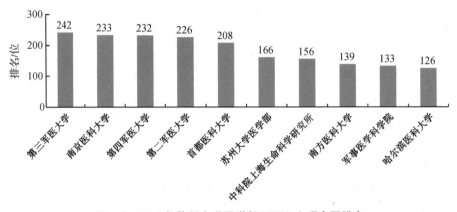

图 9-3　2014 年苏州大学医学部 NSFC 立项全国排名

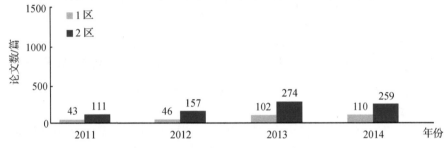

图 9-4　2011—2014 年苏州大学医学部教师发表 SCI(E)论文

二、专业建设的目标与举措(一期项目)

(一)国内外同类专业建设的标杆,以及本专业与其差距

20 世纪 80 年代末 90 年代初,浙江大学医学部(原浙江医学院)与苏州大学医学部(原苏州医学院)总体办学实力相当,处在同一起跑线,但进入 21 世纪后,苏州大学医学部发展明显落后于浙江大学医学部,据武书连 2014 中国大学医学教育排行榜显示,浙江大学的 A++ 级专业学科数,名列全国第 5 位;苏州大学的 A 级专业学科数,名列全国第 18 位,存在明显差距。

由此可见,尽管苏州大学临床医学专业拥有百余年悠久办学历史,具备较好的师资队伍与办学条件,近年来也不断探索与实践卓越医学人才培养,但与国内一流高校相比仍存在一定的差距。具体表现为:①临床医学专业拥有在全国有影响的一流大师、名师数量不够,浙江大学有 6 名院士,苏州大学仅有 2 名,各类国家人才项目数量相当;②高水平、高质量、有影响的课程、教材、课件等优质教学资源的建设,特别是国家层次的本科教学质量工程建设项目浙江大学均有建树,但苏州大学明显不足;③医学生实验实训条件仍有较大的提升空间,苏州大学虽有省级临床医学与基础医学的实验教学示范中心,但国家级示范中心仍未突破;④目前苏州大学还未进行临床医学专业认证,医学人才培养质量保障体系构建有待更好地完善与改进;⑤浙江大学医学人才培养国际化水平较高,八年制人才培养完全按美国一流高校模式进行,苏州大学国际化人才培养水平有待提升;⑥在医学教育改革与研究方面,浙江大学已获2项国家教学成果奖,苏州大学仅有省级教学成果奖。与国际高水平医学教育的主要不足与差距:医学教育思想与观念缺乏先进性,强调单一规格的大一统的教育模式,忽视因材施教和个性发展,重科学教育,轻人文教育,重知识传授,轻能力和素质培养;课程体系和教学内容存在与科学技术发展、与医学模式转变、与经济社会发展对卫生人才要求、与医学终身教育要求不相适应的问题;医学教育国际化水平不高,突出表现为师资队伍国际化水平亟待提高;客观存在的较高生师比、较低生均培养成本,影响着医学人才培养质量;现代化教学管理手段、数字化教学资源建设、临床教学设施与条件与国际一流高校相比存在较大差距。

(二)本专业建设的关键问题

本专业建设的关键问题是要切实转变大学办学宗旨与理念,回归"立德树人"本质,当前应以提高质量为核心的内涵发展为首要任务,切实转变教育教学理念,树立以学生为中心的教育教学观念,加强教学投入,及时有效地将学科与科研优势转化为人才培养优势。

因此,本专业建设要加强人才引进与队伍建设,着力构建以在全国有影响的大师、名师为牵引的教学团队,重点加强课程、教材、课件等优质教育资源建设,积极培育高层次教学成果与教学研究成果,完善医学人才培养质量保障体系,切实改善办学条件,推进人才培养国际化,提升本专业服务经济社会发展的贡献度,将本专业建设成为在国内外具有较大影响力和竞争力、可持续发展潜力强的品牌专业。

(三)未来四年本专业的建设目标与举措

临床医学专业建设将贯彻落实《国家中长期教育改革和发展规划纲要(2010—2020年)》、教育部等六部门《关于医教协同深化临床医学人才培养改革的意见》文件精神,主动对接国家医药卫生体制改革对医学教育的新要求,主动适应医学发展新趋势对医学教育提出的新挑战。充分依托综合大学办学优势,遵循医学教育规律,通过省级品牌专业立项建设,使专业整体建设水平达到省内领先、国内一流的地位。

1. 更新教育理念,创新培养模式

以教育教学理念更新为导向,重新审视医学教育肩负的社会责任,把提高医学教育水平转化为提升医疗卫生服务能力,以此作为医学教育设计和改革的根本出发点。

(1)建设医科教师成长中心,促进教师教育教学理念转变,推进教学方法与手段改革,倡导以岗位胜任力为导向的教学设计,大力推进转化式教学。

(2)构建满足国家医改要求,符合省情、校情的临床医学专业"5+3"一体化培养体系,突出医学理论与临床实践相结合、临床能力与人文沟通相结合、专业素质与医德素养相结合的培养内容与方式,进一步完善人才培养方案,优化系统整合课程设置,实施以能力为导向的评价体系,全面提升医学人才培养质量。

(3)成立医学教育研究所,加强对医学教育教学规律的研究,重点开展地方综合大学卓越医学人才培养如何从目标到模式进行设计的研究。

2. 加强人才引进与培养，建设一流教学团队

以一流队伍促一流专业建设为根本，突出师资队伍建设，培养造就一批国家级教学名师和教学团队。

（1）引进30名左右教学基础扎实、教学潜质好的高层次人才，其中包括5—10名外籍教师。

（2）以器官系统为主线，建立15个左右以"1名首席教师+3名正高级教师（主讲）+N名青年教师+1名行政秘书"为模式的教学团队，将基础医学与临床医学师资融通整合，并实施有效的激励机制，推进高水平教学名师与团队建设。

（3）实施"东吴名医"培养计划，打造20名东吴名医，重点培养一批高素质的临床师资，实施"临床教学基地教师教学技能提升计划"，加强与规范临床实习带教工作。

3. 建设课程教学资源，改革教学方法手段

以建设高水平优质课程资源为重点，优化教学内容，改革教学模式，充分利用现代信息技术，全面提升课程建设水平。

（1）在现有完成基础医学整合课程建设的基础上，以岗位胜任力为导向进行教学设计，推进医学基础与临床课程整合，优化教学内容，编写相应的教学大纲与指导。

（2）开发一批本校数字化教学资源，引入 McGraw-Hill Access Medicine、Surgery、USML Easy 电子数据库，设立6个学生自主学习学分，为学生课余自主学习和教学模式改革创造条件。

（3）围绕医学教育教学前沿热点问题，设立教改专项基金，加强医学教育教学研究，培育重大理论研究成果和标志性实践成果。

（4）加强 PBL、CBL 教学相关资源建设，组织编写100个 PBL、CBL 教学新案例，使 PBL、CBL 教学时数比例达20%。

4. 以创建国家级实验教学示范中心为目标，大力加强基础医学实验与临床技能培训条件建设，为提升医学生实践能力提供物质保障

（1）以苏州大学医学中心建设为契机，在附属苏州独墅湖医院（苏州大学附属总医院）建设高标准、高规格的临床教学设施与环境，同时完成苏州大学附属第一医院新院、苏州大学附属儿童医院新院临床教学条件建设。

（2）以国家级实验教学示范中心标准为要求，切实加强现有2个省级实验教学示范中心的软硬件建设，在临床技能中心基础上扩建"模拟医院"，建设与完善 PACS 系统。

（3）新建10个社区医院实践基地，推动医学生早期接触临床、早期接触社区。

5. 促进科研反哺教学，加强创新创业训练

以高水平科学研究反哺本科教学，推动特聘教授上讲台，推动学生进入科研实验室，加强创新创业训练，培养学生创新精神与能力。

（1）由特聘教授开设30门左右的本科新生研讨课，开展研究性教学，拓展学生学术视野，培养学生创新思维，带动教学模式改革与学习方式转变。

（2）在唐仲英医学研究院建设基础医学与临床医学融通的转化医学教学平台，以提供学生实践机会，提高医学生对转化医学的认识。

（3）设立大学生科研创新基金，建立有效的科研实验室开放机制，全面开放科研资源，使学生融入教师科研活动中，感受科学研究氛围，培养学科专业兴趣与科学研究精神。

（4）建设唐仲英医学书院，使学生有机会近距离、全方位接触医学大师，陶冶情操，提升能力。

6. 加强国际交流合作，推进人才培养国际化

以拓展学生国际视野、增强跨文化沟通交流能力、提高人才国际竞争力为目标，加强国际交流合作，推进人才培养国际化。

（1）继续推行全英语教学，加强教师英语教学培训，不断提升教师全英语教学水平，提升学生专业英语应用能力。

（2）与5—10个国外一流学校建立稳定的医学人才培养交流合作关系，设立医学生国外交流项目，拓展医学生出国（境）交流空间，力争20%的医学生能进行短期或阶段性国际交流。

（四）预期标志性成果

（1）建立起接轨国际医学教育标准，适合中国国情，具有地方综合大学特色的"5+3"一体化临床医学人才培养模式，实施严格规范的医学生职业素养和临床实践能力培养，全面提升医学人才培养质量。形成一批教学改革与研究成果，获得省级教学成果奖2—3项，国家级教学成果奖1项。

（2）建设成一支规模结构合理、层次水平一流的专业师资队伍。培养省级教学名师2—3名，国家级教学名师1名；省级优秀教学团队2个，国家级优秀教学团队1个。

（3）新增一批优质课程教学资源，实现本科教学质量工程项目新突破。出版整合课程系列教材10部，主编国家级规划教材2部，省级精品教材5部，国家级精品教材1—2部，省级精品资源共享课3门，国家级精品资源共享课1门，国家级全英语教学品牌课程2门，国家级实验教学示范中心1个、虚拟仿真实验室1个。

（4）构建起高标准的医学人才培养质量监控体系。完成临床医学专业国家认证，做好国际认证各项前期准备工作。

三、专业建设的目标与举措（二期项目）

通过江苏省高校品牌专业建设工程一期项目建设、争创国家级一流本科专业建设点，我校临床医学专业建设水平得到很大提升，学科支撑实力与师资力量得到较大提高，通过了教育部专业认证，专业整体水平得到显著提升。

（一）人才培养的目标定位

临床医学专业人才培养目标定位：围绕健康中国战略要求，坚持以促进人民健康为中心，适应"环境、社会、心理、工程、生物"医学模式转变，培养具有医学人文情怀与职业精神、

拥有跨学科知识与全球化视野、具备岗位胜任力与创新潜力、能适应未来健康领域重大变革和疾病防控挑战的卓越医学人才。

(二) 专业建设规划

通过省级品牌专业一期建设,我校临床医学专业整体水平得到显著提升,具体表现在以下三个方面:①综合实力提升明显。临床医学学科全球 ESI 排名从申报时第 1 058 位提升至第 696 位,前移 362 位(目标任务:前移 200 位)。新增神经科学与行为学、分子生物与遗传学、免疫学等 3 个学科进入全球 ESI 排名前 1%。据武书连 2018 年中国大学医学排行榜显示,苏州大学医学全国排名前移 4 位(目标任务:前移 3 位),由 A 类进入 A+类行列。②标志性成果取得重要突破。2016 年 5 月通过教育部临床医学专业认证。建设期内获国家级教学成果奖(高等教育类)二等奖 1 项,国家精品在线开放课程 2 门,国家虚拟仿真实验教学项目 1 项,教育部来华留学英语授课品牌课程 1 门,出版教育部"十二五"普通高等教育本科国家级规划教材 1 部,全国高校微课教学比赛奖励 2 项。③人才培养成效显著。2018 年,我校临床医学专业第一志愿率为 95.36%,调剂率为 0;学生年终就业率为 96.70%,五年制学生读研升学率达到 46.04%,一大批优秀学生被北京大学、北京协和医学院等知名医学院校录取。建设期内学生以第一作者发表学术论文 30 篇(其中 SCI 收录 10 篇),获省级以上各类奖励和荣誉 52 项,国家执业医师通过率平均高出全国近 20 个百分点。

在省级品牌专业一期建设过程中,本专业建设存在的突出问题是:①医学生成长成才良好环境与氛围需要进一步营造。围绕立德树人要求,促进学生坚定理想信念,树立中国自信,强化责任使命,培育职业精神的"大思政"有待加强,"三全"育人的机制有待重点推进。②综合大学医学教育办学宗旨与目标有待进一步聚焦。在学校整体发展中如何进一步聚焦医学教育的办学定位,强化医教协同,有重点、有目的地深化综合大学医学教育体制机制改革,是实现临床医学专业高质量发展的关键。③医学人才培养模式与课程改革有待进一步深化。人才培养方案与医学教育发展趋势、健康中国发展战略的结合不够到位,推动以岗位胜任力为导向的课程改革,构建转化式学习体系任重道远,医学人文素质与职业素养教育有待加强。

为此,在省级品牌专业二期建设中,本专业将贯彻落实《教育部、国家卫生健康委员会、国家中医药管理局关于加强医教协同实施卓越医生教育培养计划 2.0 的意见》《国务院办公厅关于深化医教协同进一步推进医学教育改革与发展的意见》等文件精神,紧紧围绕推进健康中国建设,主动对接国家深化医药卫生体制改革对医学教育的新要求,主动适应医学发展新趋势对医学教育提出的新挑战,认真研究综合性大学办医学教育的规律。专业建设着力于:①强化立德树人要务。在传承百年医学教育优势的基础上,以立德树人为根本,深化导师制度,实现全员育人、全程育人、全方位育人,将思政教育与课程思政相结合,坚定学生理想信念,强化学生责任使命,培育职业精神。②深化体制机制改革。以"双一流建设"为目标,发挥综合大学学科优势,按照健康中国发展战略要求,转变教育教学理念,贯彻国家医教协同政策,创新医学教育生态体系,完善医学教育培养体系。③实化教学内涵建设。以全球第三代医学教学改革为目标,弘扬内涵式高质量发展主旋律,深化教学内容与教学方式改革,着力构建医学转化式学习体系,使学生知识获得、能力提升、致力创新等自主学习能力得到有效提高,为医学终身教育体系打下坚实基础。

具体来说,在省级品牌专业二期建设中,本专业将围绕"实现三个优化,构建三个体系",进一步探索临床医学人才培养的途径与方法。

1. 优化临床医学专业人才培养模式,构建注重知识、能力和素质协调发展的卓越医学人才培养教育体系

(1) 强调立德树人。培育"三全"育人良好氛围,以社会主义核心价值观为引领,以医学职业精神为立足点,通过课内课外、校内校外等各种途径,调动教师、医生、管理者等各类人员,全方位增强学生理想信念、社会责任感、创新精神、实践能力。

(2) 明确培养目标。围绕健康中国发展战略,紧跟医学发展新趋势,临床医学专业人才培养目标从"重治疗"向"治疗预防并重"转变,从"医学单学科"向"多学科知识整合"转变,从"诊疗思维"向"预防、诊疗、康养思维"转变,从"知识技能并重"向"知识、人文素养、能力综合培养"转变。

(3) 优化培养方案。充分利用综合大学优势,加强跨学科通识教育;充分考虑学生全面发展,完善基于问题导向、基于器官系统的整合课程体系;充分应用现代信息技术,推动线上线下混合式教学设计与实践;充分运用政策优势,打通本科、硕士阶段课程。

(4) 打造优良团队。以一流师资培养一流学生,推动高水平教授、学者、名医进入本科生课堂;以整合团队建设整合课程,推动基础医学学科之间、基础医学学科与临床医学学科之间、医学学科与人文学科之间的有机整合。

2. 优化临床医学专业课程设置、教学内容,改革教学方式方法,构建卓越医学人才培养教学体系

(1) 完善整合课程设置。减少整合课程课内教学时数,强调线上线下混合式指导学生自主学习;试点建立基础与临床整合课程体系,强调基于临床实际的学生岗位胜任力培养。

(2) 建设优质课程教材资源。利用互联网、大数据、人工智能、虚拟现实等现代技术,建设"有深度、有难度、有挑战度"的"金课",创新教材讲义呈现方式与话语体系,以此推动学生学习方式与学习主动性转变。

(3) 改革教学方式方法。强调以学生为中心,深入推进研究性教学、小班化授课、翻转课堂、基于问题的学习、基于案例的学习等教学改革,促进学生主动学习、主动思考、主动实践。

3. 优化临床医学专业条件保障与学业评价,构建满足现代教育技术要求和基于科学评价的卓越医学人才培养质量保障体系

(1) 完善实践条件建设。综合运用校内外资源,利用现代信息技术,建设功能集约、资源共享、开放充分、运作高效的数字化实践教学与管理平台。

(2) 建立多元学业评价方式。改变单一知识记忆性评价,试题建设强调案例性、综合

性、应用性,促使学生勤思考、深思考;推进过程化考核,构建以岗位胜任力为导向的临床实践教学评价体系,注重知识、能力、素质的全面评价,促使学生多读书、勤实践。

(3) 开启第二轮专业认证。学校于2016年通过教育部临床医学专业认证,认证期为2016—2022年,即省级品牌专业二期建设验收后立即迎来第二轮专业认证。要对照临床医学专业认证新标准,结合省级品牌专业二期建设任务,努力解决专业建设中存在的问题,争取以高标准通过第二轮专业认证。

通过省级品牌专业二期建设,本专业力求顺利通过国家级一流本科专业建设点验收,使本专业整体建设水平达到国内一流地位,并实现以下目标:①完善临床医学("5+3"一体化)人才培养制度,为构建我国标准化、规范化临床医学人才培养体系贡献苏大智慧。②完善农村订单定向培养医学生培养模式,为保障区域卫生安全与人民健康培养紧缺全科医学人才。③深化医学教育教学改革,推动"以学生为中心"的教育理念深入人心,推动医学学科之间及医学学科与相关多学科之间的有机整合,推动基于新技术应用的教学方式方法改革,推动教师教学水平与教学能力的整体跃升。

(三) 建设期内总体目标

以习近平新时代中国特色社会主义思想为指导,立足基本校情,借鉴国际经验,紧紧围绕推进健康中国建设,贯彻党的教育方针和卫生与健康工作方针,遵循医学教育规律和医学人才成长规律,创新体制机制,以服务需求、提高质量为核心,以"双一流建设"为主线,医教协同,深化改革,强化标准,加强建设,力争到2021年基本建成以5年制为基础,"5+3"一体化为主体,农村订单式为补充的标准化、规范化临床医学人才培养体系。

在推进专业建设过程中,产生一批高水平标志性成果,优化教学团队构成,开发优质教学资源,完善实验教学条件,提升学生职业素养与岗位胜任力。预期标志性成果:获国家级一流课程1—2门,国家级虚拟仿真实验教学项目1—2项,省级一流课程1—2门,省级重点教材1部。

(四) 具体建设任务及主要措施

1. 强化立德树人根本宗旨

(1) 目标任务。

培育"三全"育人良好氛围,以社会主义核心价值观为引领,以医学职业精神为立足点,通过课内课外、校内校外等各种途径,调动教师、医生、管理者等各类人员,全方位增强学生理想信念、社会责任感、创新精神、实践能力。

(2) 建设内容。

① 理想信念教育、职业道德教育和社会责任感教育:构建"学校、家庭、社会"三位一体的全员育人氛围,建立"党政干部、本科导师、辅导员、班主任、朋辈楷模"多方合作的育人模式,通过领导联系班级制度、专兼职班主任制度,多维度、多层面构筑立德树人的基础;通过"名医讲堂""导师制"等举措,建立名医、名家与学生辅导员"双师联动",发挥思想引领、专业导航、科研启发、创新激励的作用;利用互联网,搭建苏州大学青年"E+医"德育平台,通

过在线测评、榜样故事推送、医学人文知识宣传等,更好地发挥思政教育功能,传递社会主义核心价值观。

② 课程思政和专业思政:开展课程思政案例建设、课程思政教学竞赛,引导教师深入挖掘专业课程的德育内涵和元素,将立德树人有机融入专业课程教学。

③ 人才培养目标:围绕健康中国发展战略,紧跟医学发展新趋势,临床医学专业人才培养目标从"重治疗"向"治疗预防并重"转变,从"医学单学科"向"多学科知识整合"转变,从"诊疗思维"向"预防、诊疗、康养思维"转变,从"知识技能并重"向"知识、人文素养、能力综合培养"转变。

(3) 预期成果。

① 学生理想信念更加坚定,职业道德提升,社会责任感增强。

② 建设优秀课程思政案例 10 个,评选示范课堂 10 个。

③ 人才培养目标更加契合健康中国战略,培养学生更能适应岗位、适应社会、适应未来。

④ 获校级及以上课程思政竞赛奖项 2—3 项。

2. 教师发展与教学团队建设

(1) 目标任务。

以一流师资培养一流学生,推动高水平教授、学者、名医进入本科生课堂;以整合团队建设整合课程,推动基础医学学科之间、基础医学学科与临床医学学科之间、医学学科与人文学科之间的有机整合。

(2) 建设内容。

① 专业带头人:承担本专业建设的主体责任,协调本专业建设团队成员之间的分工与建设任务推进;至少主讲 1 门专业主干课程,课堂教学时数不少于该课程时数的 1/3;引领课程体系、教材建设、教学内容、教学方法和手段的改革创新,带领团队获得省级以上相关教学成果。

② 教学团队:建立教授为本科生授课制度;整合课程团队探索建立首席教师制度,由首席教师引领,搭建由基础医学、临床医学、公共卫生、医学人文等多学科背景教师组成的整合团队,在此基础上进一步完善整合课程体系,推动基础医学学科之间、基础医学学科与临床医学学科之间、医学学科与人文学科之间的有机整合。

③ 教学能力:通过"送出去、请进来",加强对教师教学能力培训,更新教师教学理念;通过"分类管理、评聘分离",建设一支热爱学生、热心教学的本科教学队伍;通过加强基层教学组织建设,为规范教学行为、推动教学改革提供组织保障;通过"教学名师培育计划",推动教师热爱教学、主动研究教学,提升教师的教学能力。

(3) 预期成果。

① 专业带头人成为其学科专业领域的教育专家。

② 本专业教授为本科生授课比例达 100%。

③ 形成一批打破学科壁垒、合作良好、运行顺畅的整合教学团队。

④ 教师教学能力整体跃升,基层教学组织建设更加健全,培育 30 名教学名师。

3. 课程教材资源开发

(1) 目标任务。

利用互联网、大数据、人工智能、虚拟现实等现代技术,建设"有深度、有难度、有挑战度"的"金课",创新教材讲义呈现方式与话语体系,以此推动学生学习方式与学习主动性转变。

(2) 建设内容。

① 课程建设:支持微专业、在线开放课程、虚拟仿真实验教学项目、微课程群等建设;建立示范课堂评选制度,推动课程思政、线上线下混合式教学、教学效果即时评价、学生自主学习指导等。

② 教材建设与选用:扶持高水平优势特色学科领衔教材建设,创新教材讲义呈现方式与话语体系,编写数字化整合教材。

③ 数字化教学资源建设:通过自建与选用,建立基本覆盖专业核心、主干课程的数字化教学资源;建立在线开放课程学分认定制度,实现数字化教学资源校内开放、校外共享。

(3) 预期成果。

① 选树一批示范课堂,推动课堂教学革命。

② 建设一批微专业、在线开放课程、虚拟仿真实验教学项目、微课程群、数字化整合教材。

② 获国家级一流课程 1—2 门,省级一流课程 1—2 门,省级重点教材 1 部。

4. 实验实训条件建设

(1) 目标任务。

加强实践教学条件建设,为培养学生实验动手能力与临床能力提供物质保障;加强医教协同,为提升医学生培养质量提供制度保障;加强教学与教学管理数字化、信息化水平,为增强医学教学与管理效率提供手段保障。

(2) 建设内容。

① 实践教学平台建设:综合运用校内外资源,利用现代信息技术,建设功能集约、资源共享、开放充分、运作高效的实践教学平台,如医学生命科学馆、基于 5G 数字化教学平台、临床技能实验教学中心二期、医学虚拟仿真实验云平台。

② 校企(地)协同育人平台:遵循医学教育规律,完善大学、医学院(部)、附属医院医学教育管理运行机制,制定激励临床医生投身本科教学的评聘政策,构建医教协同育人平台。

③ 数字化教学与信息化管理平台:加强虚拟仿真实验教学平台建设,建立可满足"互联网+"时代教育要求的数字化教学与信息化管理平台,如基于 5G 数字化教学平台、医学虚拟仿真实验云平台,配合创新设计、开放预约、学分认定等提高平台使用效果。

(3) 预期成果。

① 实验场地与仪器设备更加充足。

② 初步拟定一套适合校情的临床教师评聘制度。

③ 建设 5G 数字化教学平台、医学虚拟仿真实验云平台、医学生命科学馆,新增附属医院 1 家、社区卫生实践基地 1—2 家。

④ 获国家级虚拟仿真实验教学项目 1—2 项。

5. 学生创新创业训练

(1) 目标任务。

建立多元学业评价方式,构建知识、能力、素质并重的考核评价体系;支持本科生参与科研,构建教学与科研协同育人的创新能力培养体系;以学生综合素质培养为目标,构建多层次、多类型的学科竞赛体系。

(2) 建设内容。

① 学生能力评价:建立多元学业评价方式。一是改变单一知识记忆性评价,引进国家级临床医学专业试题库,试题建设强调案例性、综合性、应用性,促使学生勤思考、深思考。二是推进过程化考核,PBL、CBL、翻转课堂等教学方式方法改革要同时加强知识、能力、素质的全面评价,促使学生多读书、勤实践。三是构建以岗位胜任力为导向的临床实践教学评价体系。实习过程中实施以基于真实的迷你临床演练评估(Mini-CEX)和操作技能直接观察评估(DOPS)为主的过程化、形成性临床能力评价和结果反馈;毕业操作考试采用多站式客观结构化临床考试,多角度、全方位考查学生知识、能力、人文关怀等综合素质。

② 早期科研训练:依托校级科研机构,设立"课外研学学分",实施"医学部本科生课外科研项目",推动学生早进课题、早进实验室、早进团队;筹建博习书院,强化导师制,构建师生共同体,加强科研指导,同时开设学术讲座、交叉论坛等,开拓学生学术视野。

③ 创新创业与学科竞赛:充分发挥"以赛促学"作用,举办学部级形态学实验技能、机能学实验技能、临床技能、临床知识、医学人文知识、公共卫生知识等学科竞赛;制定医学部大学生"三大赛"激励办法,提高教师指导学生相关学科竞赛的积极性。

④ 毕业设计(论文):本专业无毕业设计(论文)环节,最后一年在临床实习基地进行毕业临床实习。

(3) 预期成果。

① 建立一套多元学业评价制度。

② 筹建博习书院,探索一条医学生创新精神培养路径。

③ 学生知识、能力、素质全面提升。

④ 获"互联网+"大学生创新创业大赛省赛奖项 1 项,大学生创新创业计划项目 10 项。

6. 国内外教学交流合作

(1) 目标任务。

加强国际交流与校际合作,拓宽教师、学生的国际视野,提升专业的国际影响力和师生的国际竞争力;加强与政府、医院合作,紧密跟踪医学人才需求,提高人才培养与实际需求的契合度。

(2) 建设内容。

① 深化国际合作：充分利用"国际医学生联合会"平台，结合国际交流资助与激励政策，推动学生走进国际知名院校的科研实验室、医疗机构，参加国际医学生交流大会与学科竞赛，同时也创造条件接受外国医学生来访；选拔高校学术带头人和骨干教师赴境外高水平大学和研究机构访学交流；建设优质全英文在线开放课程，建立"一带一路"沿线国家学分互认机制。

② 推进协同育人：与苏州市卫生健康委员会、附属医院、临床实习基地、社区实践基地等加强合作，成立"临床医学专业建设咨询委员会"，创立"社会、政府、用人单位、学校"联合培养人才新机制。

③ 扩大校校合作：紧密依靠长三角医学院校联盟，加强与国内知名医学院校合作，推动校际学生交流与教师培养。

(3) 预期成果。

① 学生国际交流更加活跃，出访、来访学生数增加。

② 成立"临床医学专业建设咨询委员会"。

③ 加入"长三角医学院校联盟"。

④ 建设全英文在线开放课程1—3门。

7. 教育教学研究与改革

(1) 目标任务。

加强医学教育教学研究，使医学教师与管理者的教学理念紧跟医学教育新发展；推进"以学生为中心"的教学模式改革，以改促教、以改促学；做好教学改革实践总结，培育教学成果奖。

(2) 建设内容。

① 通过专业认证或评估：本专业已通过第一轮专业认证，认证期为2016—2022年。但在二期建设中，应对照临床医学专业认证新标准，梳理专业建设中存在的问题，为高标准通过第二轮专业认证做准备。

② 加强教育教学研究：成立医学教育研究与教师发展中心，有组织、系统化、制度化开展医学教育教学研究与教师教学能力培训；设立校级、学部级教学研究项目，并培育省部级及以上教育教学研究课题。

③ 开展教学模式改革：强调以学生为中心，深入推进研究性教学、小班化授课、翻转课堂、基于问题的学习、基于案例的学习等教学模式改革，促进学生主动学习、主动思考、主动实践；设立PBL案例建设项目。

④ 教学改革成果与推广：通过项目形式与激励政策，推动教师进行教学改革实践与经验总结，发表高水平教学研究论文；做好专业建设理论研究与实践总结，积极参加医学教育学术交流，充分发挥引领示范作用，努力培育省部级及以上教学成果奖。

⑤ 服务江苏经济社会发展：加强与苏州市卫生健康委员会、江苏省卫生健康委员会联

系,主动对接江苏医疗卫生服务需求,为江苏经济社会发展做出更大贡献;做好农村订单定向医学生培养工作,为保障区域卫生安全与人民健康培养紧缺全科医学人才。

(3) 预期成果。

① 成立医学教育研究与教师发展中心。

② 以学生为中心的教学理念深入人心,学生自主学习能力得到提升。

③ 新增 PBL 案例 20 个。

④ 优化农村订单定向培养医学生人才培养方案。

⑤ 发表教学研究论文 20—30 篇,获校级及以上教育教学研究课题 1—2 项。

四、品牌专业阶段性建设成效(一期项目)

本项目历经近四年的建设,始终坚持以立德树人为根本,把促进医学生成长成才作为项目建设的出发点和落脚点,采取切实有效的措施,按计划完成了预定目标任务,专业整体水平得到显著提升。

(一) 在立德树人方面取得的显著成绩

紧扣时代要求,落实"三全"育人,将立德树人工作融入人才培养全过程,培根铸魂,坚定学生理想信念,强化学生责任使命,培育医学人文精神。

一是"多维驱动"构筑立德之基。构建"学校、家庭、社会"三位一体的全员育人氛围,建立"党政干部、本科导师、辅导员、班主任、朋辈楷模"多方合作的育人模式,通过领导联系班级制度、专兼职班主任制度,多维度、多层面构筑立德树人的基础。二是"双师联动"铺设育人之路。建立名医、名家与学生辅导员"双师联动",发挥思想引领、专业导航、科研启发、创新激励的作用。三是"互联互动"搭建育人平台。发挥"互联网+思政教育"的作用,探索搭建苏州大学青年"E+医"德育平台:在线测评、青年"E+医"系列活动推送,榜样故事、医学人文知识宣传,使医学人文教育"飞入寻常百姓家",保障"E+医"的教育功能、宣传功能。

(二) 项目总体目标及分项任务进展情况

1. 总体目标进展情况

(1) 综合实力提升明显。

临床医学学科全球 ESI 排名从申报时第 1 058 位提升至第 696 位,前移 362 位(目标任务:前移 200 位)。新增神经科学与行为学、分子生物与遗传学、免疫学等 3 个学科进入全球 ESI 排名前 1%。据武书连 2018 年中国大学医学排行榜显示,苏州大学医学全国排名前移 4 位(目标任务:前移 3 位),由 A 类进入 A+类行列。

(2) 标志性成果取得重要突破。

2016 年 5 月通过教育部临床医学专业认证。建设期内获国家级教学成果奖(高等教育类)二等奖 1 项,国家精品在线开放课程 2 门,国家虚拟仿真实验教学项目 1 项,教育部来华留学英语授课品牌课程 1 门,出版教育部"十二五"普通高等教育本科国家级规划教材 1 部,全国高校微课教学比赛奖励 2 项。

（3）人才培养成效显著。

2018年，我校临床医学专业第一志愿率95.36%，调剂率0；学生年终就业率96.70%，五年制学生读研升学率46.04%（提升近10%），一大批优秀学生被北京大学、协和医科大学等知名医学院校录取。建设期内学生以第一作者发表学术论文30篇（其中SCI收录10篇），获省级以上各类奖励和荣誉52项，国家执业医师通过率平均高出全国近20%。

2. 总体目标及分项任务进展情况

（1）教师发展与教学团队建设。

引育并举，重视教学团队建设，加强教师教学能力培养。新增"973首席科学家"1人、"国家杰出青年科学基金"获得者1人、"国家优秀青年基金"获得者2人。组织专业教师教学培训230人次，组织校外专家教学讲座19场，完成"东吴名医"培育10名，教师获国家级、省级教学竞赛奖励12项。

（2）课程教学资源开发。

自建与引进并重，以整合课程体系建设为重点，加强数字化课程资源建设。引入McGraw-Hill Access Medicine/USML Easy电子数据库、考易题库及网络考试评价系统、临床医学专业国家试题库。新编PBL、CBL教学案例66个，新开设新生研讨课44门，出版国家规划教材1部，整合课程电子教材4部，自建在线开放课程9门，基础医学主干课程全部建成相应微课程群。获国家级、省级各类课程项目10项，省级各类教材项目4项。

（3）实验实训条件建设。

重视实验条件改善，加强数字化实验教学平台建设。新增实验教学仪器设备1 212台（套），改造形态学实验室910 m^2，扩建临床技能训练中心420 m^2，改建临床PBL标准化教室6间，建设医学影像学PACS系统1套，建设基于5G技术手术视频教学系统2套，新增社区卫生实践基地8个，获国家级、省级虚拟仿真实验教学项目各1项。

（4）学生创新创业训练。

设立"课外研学学分"，鼓励本科生参加临床实践、开放实验、科学研究等课外自主学习活动。构建医学生学科竞赛体系与科研创新平台，设立学生课外科研项目87项，共计67.5万元，获大学生创新性实验计划项目52项（其中国家级18项、省级15项），"莙政基金"项目18项。

（5）国内外教学交流合作。

设立"临床医学专业学生出国（境）交流奖学金"，共资助本专业学生出国（境）交流35人，共计21万元。通过国际医学生联合会获得科研交流、临床交流项目，签约成为"美国医学院联盟（AAMC）访问学生项目"会员院校。开设全英语教改班，聘请外籍教授，在基础与临床主干课程全面开展全英文教学。获国家来华留学英语授课品牌课程1门、江苏省外国留学生英文授课精品课程5门。出访学生203人次，来访学生58人。

（6）教育教学研究与改革。

定期召开专业研讨会，有重点组织开展各类教学改革研究，设立医学专项教学改革课题

31项。获国家教学指导委员会教改项目1项,江苏省高等教育教学改革立项研究重点项目1项、一般项目1项。通过教育部临床医学专业认证,获国家级教学成果奖(高等教育类)二等奖1项、江苏省教学成果奖(高等教育类)一等奖1项。

(三) 本专业整体建设水平与主要优势特色

1. 整体建设水平

(1) 具有一流的学科支撑。

目前直接支撑临床医学专业的学科有3个国家级重点学科,6个学科进入ESI全球排名前1%。拥有基础医学、临床医学一级学科博士点、博士后流动站。据武书连2018年中国大学医学排行榜显示苏州大学临床医学专业位列14位,进入A+类行列。

(2) 拥有雄厚的师资队伍。

本专业现有专任教师(含附属医院)326人,其中具有高级职称者占82.82%,具有博、硕士学位者占92.64%。有院士1人,一批国家、省人才项目获得者,"973首席科学家"3人,教育部创新团队2个,江苏高校优秀科技创新团队3个。

(3) 具备较好的办学条件。

有基础医学教学实验中心、临床技能实验教学中心、生物学基础实验教学中心3个省级实验教学示范中心。有4所三级甲等附属医院,4所教学医院,11个临床实习基地及8个社区卫生实践基地,附属医院有8个国家重点临床专科。

(4) 积淀丰富的教学改革成果。

获得国家级教学成果二等奖1项,省级教学成果一等奖1项、二等奖2项;拥有国家级双语教学示范课程2门、来华留学英语授课品牌课程2门、精品在线开放课程2门、虚拟仿真实验教学项目1项、普通高等教育规划教材2部;获得全国高校微课教学比赛二等奖1项、优秀奖1项;拥有各类省级及以上质量工程项目25项;承担江苏省高等教育教学改革立项研究重中之重项目、重点项目各1项。

(5) 形成良好的社会声誉。

本专业具有良好的社会声誉,为社会输送了大批优秀临床医师,培养了包括两院院士在内的大批知名科学家、医院院长及海外著名学府终身教授。专业面向全国招生,具有较高的社会认可度,全校录取最高分大多在临床医学专业。

2. 专业优势特色

苏州大学临床医学专业拥有悠久的办学历史,在国内较早形成本、硕、博完整的医学人才培养体系,是教育部首批卓越医学人才培养计划——"五年制临床医学人才培养模式改革"试点专业、江苏省首批品牌专业建设点、江苏省"十二五"重点专业类建设核心专业、江苏省高校品牌专业建设工程一期项目,于2016年通过教育部临床医学专业认证。本专业学科支撑强,师资队伍力量雄厚,教学设施先进,改革成果丰硕,人才培养效果好。

本专业遵循全球医学教育第三代改革目标,以"学生为主体、目标为指引、能力为导向、终身学习为目的"为改革目标,构建基于"能力导向、融通整合、立足转化"的地方综合大学医学人才培养体系,形成了鲜明的专业办学特色。

(四)举措介绍(校内如何引领、国内如何成为标杆、国际如何具有影响)

1. 以立德树人为根本,加强课程资源建设,深化教育教学改革,不断提升专业建设水平

以"实施三个构建,形成三个支撑"为重点开展本专业建设探索与实践。"实施三个构建",即构建新的人才培养模式、新的课程体系和新的教学内容,形成注重知识、能力和素质协调发展的卓越医学人才培养教育体系;"形成三个支撑",即形成雄厚的学科和师资力量、一流的教学设施与环境、先进的教学管理与评价体系,作为支撑高水平医学人才培养的保障体系。其建设成效在全校起到较好的示范引领作用。

2. 多形式、多途径开展人才培养合作,不断提升专业的影响力与美誉度

重视与北京大学、复旦大学、上海交通大学等国内著名高校开展广泛的教育教学交流,开展医学人才培养合作交流,每年组织"莙政学者"赴北京大学、复旦大学、兰州大学、台湾清华大学进行科学研修;多年来,贵州医科大学、江南大学以联合培养方式参加苏州大学卓越医师教改班学习,联合培养临床医学专业学生数百名。本专业获得的国家级教学成果奖、国家精品在线开放课程、国家虚拟仿真实验教学项目、国家规划教材均得到国内同行的肯定与好评。

3. 积极融入国际,加强合作交流,不断扩大国际影响

积极开展国际交流与合作,与美国、英国、法国、爱尔兰、日本等国的高校建立了广泛的交流与长期的合作关系。作为我国首个加入"国际医学生联合会(IFMSA)""美国医学院联盟(AAMC)访问学生项目"的非985高校,为医学生进入更广阔的国际舞台创造了条件,国际影响力不断扩大。

(五)项目建设中存在的主要问题、改进措施、实施心得、意见建议

1. 主要问题

(1)医学生成长成才良好环境与氛围需要进一步营造。

围绕立德树人要求,促进学生坚定理想信念,树立中国自信,强化责任使命,培育职业精神的"大思政"有待加强,"三全"育人的机制有待重点推进。

(2)综合大学医学教育办学宗旨与目标有待进一步聚焦。

在学校整体发展中如何进一步聚焦医学教育的办学定位,强化医教协同,有重点、有目的地深化综合大学医学教育体制机制改革,是实现临床医学专业高质量发展的关键。

(3)医学人才培养模式与课程改革有待进一步深化。

人才培养方案与医学教育发展趋势、健康中国发展战略的结合不够到位,推动以岗位胜任力为导向的课程改革,构建转化式学习体系任重道远,医学人文素质与职业素养教育有待加强。

2. 改进措施

(1)强化立德树人要务。

在传承百年医学教育优势的基础上,以立德树人为根本,深化导师制度,实现全员育人、

全程育人、全方位育人,将思政教育与课程思政相结合,坚定学生理想信念,强化学生责任使命,培育职业精神。

(2) 深化体制机制改革。

以"双一流建设"为目标,发挥综合大学学科优势,按照健康中国发展战略要求,转变教育教学理念,贯彻国家医教协同政策,创新医学教育生态体系,完善医学教育培养体系。

(3) 实化教学内涵建设。

以全球第三代医学教学改革为目标,深化教学内容与教学方式改革,着力构建医学转化式学习体系,使学生知识获得、能力提升与致力创新等自主学习能力得到有效提高,为医学终身教育体系打下坚实基础。

3. 项目实施心得与建议

苏州大学临床医学专业自列为省级品牌专业建设工程以来,以"打造专业品牌"为目标,增强了标杆意识、质量意识、发展意识,促进了教学基本建设,得到了师生的肯定与认同,实实在在推动了专业的高质量发展。

在未来二期建设过程中,建设目标要求从比较注重标志性成果获得转变为更加重视专业内涵与专业文化建设,增强经费使用的灵活性。

第四节 江苏省"十二五"高等学校重点专业类建设

一、专业类建设基础

苏州大学临床医学类专业涵盖临床医学、放射医学、医学影像学三个专业,其中临床医学为核心专业。苏州大学临床医学、放射医学、医学影像学三个专业在长期的办学过程中形成了鲜明的特色与优势,在全国医学院校中享有较高的声誉。

(一) 临床医学专业

苏州大学临床医学专业具有百年办学历史。临床医学专业自苏州大学医学教育办学之初即为其主体专业,历经百余年沧桑,现已具备深厚的学科建设基础、雄厚的师资力量、鲜明的教学管理改革特色,以及完备的临床实践实习基地,是教育部首批卓越医学人才培养计划——"五年制临床医学人才培养模式改革"试点专业,江苏省首批品牌专业,2015年被列为江苏省高校品牌专业建设工程一期项目,2016年通过教育部临床医学专业认证。

本专业具有较强的学科支撑:拥有放射医学、内科学(血液病)、外科学(骨外科)三个国家级重点学科及一批省部级重点与优势学科;拥有4个省部级重点实验室(江苏省干细胞研究重点实验室、江苏省放射医学与防护重点实验室、卫生部血栓与止血重点实验室、江苏省重点实验室——省部共建国家重点实验室培育基地),拥有基础医学、临床医学一级学科博士点及博士后流动站、临床医学一级学科专业学位博士点;拥有骨外科、血液内科、心脏大血管外科、临床护理等国家重点临床专科。

本专业师资力量雄厚,共有基础(含公共卫生)、临床专任教师 1 008 名,其中教授、副教授 323 名,具有博、硕士学位者 602 名,占 60%。目前有中国工程院院士 1 人、教育部"长江学者奖励计划"特聘教授 2 人、"973"首席科学家 1 人、中科院"百人计划"获得者 1 人、国家自然科学"杰出青年基金"获得者 4 人、江苏省"高层次双创人才"3 人、江苏省"特聘教授"1 人、江苏省"青蓝工程"学术带头人 11 人、江苏省"六大人才高峰"获得者 13 人、国家和省有突出贡献的中青年专家 24 人,博士生导师 141 名、硕士生导师 401 名。

拥有基础医学、临床医学 2 个省级实验教学示范中心和 3 所直属附属医院及一批沪、浙、苏区域内的非直属附属医院和高水平实习基地,为提高学生临床实践能力提供了有力的保障。一批省部级、市级、校级重点实验室为科研促进教学提供了良好的条件。

历经百余年历史沧桑,一代代苏医人秉承"祈通中西,以宏慈善"的校训,勤于治学、兼容并蓄,终成有着宽广胸襟与持久动力且融汇中西之苏州大学医学教育特色,培养了包括中国工程院院士在内的一批批医学拔尖人才,为社会输送了大批优秀的临床医生,苏南地区及核工业系统医疗卫生单位的主要领导与骨干队伍基本上都是苏州大学培养的人才。

(二) 放射医学专业

放射医学专业是苏州大学传统特色与优势专业,应国家"两弹一星"发展需要,1964 年设置放射医学专业,广调贤才聚集姑苏,以鲜明的"核"特色享誉国内外医学界。经过 46 年的长期努力,依托放射医学国家重点学科和"211 工程"建设,在放射医学人才培养方面取得了一系列成果,为国家的核事业、国防事业、卫生事业和环境保护事业培养了大批放射医学的高级人才。2006 年成为江苏省首批特色专业,2010 年成为第六批国家特色专业建设点。

放射医学专业师资涵盖核物理、放射化学、电离辐射剂量学、辐射检测技术、医学放射生物学、放射毒理学、辐射防护、放射治疗、核医学等多学科。现拥有专任教师 63 人,其中教育部"长江学者奖励计划"特聘教授 1 名,教授、副教授 33 名,具有博、硕士学位者 50 名,占79.4%。

专业建有专门的放射医学教学实验室,配备电离辐射监测与放射性核素分析教学设备100 多台(套),与科研共享的大型教学设备如 γ 谱仪、低本底液闪仪、钴-60 辐照装置等总价值 2 000 多万元。在江苏省肿瘤医院、中国人民解放军第二炮兵总医院等单位建立了专业实习与实践基地。

近 10 年来,毕业生毕业率、学位获得率、首次专业岗位就业率均超过 90%。恢复高考以来放射医学专业优秀毕业生代表人物:

詹启敏教授:中国工程院院士、国家"973"计划首席科学家。

常学奇教授:中国辐射防护研究院院长。

樊赛军教授:教育部"长江学者奖励计划"特聘教授。

胡勤芳教授:中国核工业总医院院长。

樊飞跃教授:中国医学科学院天津放射医学研究所所长。

夏云飞教授：中山大学肿瘤防治中心，"863"计划项目负责人。

（三）医学影像学专业

医学影像学专业于1994年设置，医学影像学专业一直秉承"厚基础、重技能"的专业建设和人才培养理念，社会影响力和吸引力不断提升，根据"2013—2014年中国大学本科教育分专业排名榜"，在全国74所开设医学影像学本科专业的院校中，苏州大学医学影像学专业排名第10位。

医学影像学专业师资主要涵盖放射诊断、超声、核医学、介入放射学四个学科，目前有专任教师73名，其中教授、副教授22名，具有博、硕士学位者40名，占54.8%。

医学影像学专业依托百年老院——苏州大学附属第一医院（苏州大学第一临床学院），该专业建设倾注了老一辈著名放射学专家毕生的心血，如陈王善继、钱铭辉、丁乙等教授，几十年来他们历任江苏省放射学会主任委员，名誉主任委员，在国内有较高的声誉。

二、专业类建设构想

本专业类涵盖临床医学类与医学技术类，包括三个专业：临床医学、放射医学、医学影像学，其中临床医学专业为核心专业。21世纪是生命科学的世纪，医学是生命科学的重要组成部分。现代医学正不断地吸收数、理、化、天、地、生的科技成就，作为发展自己的原动力。医学科学技术的迅猛发展为临床诊断与治疗的进一步精进提供了可能，临床治疗实践中发现的问题又为医学科学技术的发展与应用提供了努力的方向。通过建设涵盖临床医学、放射医学、医学影像学的重点专业类，充分发挥地方综合大学学科齐全和医学学科的特色优势，整合校内外优质教育教学资源，努力构建与国际医学教育接轨的高层次、综合性、多样化医学人才培养新模式，为保障并促进人类的健康做出更大贡献。

从办学历史来看，我校临床医学、放射医学、医学影像学三个专业具有一定的历史传承；从课程设置来看，三个专业除共享公共基础、医学基础、临床课程外，又结合我校放射医学学科优势与特色开设了一些特色课程，具有鲜明的"核"特色。将这三个专业整合建设，有利于从以下几个方面整合与共享教学资源：

（1）有利于探索和实践与国际医学教育接轨的人才培养模式，促进综合性、多样化医学人才的培养。

（2）有利于打造一支具有先进教学理念、掌握先进教学方法、学科融通、优势互补的医学师资队伍。

（3）有利于创建以问题导向性学习、案例式教学为主的整合课程体系，培养学生自主学习能力与综合思维能力。

（4）有利于整合医学基础与临床力量建设放射医学、医学影像学专业核心课程群。

（5）有利于构建提升学生创新能力与临床能力的实践教学体系。

三、专业类建设目标与内容

（一）建设目标

以教育科学理论为依据，以新时期科学发展观战略思想为指导，以培养全面发展、具有创新意识和能力的高素质人才为目标，以创新人才培养模式为主线，遵循医学教育规律、人才成长规律和课程间的内在逻辑联系，全面开展师资队伍、课程改革、实践教学、教学管理等方面的建设。

（1）形成一套与国际医学教育接轨，有利于培养高层次、综合性、多样化医学人才的人才培养模式。

（2）打造一支具有先进教学理念、掌握先进教学方法、学科融通、优势互补的医学师资队伍。

（3）创建以问题导向性学习、案例式教学为主的整合课程体系。

（4）整合医学基础与临床力量，大力建设放射医学、医学影像学专业核心课程群。

（5）构建提升学生创新能力与临床能力的实践教学体系：基础医学综合实验体系、放射医学综合实验体系、临床技能训练与考核体系、医学影像存储与传输系统 PACS 和影像学远程教学系统。

（6）深化教学管理改革，形成提升医学人才培养质量的保障体系。改革评价机制，以综合评价学习效果为原则，建立客观、公正、有效的学生学习评价体系。改革学籍管理机制，探索多途径"入口""出口"新机制。严格把控质量，通过分段考核，允许学生根据自身学习能力在弹性学习年限内合理安排学习进度或分流。

（二）建设内容

1. 人才培养模式改革

深化学分制改革，在指导与引导学生正确规划人生奋斗目标的基础上，将学习的主动权、选择权还给学生，以更好地贯彻因材施教原则，改变"刚性冲压"的缺陷，增加"柔性加工"的优势，注意学生个性特点，发挥自主学习潜能，培养创新精神。

探索在七年制临床医学专业中设置放射医学、医学影像学课程组，在五年制临床医学趋同培养的基础上，于二级学科轮转阶段根据学生兴趣与职业发展方向设置相应课程和质量标准。

2. 教学团队建设

①按照"学术大师+创新团队"的模式加强师资队伍建设，继续实施特聘教授岗、东吴学者计划、博士化工程和境外研修计划，通过重点引进高层次人才、培养青年骨干教师，建设一支学术造诣高、热爱本科教学、富有改革意识、结构合理的高素质师资队伍。②成立教师教学发展中心。通过派出去、请进来的办法培训一批了解国内外医学教育发展情况和教学改革新理念、新思想、新途径与新方法，并在实践中得到锻炼与体验的教师队伍。③设立医学教育发展基金，建设期内确保每年选派10名左右的中青年教师赴国外一流高校接受专题培

训与进行考察;同时聘请国外、境外医学教育知名专家来校进行课程改革和PBL教学专题讲座和指导,以引进国外先进教学思想和方法,更新教师教育理念,提升教学水平。④在上述工作基础上,组建完成基础医学形态学、技能学、临床技能学、放射医学、医学影像学等学科融通、优势互补的核心课程群教学团队。⑤启动并逐步完成教学补贴机制改革,在临床医学专业核心课程中率先建立"课程负责人"和"教学岗位"聘任制,实行教学岗位聘任,工作量定额与"岗位补贴"相关联,为改革推进提供制度保障。

3. 课程与教学资源建设

构建以素质教育为核心、以综合为特色、以"五位一体"综合化训练方法(即PBL课程教学、临床见习床边教学、早期社区调查实践、全程科研训练、OSCE考试评价)为载体的整合课程体系。

为适应医学科学的发展趋势,促进与鼓励传统学科课程的优化,以适应现代医学知识的系统性、整合性要求,对教学内容进行必要的"增减",增加"精、新"和人文社会科学相关内容,减少不必要重复;增加实践教学内容,减少课堂讲授内容,以达到去陈纳新、合理衔接的目的,并促进科学精神和人文精神的结合。

将基础医学与临床医学单学科课程整合,构建以器官系统为模块,以疾病为单元的整合课程体系,以引发学生主动思考和解决临床问题为目的,培养学生综合思维能力、分析与解决问题能力。将放射医学基础与放射医学临床单学科课程整合,构建放射医学专业核心课程群,加强放射医学基础与临床之间的知识融通,提升学生利用基础知识解决临床问题的综合能力。将医学形态学与医学影像学单学科课程整合,构建医学影像学专业核心课程群,夯实形态学基础,培养既懂操作又擅长诊断的医学影像学人才。

充分利用学校课程中心平台,不断完善课程资源建设,促进课程资源开放共享,有利于学生自主学习。

4. 教学方式方法改革

开展启发式、讨论式、研究式等多种教学方法的改革,构建以问题导向性学习、案例式教学为主的医学课程教学新体系,注重培养学生自主学习和终身学习的能力。加强现代教育技术在教学中的应用,积极推进双语教学。促进科研与教学互动,及时把科研成果转化为教学内容。支持本科生参与科研活动,早进课题、早进实验室、早进团队。

5. 实践教学环节

不断完善两个省级实验教学示范中心的软、硬件建设,改善实践教学条件,改革实践教学内容,创新实践教学模式,加强实验项目的综合性与设计性,构建基础医学综合实验体系、放射医学综合实验体系,培养学生的创新思维与创新能力。

加强临床技能中心建设,建立与完善临床模拟教学系统,开展标准化病人教学,构建临床技能训练与考核体系,切实加强学生临床技能的训练与培养。完美医学影像存储与传输系统,实施影像学远程教学系统,增长学生的见识,培养与提升影像诊断能力。

形成一批优质实习基地,充分利用苏州地域优势,实施"东接上海,南联浙江"的基地发展战略,在区域内建设好一批优质实习基地,并形成稳定的基地管理体系与协调机制,确保有足够的临床教学资源满足临床实习需要。

6. 教学管理改革

更新教学管理理念,加强教学过程管理。改革评价机制,以综合评价学习效果为原则,建立客观、公正、有效的学生学习评价体系,完善客观结构化临床考核等评价方法。改革学籍管理机制,探索多途径"入口""出口"新机制,改变传统入口管理较死的现状,让有志于医学事业的其他相关学科学生流入本专业学习,出口方面建立分段培养与分流机制,通过分段考核,允许学生根据自身学习能力在弹性学习年限内合理安排学习进度或分流。

(三) 建设进度安排

第一阶段:2012年6月—2012年9月

(1) 成立"临床医学类"重点专业类建设领导小组与专家指导小组,制订各项工作落实计划,明确相应工作任务及实施路径。

(2) 加强医学教育发展基金,落实各项改革经费。

(3) 安排首批15名综合改革骨干教师赴台湾阳明大学培训。

(4) 扩建医学影像学专业实验室,完善医学影像存储与传输系统。

第二阶段:2012年9月—2013年6月

(1) 重点推进人才培养模式改革,推进课程建设,推行PBL教学模式,完成案例、教师指南、学生指南等编写。

(2) 完成与改革相配套的相关管理政策与制度性文件制定。

(3) 对基础医学、临床医学两个示范中心按改革要求进行硬件投入,建设标准化PBL教室。

(4) 完成形成性考核实施办法。

第三阶段:2013年7月—2014年6月

(1) 完成附属医院、教学实习基地、社区实践基地的各项规范化建设,明确相应职责与任务。

(2) 安排第二批临床骨干教师赴美国加州大学洛杉矶分校培训。

(3) 完善实施客观结构化临床考核各项条件准备。

第四阶段:2014年7月—2015年6月

(1) 检查改革工作各项任务实施进度与落实情况。

(2) 对改革进行阶段性总结。

(3) 撰写并提交项目结题报告与项目成果。

四、专业类建设预期成果

(1) 形成一套与国际医学教育接轨,有利于培养高层次、综合性、多样化医学人才的人才培养模式。

（2）打造一支教学理念先进、勇于改革创新、学科融通、优势互补的医学师资队伍，生师比小于8∶1。

（3）全面完善医学类专业基础医学、临床医学资源共享平台。整合单学科资源，创建放射医学专业核心课程群、医学影像学专业核心课程群。

（4）创建以问题导向性学习、案例式教学为主的整合课程体系。建设一定数量的标准化PBL教室，医学主干课程全面推行PBL教学，使学生自主学习能力得到显著提升。

（5）构建提升学生创新能力与临床能力的实践教学体系：基础医学综合实验体系、放射医学综合实验体系、临床技能训练与考核体系、医学影像存储与传输系统和影像学远程教学系统。建成数字化临床教学病案资源。扩大标准化病人规模至50名。完善客观结构化临床考核，扩大考核站点至20个，使学生的动手能力与临床技能得到显著提升。

（6）制定一系列有关医学人才培养质量标准与保障体系的管理制度，如形成性评价、分段考核、分流等。

（7）在实践过程中形成一批教学改革与研究成果，包括精品课程、双语教学示范课程、精品教材、教学成果奖。

五、专业类建设主要成效

立项三年来，学校努力探索构建以"学生为主体、目标为指引、能力为导向、终身学习为目的"的医学人才培养新模式，在人才培养模式改革、教学团队建设、课程与教学资源建设、教学方式方法改革、实践教学环节、教学管理改革等方面开展了有益的探索与实践，取得了良好的效果。

（一）以人才培养模式改革为核心，不断完善人才培养方案，提升医学生培养质量

1. 构建了器官系统整合课程体系

以临床医学专业试点，设立"卓越医师教改班"，重点进行课程整合与优化，强调自主学习能力与创新精神培养，构建与国际医学教育接轨的人才培养模式。按照"加强学科融合，注重综合素质，提升临床能力"的原则，打破以传统学科为基础的课程体系，构建基础医学器官系统课程、临床技能学习课程、科学方法教育课程、医学人文课程等四类整合课程，并制定相应教学大纲与学习指导。

整合课程计划的实施，得到了学生积极的响应，深受学生欢迎，对提高学生学习兴趣，加强自主性学习，提高批判性思维能力等产生良好的效果。医学部充分总结教改班的实践经验与存在的主要问题，逐步完善卓越医学人才培养方案，并应学生要求扩大了教改班实施范围。

2. 大力推进医学教育国际化

（1）设立全英语教改班。

经学部研究、学校批准，自2014级起选拔组建"临床医学全英语班"，专业基础与专业课程采用全英语教学。承担全英语班教学的教师原则上要求有海外学习工作经验至少1年，

一批从国外引进的教授都加入了全英语教学团队。购置了 McGraw-Hill Access Medicine 电子数据库,引入美国著名医学院校使用的最新版电子教材。

（2）建立学分互认机制。

学校制定《苏州大学本科生赴国（境）外大学交流学习的课程认定及学分转换管理办法》,对学生所修课程学分和成绩按照合作协议予以认定,就学生赴国（境）外大学交流学习的课程认定及学分转换做了具体的规定。医学部多渠道推动与国际知名大学和机构开展学生合作培养,加强本科生互换交流,如与爱尔兰皇家外科医学院、英国女王大学等互派交换生。2013—2015 年,本重点专业类学生出国（境）交流学习共计 71 人次。

（3）加入国际医学生联合会。

2014 年,苏州大学成功申请成为国际医学生联合会（International Federation of Medical Studeats Association,IFMSA）的一员,也是目前我国首个非 985 高校加入的成员院校,为苏州大学医学生进入更广阔的国际舞台创造了条件。成立后的短短一年内,已接受国外学生交流 8 人,派出学生交流 11 人,16 名学生参加了国际医学生联合会的大会交流。

3. 探索在临床医学类专业实施前期趋同、后期分流,培养综合性、多样化医学人才

（1）2013 年修订专业人才培养方案时,调整放射医学、医学影像学专业的课程设置,与临床医学专业共享医学基础课程与部分临床课程平台。

（2）为发挥苏州大学传统特色与优势,在七年制临床医学专业二级学科轮转阶段中设置放射医学课程组,为学生未来职业发展提供坚实的临床专业基础及更多的选择空间。

（3）放射医学专业按照"放射医学""医学物理""核医学"3 个学生未来就业的领域,根据前期趋同、后期分流的原则设置相应的专业课程组,使学生能够结合就业形势和专业兴趣选择相应的课程体系。

（二）以一流教学团队建设为关键,引进与培养并重,加强师资队伍建设

围绕建设一流学科专业的发展目标,师资建设的重点是引进高层次人才,设立特聘教授岗,全球招募优秀人才。2012—2015 年,本重点专业类共引进教师 129 人,其中特聘教授 40 人。

2012—2014 年,学校陆续推出"东吴讲席教授""东吴名医培养计划""东吴学者计划"等教师培养制度,着力推动本土人才成长。"东吴讲席教授"制度,旨在通过选拔长期从事本科生教学工作、注重教学改革与实践、教学方法先进、教学经验丰富、教学效果好的教师,给予一定的政策支持,如享受岗位津贴、可以延迟退休等,鼓励教师潜心本科教学,医学部成为全校首批试点学院。"东吴名医培养计划",面向医疗一线工作的临床医师,以人才专项资助形式,创设优秀临床医学人才发展平台,通过专业培训、科研训练、国内外学术交流与合作等方式进行有计划的培养,以造就一批医德高尚、医术精湛、学术水平高、发展潜力大的优秀中青年临床医学领军人才。学校首批遴选了 7 位"东吴名医",按 100 万元/人予以资助。"东吴学者计划",旨在通过项目资助形式,为学校高端人才创设发展平台,培养和造就一批国内外有影响的学术领军人物,目前已实施四批,共投入经费 2 500 多万元,全校遴选东吴学者

48人,其中属本重点专业类师资8人。

医学部积极筹措资金,设立医学教育发展基金,专项用于教学人员参加各种重要的医学教育教学会议,参加国内外培训、学习进修、学术交流等,鼓励教师与国内外医学教育专家进行广泛交流,共同探讨教学改革经验,获取教学改革的新信息。2012—2015年,本重点专业类教师参加国内外教学培训共计108人次。2012年,医学部基础、临床教学管理人员和骨干教师8人专程赴台湾阳明大学、台湾大学进行观摩学习和PBL教学培训。2013年,派20名骨干教师前往UCLA接受为期两个月的教学进修和培训,使他们对新教学模式改革的意义和效果有了更加深刻的认识和理解,增加了他们对改革的信心。

2012年,学校成立教师教学发展中心,教师教学发展中心为广大教师提供教学培训、咨询服务,引导和推广先进教育理念,促进跨学科教师教学经验交流。医学部早在2011年就成立了基础医学与生物科学学院教师成长中心,定期开展专题培训(2012—2015年共26场),通过对教师职业基本素质、教学技能的培训,教学方法的指导,加强教师间的沟通与交流,对提高教师的综合素质、教学技能、整体教学质量起到积极作用。2012—2015年,医学部、各临床医学院先后邀请中山大学、复旦大学、上海交通大学等国内外专家来举办专题讲座或培训共7场,介绍国内外医学教学的新模式、新方法、PBL教学培训等。

截至2015年年底,承担本重点专业类教学任务的专任教师共计438人(含附属医院),其中,正高职称144人,副高职称186人,高级职称占75.35%;中级职称105人,占23.97%;初级职称3人,占0.68%;具有博士学位者302人,占68.95%,具有硕士学位者90人,占20.55%,具有博、硕士学位的教师比例达89.5%。本重点专业类生师比为6∶1。

(三) 以高水平优质课程资源建设为重点,充分利用现代信息技术,全面提升课程建设水平

1. 以教材建设为抓手,促进教学内容更新与完善

充分发挥苏州大学传统"核"特色与优势,组织编写第三版放射医学专业系列教材10种,截至2015年年底,出版《医学放射生物学教程》《放射卫生学》《电离辐射剂量学基础》《放射治疗学》教材,还有6本教材在2016年完成出版。作为医学影像学专业的基础、桥梁课程,"医学影像解剖学"课程教材自1995年启动,进行了长达21年的建设,坚持以临床应用为导向,以培养学生自主学习能力为重点,在实践中持续改进、不断完善,第三版修订版于2015年由人民卫生出版社出版(前两个版本分别为:1999年科学出版社出版,2007年苏州大学出版社版),在省内外10余所高校使用,广受好评。

2012—2015年,本重点专业类教师主编教材16部,获"十二五"国家规划教材1部(《医学免疫学》),江苏省"十二五"高等学校重点教材立项2部(《医学生物化学与分子生物学》、放射影像诊断技能学》)。

2. 以培养学生自主学习能力及批判创新思维为目标,建设各类课程与教学资源

(1) 为大学一年级新生开设新生研讨课,实现对新生全覆盖。截至2015年年底,全校共开设新生研讨课172门(医学部56门)。

（2）建设"辐射与健康"网络进阶课程，依托学校课程中心平台，实现在线视频学习、学习资料阅读、作业、专题讨论、期中期末考核等，每学年至少开课一次，每次开课安排不少于两次的线下互动。此外，发挥我校传统"核"特色，启动"放射医学"慕课建设，促进教师教学理念与学生学习方法的转变。

（3）引入 McGraw-Hill Access Medicine/USML Easy 电子数据库，为学生课余自主学习和教学模式改革创造条件。

（4）配合教学方法改革，加强 PBL、CBL 教学相关资源建设，组织编写 PBL、CBL 教学新案例，使 PBL、CBL 教学时数比例不断增加。目前已编写 PBL 案例 46 个，成熟使用的 CBL 案例 24 个；改造与新建 PBL 标准教室 11 间。

（5）充分发挥隐性课程在学生综合素质与创新能力培养中的作用，设立"创新学分"及"课外研学学分"，鼓励学生参与课外科研、暑期临床实践、开放性实验、学科竞赛、学术报告等各种形式的自主学习活动；开展社会实践与志愿活动、开放医学形态伦理展览馆等，加强对学生社会责任、生命尊重等意识的教育。放射医学专业开设 Summer School 课程，邀请国际知名专家讲解放射医学基础研究、临床应用方面的最新进展。

（四）改革教学方式方法，推进学生自主学习能力与创新思维培养

积极开展"以学生为中心"的教学方式方法改革，注重批判性思维和终身学习能力的培养，关注沟通与协作意识的养成。

1. 基于问题的学习

在卓越医师教改班开设系统整合课程基础上，实施"基于问题的学习"的教学模式改革。每个系统整合课程至少应用 1 个 PBL 案例，开展 6 个学时 PBL 教学，以问题驱动促使学生主动发现问题、获取帮助、分析问题、解决问题，从而培养学生的批判性思维和自主学习能力，提升学生交流沟通能力与协作意识。

在实施 PBL 教学前，教学团队均开展集体备课，明确教学目的与要求、PBL 教学的标准流程、冷场指导语等。对 PBL 教学过程全程录播，方便师生了解自己在教学过程中的表现，有针对性地加以改进。PBL 教学方法的实施，加强了教师与学生的互动，受到学生普遍欢迎，学生在 PBL 课程自评中普遍反映：口头表达能力、与人沟通能力、思考问题能力都得到了很好的锻炼，有了很大的进步。

2. 基于探究的学习

新生研讨课作为"通识教育课程"平台的选修课程，在大学一年级开设，每位新生可修读 1—2 门课程。新生研讨课为小班化教学，班级人数为 15—30 人，以专题研讨的方式开展教学，强调以学生为中心，采用师生互动、小组讨论和辩论等教学方式，培养学生的团队意识、协作精神，锻炼学生的表达能力、思辨能力和批判性思维能力。

新生研讨课吸引了一批一流教授、学者参与到低年级本科生教学中，使新生在大学一年级能够有机会聆听教授的治学之道，亲身感受他们的魅力风范，并在他们的引导下初步体验学术研究的一般过程，形成科学的思维方式，激发研究和探索的兴趣。如医学部周泉生、王

建荣教授开设了新生研讨课"干细胞与恶性肿瘤：二十一世纪人类面临的挑战和机遇"，积极鼓励学生在课余时间进入实验室体验科研，其教学班上已先后有15名学生进入实验室进行科研学习和锻炼。截至2015年年底，全校共开设新生研讨课172门（医学部56门）。

七年制临床医学专业开设跨学科"基础医学实验设计"课程，卓越医师教改班开设"医学科研方法"课程，均采用"自主设计课题+课题实施"的教学模式，使学生经历一个完整的科学研究过程：提出问题、查阅文献、撰写和递交科研设计书、报告设计方案、评选最优方案并修改、在教学或科研实验室实施方案、收集实验结果并统计分析、撰写研究论文并答辩、论文完善并发表。

3. 基于案例的学习

临床见习引入"基于案例的学习"教学模式。临床带教教师根据见习教学目的与要求，选择真实临床病例编写CBL教学案例，在课前发给学生预习。课上，要求每位学生提出在该案例中发现的问题，师生一起讨论，最后得出诊断结论，提出治疗原则。讨论结束后，常常安排学生接触真实病人，增强其感性认识。目前，临床CBL教学已在内、外、妇、儿等临床课程中广泛采用，成熟使用的CBL案例计24个。

4. "翻转课堂"

为开展"翻转课堂"教学，组织教师录制微课程等视频资料，目前有49门录播课程上线，建成微课程102个，如"组织学与胚胎学""生理学""生物化学"等课程，教师在课前将阅读资料或视频发给学生，要求学生在课前进行自定步调的学习，课堂上通过学生PPT演示、师生讨论等方式来深化概念、解决问题，实现了"先学后教"，变被动学习为主动学习。

5. 实施课程过程化考核

2013年，学校实施课程过程化考核改革试点工作，临床医学专业（卓越医师教改班及七年制）主干专业基础与专业课程率先成为全校首批过程化考核改革试点课程，现已推广到临床医学类所有专业，截至2015年已实施了195门次。过程化考核原则上在每个章节结束后进行，每学期每门课程至少进行4次，考核结果及时向学生反馈，教师进行必要的点评，以指导学生学习。

（五）以办学条件建设为保障，改善实践教学条件，促进医学生实践能力培养

以基础医学、临床医学2个省级实验教学示范中心为平台，对实验教学体系进行了重组、整合和优化，开放学校医学与生物科学类科研实验室，促进科研实验室与教学实验室紧密结合，并与创新人才培养项目互为补充，构建了理论与实践相结合、科研与教学相结合、课内与课外相结合的实验实践教学体系。

1. 完善实验教学示范中心管理与运行机制

从体制机制上做实基础医学、临床技能2个省级实验教学示范中心，制定《关于加强与完善医学部各省级实验教学示范中心管理与运行机制的实施意见》（苏大医〔2014〕16号），设立中心常务副主任，完善实验教学队伍建设，以此推动实验教学内容与体系改革，充分发挥实验教学示范中心平台的育人作用。

2. 不断改善实验教学条件

2012—2015年,共投入1 500万元左右用于基础医学、临床技能2个实验教学示范中心及实验动物中心条件改善,新增仪器设备920台(套),总价值550多万元,其中包括添置外科缝合包扎展示模型、儿童腰椎穿刺模型、综合穿刺仿生标准化病人、全功能创伤仿真标准化病人、胸腔穿刺电子标准化病人、环甲膜穿刺模型、智能化心肺检查和腹部检查教学系统教师机、智能化心肺检查和腹部检查教学系统学生机等,为培养医学生临床操作技能提供良好条件。

2012年,对PACS实验室进行改造,扩大实验室面积,更新实验室设备,完善数字化影像学系统(PACS),制定了PACS实验室的管理、运行规章制度,做到组织有序、责任到人。在此基础上,完成了700个典型教学案例的收集和整理工作,自主开发"医学影像教学典型案例库系统"教学软件,既用于医学影像学专业课程的实验课堂,也用于临床医学、放射医学专业"医学影像学"课程的实验教学,并定期向学生开放。此外,主编《放射影像诊断技能学》教材,作为教学软件的配套实验教材,能起到学生学习的"导航仪"或"手电筒"等功效。

为推进临床模拟教学对医学生临床能力培养,完善临床技能训练与考核体系,大力推进标准化病人建设(SP)。截止到目前,招募与培训了四批SP共计50人,稳定使用的SP有34人。

自2013年起,配合PBL教学方法改革,新建PBL专用教室11间,并配备相应的教学设施。

3. 建立实验室开放共享体系

所有医学教学实验室、仪器设备、教学资源均共享使用并向学生开放,发挥教学实验室在提高学生实践动手能力和创新能力方面的主体性作用,虚拟实验室、形态标本室、生命伦理展馆全天候对学生开放。此外,通过建设开放性实验项目、举办本科生实验技能大赛、设立"课外研学学分"等措施,吸引学生走进实验室。

充分发挥江苏省放射医学与防护重点实验室的育人平台作用,向放射医学专业学生开放进行实验和科研训练。目前,放射性开放实验室升级为生态环境部乙级开放实验室,面积2 000 m^2,配备各类先进的放射性实验设备,如X射线照射仪、Micro SPECT/CT、伽马计数器、液体闪烁计数器、高效液相色谱(HPLC)、小动物CT引导X线精准放疗系统等大型设备,是具有可靠的安全监控、完整的通风、特下水、放射性废物收集的放射性教学实验室。

4. 建立社区实习基地

2015年初修订了临床实习教学大纲,明确了预防医学与社区卫生服务在临床教学和实践中的重要性,并在临床实习中安排了两周时间的社区卫生服务中心(站)的实习,并与9个社区卫生服务中心签订了实习协议,建立了稳定的合作关系,保证了我校临床医学专业学生的预防医学和社区卫生服务的实习任务。

(六)以管理创新为突破,改革教学管理制度,完善工作机制

根据医学教育教学管理的特点与要求,为加强与规范医学教学过程管理,切实推进医学

教育教学改革与建设,完善教学质量监控体系,2012—2015 年,苏州大学医学部制定了一系列相应的管理政策与文件。

（1）制定《苏州大学临床医学教育督学暂行条例》《关于聘任唐天驷等五位教授为临床医学教育督学的通知》（苏大人〔2013〕17 号）。建立临床教育督学制度,以加强临床医学教育教学工作,充分发挥老一辈知名临床专家对临床教学及管理的监督指导作用,完善与保障临床教学质量。

（2）制定《医学部关于加强本科教育教学工作提高教育教学质量实施意见》《医学专业课程改革与建设小组工作细则的通知》（苏大医〔2013〕2 号）。贯彻落实学校第三次战略发展研讨会提出"回归大学本位,提高办学质量"的精神,进一步明确加强医学本科教学工作的改革目标与主要任务、改革重点与主要举措及相应的组织领导保障,为实现领导重视教学、教师热爱教学、科研促进教学、管理服务教学建立有效机制和协同氛围。

（3）制定《关于印发〈苏州大学七年制医学生分流淘汰实施细则〉的通知》（苏大教〔2014〕1 号）、《关于印发〈苏州大学"卓越医师教改班"分流淘汰实施细则〉的通知》（苏大教〔2014〕2 号）、《关于印发〈苏州大学"卓越医师教改班"选拔办法〉的通知》（苏大医〔2014〕11 号）。以探索优秀人才培养的选拔机制与激励机制,激发学生的学习积极性与自觉性,保证医学生培养质量,努力培养医学拔尖创新人才。

（4）制定《关于印发〈苏州大学临床医学专业阶段性考核实施细则〉的通知》（苏大医〔2014〕7 号）。明确阶段性考核的对象、时段、内容及要求,以主动接轨国家临床执业医师资格考试改革要求,配合学校学业警示相关规定,充分调动临床医学专业学生的学习积极性。

（5）制定《关于印发〈苏州大学七年制临床医学专业导师制实施细则〉的通知》（苏大医〔2014〕9 号）、《关于印发〈苏州大学"卓越医师教改班"双导师制实施细则〉的通知》（苏大医〔2014〕12 号）。实行优生优培工程,构建"基础＋临床"的双导师制,对学生的政治思想、职业道德和业务学习进行全面指导,实现基础训练、专业强化、名师指导三位一体,相互递进。

（6）制定《关于印发〈苏州大学医学部形成性评价实施细则〉的通知》（苏大医〔2014〕13 号）。以推动规范化的形成性评价开展,促进师生了解教与学的状况,及时采取措施修正教学行为,促进学生加强平时学习,养成良好学习习惯,促进学风建设。

（7）制定《关于印发〈医学部特聘教授参与全日制本科教学工作的实施意见〉的通知》（苏大医〔2014〕14 号）。明确特聘教授参与本科教学工作的主要途径和形式、基本要求、政策支持,为学部特聘教授参与本科教学开通渠道,促进科研与教学互动,以有利于培养创新人才,塑造完美人格。

（8）制定《关于加强与完善医学部各省级实验教学示范中心管理与运行机制的实施意见》（苏大医〔2014〕16 号）。加强与完善医学部各个省级实验教学示范中心的管理模式与运行机制,设立常务副主任,明确职责、考核评价和激励政策,促进学院实验指导教师与中心实验技术人员协同开展工作,深化实验教学内容与体系改革,形成高水平实验教学成果,切实提升实验教学水平。

（9）制定《关于印发〈本科生"课外研学学分"认定实施办法〉的通知》（苏大医〔2016〕3号）。鼓励本科生参加临床实践、开放实验、科学研究等课外自主研学活动,以加强对本科生创新意识、实践能力及综合素质的培养。

（钟　慧）

第十章 基于转化式学习体系构建的课程体系建设

转化式学习是全球医学教育第三代改革的重要目标,旨在促进指导医学生学习的"参考系转化",即经由学科知识的思考向经由复杂实践问题的系统思考转化,从而提升医学生的岗位胜任力。苏州大学医学部在推动卓越医学教育改革与实践探索中,将基于转化式学习体系构建的系统整合课程建设作为首要的建设内容,即发挥综合大学办学优势,加强学科交叉融合,打破学科、院系壁垒,实现通识教育与专业教育相融通,并推进教学模式的改革。从具体措施来说,一是实施系统整合课程体系建设,二是实施"苏大课程—3I 工程"项目建设,包括新生研讨课、通识选修(核心)课程、全英文教学示范课程、网络进阶式课程、微课程(群)、创新创业课程、研究性教学标杆课程、混合式教学课程等。

第一节 基于器官系统整合课程体系构建

临床医学专业的课程体系改革始于 2010 年,其主要动因是为实施卓越医学人才培养而在课程内容与课程结构体系方面开展改革工作,并于 2011 年通过校务会出台《医学部"卓越医师教育培养计划"实施方案》,该方案明确了卓越医师人才培养模式改革的指导思想、培养目标与规格、培养过程管理、质量监控等问题,确立了课程改革的目标、内容与要求。

1. 培养目标

培养具有优秀思想品质和职业道德,较为广泛的人文、社会和科学知识,拥有终身学习、科学思维、沟通交流和社会适应能力,具备行业引领潜质及创新意识,能适应新的医学标准样式的临床医生。

2. 培养规格

建立以国家《本科医学教育标准——临床医学专业(试行)》为基准,与国际公认的最佳医学院和医学教育相一致的具体培养规格与要求。

3. 课程体系

实施以能力培养为核心的课程设置体系,加强学科交叉融合,打破现有课程体系框架,构建以问题导向性学习、案例式教学为主的医学课程教学新体系。

2011年10月20日—21日,医学部组织赴汕头大学医学院调研,就我校"卓越医师教育培养计划"中培养方案制订与课程体系改革事宜,向已有近10年系统整合课程体系改革经验的汕头大学医学院学习取经。此次调研正式拉开了我校临床医学专业系统整合课程体系改革工作的序幕,在此后近10年的时间里,系统整合课程体系建设经历了三个阶段:第一阶段"小范围试点",自2011年起,每年在五年制、长学制中各选拔30人组建教改班(2011、2012两年仅五年制学生30人),实施人才培养模式改革,重点是进行课程整合与优化,引入新的教学方法、教学手段及评估考核方案(图10-1)。第二阶段"长学制全面推广",根据2016、2017、2018届教改班毕业生、教师的调查反馈及上海交通大学医学院调研学习结果,2018年起在临床医学("5+3"一体化)全面实施整合课程体系,同时在五年制临床医学单独设置了选修课"PBL课程"。第三阶段"基础医学器官系统整合课程体系调整",在总结八年教改实践基础上,结合上海交通大学医学院调研学习结果及教育教学与现代信息技术深度融合要求,2019年对基础医学器官系统整合课程体系进行了调整与完善(表10-1)。

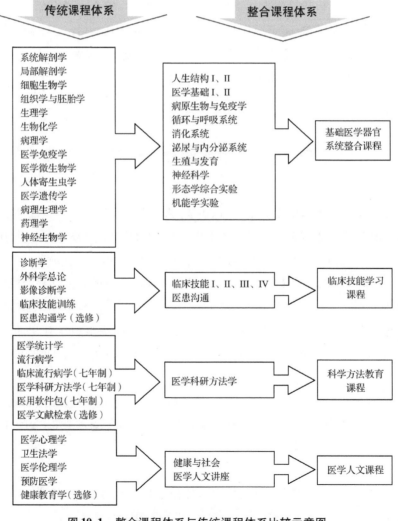

图10-1 整合课程体系与传统课程体系比较示意图

系统整合课程建设按照"加强学科融合,注重综合素质,提升临床能力"的原则,打破以传统学科为基础的课程体系,构建基础医学器官系统整合课程、临床技能学习课程、科学方法教育课程、医学人文课程四类整合课程。

(1) 基础医学器官系统整合课程。

基础医学学科以器官系统为主线进行横向整合。按知识点整合教学内容,将14门以传统学科为中心的基础医学课程整合为八大器官系统课程模块,打破学科之间的界限,减少单学科授课的重复内容,促进学科课程之间的交叉与融合,培养学生综合思维能力、分析与解决问题能力。同时,引入临床案例,实施PBL教学,使学生早期接触临床,逐步推进课程内容的纵向整合。

2018年下半年,根据前期上海交通大学医学院调研学习、师生问卷调查、七年来整合课程体系实施情况等,医学部多次组织基础医学整合课程负责人研讨完善整合课程体系,并要求结合教学模式改革推动学生自主学习、提高学习效果。参与课程教学改革的教师达成共识:根据基础医学课程全部建成在线开放课程或微课群的实际情况,可以推进线上线下混合式教学,加强对学生课外自主学习指导,进一步推动学生自主学习。讨论结果体现在2019级临床医学("5+3"一体化)培养方案修订中,不仅完善了基础医学整合课程体系,还减少课堂教学时数共计48个学时,专门设置课外自主学习时数共计61个学时。在此基础上修订教学大纲,调整教学日历,将部分内容以线上线下混合式教学形式开展。

表10-1 基础医学器官系统整合课程体系调整汇总表　　　　单位:个

修订后				修订前		
新体系课程名称	课堂理论学时	实验学时	课外指导自主学习学时	旧体系课程名称	课堂理论学时	实验学时
人体结构Ⅰ	52	54	2	人体结构Ⅰ	54	54
人体结构Ⅱ	34	36	2	人体结构Ⅱ	36	36
医学基础Ⅰ	70(含6 PBL)	28	8	医学基础1	82(含6 PBL)	28
医学基础Ⅱ	76(含6 PBL)	40	8	医学基础2	84(含6 PBL)	40
疾病与免疫学	34(含2讨论)	16	2	病原生物与免疫学	118(含6 PBL)	56
病原生物学	76(含4讨论)	40	6	—	—	—
泌尿系统	23(含6 PBL)	5	7	泌尿与内分泌系统	54(含6 PBL)	8
内分泌系统	19(含6 PBL)	3	5	—	—	—
生殖系统	32(含6 PBL)	8	4	生殖与发育	38(含6 PBL)	12
消化系统	29(含6 PBL)	8	3	消化系统	34(含6 PBL)	8
循环系统	42(含6 PBL)	5	4	循环与呼吸系统	70(含6 PBL)	10
呼吸系统	22(含6 PBL)	5	2	—	—	—
神经系统	50(含6 PBL)	16	4	神经科学	57(含6 PBL)	13
血液系统	20(含6 PBL)	6	4	—	—	—

续表

修订后				修订前		
新体系课程名称	课堂理论学时	实验学时	课外指导自主学习学时	旧体系课程名称	课堂理论学时	实验学时
形态学综合实验	0	54	0	形态学综合实验	0	54
机能学实验	0	54	0	机能学实验	0	54
合计	579	378	61	合计	627	373

(2)科学方法教育课程。

将原独立开设的"医学统计学""医用软件包""医学文献检索""医学科研方法学""流行病学""临床流行病学"6门课程整合成1门综合课程"医学科研方法",根据医学科研设计的思路编排教学内容,减少单学科讲授知识的重复;在教学方法上,将课堂讲授与课外训练结合起来,真正让学生掌握科研方法,提升科研思维,培养科研及终身学习能力,引领他们具备学科带头人素质。

(3)临床技能学习课程。

在诊断学、外科学总论、影像诊断学的基础上,设立"临床技能学"课程,推行"基于以案例为基础的学习",并充分应用教学查房、模拟教学、开放训练等各种手段,加强对学生临床思维与临床能力的培养。开设"医患沟通"课程,培养医学生掌握医疗实践需要的思维方式,把握医疗行为准则,提高医患沟通能力。

(4)医学人文课程。

完善医学人文素质教育体系,加强医学人文观念的渗透,着力培养"有灵魂的医者"。开设"健康与社会",有机融合公共卫生、行为科学、人文社会科学、医学伦理学等知识,通过案例化教学,采取案例讨论、角色扮演等教学方式,学生可以深刻认识社会因素对健康和疾病的影响及作用,促进医学生观念由单纯的生物医学模式向生物、心理、社会医学模式转变。此外,设立2个学分的"医学人文讲座",每学期邀请著名专家开设医学人文类讲座,引导学生逐步深化对医学职业的认识、继之认同,理解医学职业的神圣与使命,使其真正成为"有灵魂的医者"。

第二节 "苏大课程—3I工程"项目医学课程建设

"苏大课程—3I工程"项目建设始于2014年,建设目标确定为国际化(Internationalization)、信息化(Informationization)、集成化(Integration),简称3I工程。初期主要建设五类课程:全英文教学示范课程、网络进阶式课程、微课程(群)、新生研讨课、通识选修课程(2020年起改为通识核心课程),意图通过加强全英文课程及其体系建设,为全面提升学校本科人才培养的国际化水平奠定坚实基础;通过主动应对MOOCs的挑战,积极探索网络进阶式课程和微课程(群)的建设与应用,为全面提升学校本科教学的信息化程度打造特色品牌;通过分批试点新生研讨课和通识教育课程改革,为全面提升相关学科专业在教学团队、教学内容、教学手段等方面的集成化水平注入全新活力。后期根据教育教学发展趋势,又增设了三类课程:创新创业课程、研究性教学标杆课程、混合式教学课程。

至 2020 年,"苏大课程—3I 工程"共计立项建设 733 项,其中医学部 210 项,具体立项情况如表 10-2 所示。"3I 工程"立项,从教学内容整合到教学方法创新,从教学内涵建设到教学手段更新,建设了一批优质课程,其中医学部建设新生研讨课 80 门,通识教育课程 69 门,其他 61 门(表 10-2)。

表 10-2 2014—2020 年"苏大课程—3I 工程"立项情况汇总表　　　单位:项

类别	学校	医学部
新生研讨课	230	80
通识选修课程	266	69
全英文教学示范课程	59	16
微课程(群)	118	36
创新创业课程	20	5
研究性教学标杆课程	17	1
混合式教学课程	23	3
合计	733	210

新生研讨课是指面向大学新生开设的小班研讨课程,其主要特点为:教师造诣高、课程面向广、课堂容量小、课程内容精、教学方式活。新生研讨课的理念之源是洪堡的教学与科研相结合的思想。新生研讨课的价值主要体现在激发学习兴趣,明确学习选择;营造学术氛围,培养探索精神;和谐师生关系,促进教学变革等方面。

新生研讨课作为学校"通识教育课程"平台的选修课程,在大学一年级开设,每位新生可修读 1—2 门课程。新生研讨课为小班化教学,班级人数为 15—30 人,以专题研讨的方式开展教学,强调以学生为中心,采用师生互动、小组讨论和辩论等教学方式,培养学生的团队意识、协作精神,锻炼学生的表达能力、思辨能力和批判性思维能力。

新生研讨课吸引了一批一流教授、学者参与到低年级本科生教学,使新生在大学一年级能够有机会聆听教授的治学之道,亲身感受他们的魅力风范,并在他们的引导下初步体验学术研究的一般过程,形成科学的思维方式,激发研究和探索的兴趣。如:医学部周泉生、王建荣教授在开设的新生研讨课"干细胞与恶性肿瘤:二十一世纪人类面临的挑战和机遇",积极鼓励学生在课余时间进入实验室体验科研,其教学班上已先后有 15 名学生进入实验室进行科研学习和锻炼。该门课程获得 2019 年国家级线下一流课程。目前,医学部立项建设新生研讨课达 80 门。

表10-3　2014—2020年医学部新生研讨课一览表

序号	项目名称	负责人	年度
1	化学小分子药物的前世今生	季兴跃、黄斌	2020
2	统计之美	汤在祥、贺永明	2020
3	生命科学前沿——力学微环境对生命的影响	畅磊、裴海龙	2019
4	探索人类身心健康的奥秘	韩宏岩、汪成富	2018
5	低剂量诱导的细胞衰老与早衰	许玉杰、周新文	2018
6	阳光心理	李冰燕	2018
7	"骨"动健康	邓飞艳、郭雨凡	2018
8	药物与毒物	曹毅、李建祥	2017
9	面向未来之脑科学	陶金、周翊峰	2017
10	生物资源与人类社会	李兵	2017
11	静观日本——你真的了解日本吗？	于冬、薛莲	2017
12	人生"影像"	李桢、杨燕美	2017
13	进化论的危机与挑战	张洪涛、孙毅	2017
14	现代流行病学：一门广泛适用的医学科研方法学	舒啸尘、潘臣炜	2016
15	千古谜团——生命的密码	许维岸、韩宏岩	2016
16	让我们远离肿瘤——粒子治癌	周光明、Tom K. Hei	2016
17	犯罪现场调查	陶陆阳、王江峰	2016
18	动物的智商与情商	车轶、崔勇华	2016
19	探索神秘的生物大分子世界	韩宏岩、许维岸	2016
20	探索化学世界的分子奥秘	孙巧、李伟峰	2016
21	环境交响乐：细说人与自然的爱恨情仇	第五娟、杨世通	2016
22	读懂天然药物	王剑文	2016
23	用博弈的思维看世界	张保国	2016
24	物理历史上那些事儿	周如鸿、李伟峰	2016
25	核与辐射安全漫谈	涂彧、崔凤梅	2015
26	生命的语言：细胞与医学	杨红英	2015
27	环境污染的当事人和旁观者？——身边的环境	于冬、薛莲	2015
28	火星移民你准备好了吗？	刘芬菊、尚增甫	2015
29	超级计算机与生命科学	周如鸿、杨再兴	2015
30	分子探针——揭示生命奥秘的钥匙	史海斌、杨燕美	2015
31	化学与美	王殳凹、肖成梁	2015
32	纳米技术与健康	李桢、杨燕美	2015
33	环境污染与健康	安艳、张洁	2015

续表

序号	项目名称	负责人	年度
34	纳米世界漫谈	安艳	2015
35	由毒至药:砒霜的两面性	安艳	2015
36	合理膳食与适量运动的奥秘之旅	秦立强、万忠晓	2015
37	探寻人与自然生物和谐相处之道	许维岸、韩宏岩	2015
38	肿瘤发生和治疗的哲学思考	王志伟、黄玉辉	2015
39	学习与记忆的奥秘	刘耀波、马全红	2015
40	转化神经科学——"好痛"与"坏痛"	徐广银、刘通	2015
41	基因与健康:人类分子遗传学的奥秘	戴建锋、赵李祥	2015
42	生活中的免疫学	张进平、王俊	2015
43	骨骼肌与人体健康	宋耀华、李扬欣	2015
44	二十一世纪人类征服心脑血管疾病的梦想	朱力、唐朝君	2015
45	肿瘤与免疫系统的博弈及启示	黄玉辉、王志伟	2015
46	走近"生物药物"	王剑文	2015
47	纳米技术与生物医药的变革	陈华兵、郭正清	2015
48	放射医学在临床医学中的应用	曹建平	2014
49	放射损伤基础	刘芬菊	2014
50	身边的电离辐射与辐射安全	涂彧	2014
51	磁共振成像原理	王立功	2014
52	计算机图形学	王立功	2014
53	核能的历史与展望	王殳凹、第伍娟	2014
54	身边的核技术	文万信	2014
55	放射线与生命	于冬	2014
56	医学科学研究的本质	滕国兴	2014
57	化学物质中毒	张增利	2014
58	万物生长靠太阳(阳光、维生素 D 和人类健康)	张增利	2014
59	组织工程与再生医学——迈向器官再生之路	李斌	2014
60	你身边的生物力学	杨磊	2014
61	健康管理	李惠玲	2014
62	食品安全漫谈	蔡春芳、叶元土	2014
63	转基因及转基因食品安全性	贡成良	2014
64	纳米技术在生物和医学中的应用和风险	洪法水	2014
65	生命的基本体征	蒋星红	2014
66	人类与疾病:对疾病的文化解读	李建明	2014

续表

序号	项目名称	负责人	年度
67	大学生生涯设计	司马杨虎	2014
68	生物能源	卫功元	2014
69	转基因,魔鬼还是天使?	魏文祥、缪竞诚	2014
70	感染与传染性疾病的过去、现状及发展趋势	夏超明	2014
71	发育的奥秘与原理	徐世清	2014
72	干细胞的昨天、今天和明天	张焕相	2014
73	医者之路	宋鄂、牛兰俊	2014
74	转化神经科学——探索脑的奥秘	徐广银	2014
75	生命科学的魅力与前景	何苏丹	2014
76	生命的江河——血管淋巴管与健康疾病	何玉龙	2014
77	骨骼肌萎缩与增生的机制	宋耀华	2014
78	干细胞与肿瘤:二十一世纪人类面临的挑战和机遇	周泉生、王建荣	2014
79	药物研究与人类健康	许国强、张真庆	2014
80	药物与健康	毛新良	2014

表10-4　2014—2020年医学部通识选修课程一览表

序号	项目名称	负责人	年度
1	医学是什么(通识核心课程)	涂彧	2020
2	DNA:生命的秘密(通识核心课程)	季成	2020
3	认识死亡	李强	2019
4	中庸之道:人类与微生物	王崇龙	2019
5	"吃"的法则——杂食者的困境	薛莲	2019
6	空间生命科学导论	胡文涛	2019
7	远离罪恶的孪生兄弟——毒品和艾滋	张明阳	2019
8	酒与酒文化	卫功元	2019
9	癌症的前世今生	刘宁昂	2019
10	大数据思维——从掷骰子到疾病	黄茉莉	2019
11	探秘时间医学	王国卿	2018
12	核安全文化与核应急演习	屈卫卫	2018
13	灾害事故避险及应急	王畅	2018
14	小细胞与大社会	朱子玉	2017
15	科研方法导论	李兵	2017
16	性健康与性文化	马亚娜	2017
17	3D打印:让梦想照进现实	王扬云	2017

续表

序号	项目名称	负责人	年度
18	关于吃——舌尖上的健康	陶莎莎	2017
19	揭开衰老之谜	李瑞宾	2017
20	美丽的生命	朱玉芳	2017
21	放射医学概论(网络进阶式课程)	许玉杰	2017
22	病毒与生命	潘中华	2016
23	借来的地球——漫谈环境污染	于冬	2016
24	转基因食品概论	司马杨虎	2016
25	法医鉴证实录	杨娅	2016
26	地球化学:理念·文化·技能	刘志勇	2016
27	神奇的生物钟	张洁	2016
28	核科学概论——核科学与人类生存发展	许玉杰	2016
29	生物科技的社会与伦理纷争	李强	2016
30	元素之谜	王殳凹	2016
31	颜色的故事	肖成梁	2016
32	生命的起源与演化	张洪涛	2016
33	生物多样性保护与可持续发展	朱玉芳	2016
34	生态文明与可持续发展	朱明德	2016
35	创意仿生学	朱越雄	2016
36	现代生物安全	季成	2016
37	道教文化与养生智慧	王小平	2016
38	显微世界与科技生活	张乐帅	2016
39	辐射与健康(网络进阶式课程)	涂彧	2016
40	宠物文化	许雅香	2015
41	生活方式与健康	常杰	2015
42	疫苗改变世界	徐薇、熊思东	2015
43	人与自然的终极奥秘	许维岸	2015
44	癌症与干细胞:挑战与机遇	周泉生	2015
45	探秘身体	朱奇	2015
46	合理用药与健康生活	牟英	2015
47	丝绸文化	卫正国	2015
48	野外生存	戈志强	2015
49	辐射与生活	于冬	2015
50	食品添加剂的"功过是非"	王大慧	2015

续表

序号	项目名称	负责人	年度
51	医学数据可视化	王立功	2015
52	食品安全与人体健康	李义	2015
53	生长发育	古桂雄	2014
54	健康教育学	马亚娜	2014
55	环境污染与人体健康	信丽丽	2014
56	化学与健康	薛莲	2014
57	工业污染与人类生活	张增利	2014
58	医学人文关怀	李惠玲	2014
59	生物摄影与作品赏析	车轶	2014
60	食品营养学	陈玉华	2014
61	人类遗传和健康生活	成中芹	2014
62	生命现象及本质	史全良	2014
63	环境生物学	苏国兴	2014
64	海洋生物学	吴萍	2014
65	阳光与生命	李冰燕	2014
66	中药入门及保健应用	郝丽莉	2014
67	美容药物学	胡延维	2014
68	名贵中药的鉴别与应用	刘春宇	2014
69	健康与药物通识	杨红	2014

表10-5 2014—2020年医学部"苏大课程—3I工程"其他课程一览表

序号	类别	项目名称	负责人	年度
1	创新创业课程	医用材料到医疗器械的产业化实践	方菁巍	2018
2		临床研究外包产业创业实践	汤在祥、周进	2018
3		药学创新实验训练	杨红	2018
4		生物医药产业创新创业探索与实践	曲静	2017
5		互联网+的健康传播	马亚娜	2017
6	全英文教学示范课程	有机化学	乔春华	2019
7		分子生物学	王雪峰	2017
8		医学统计学	沈月平	2016
9		卫生毒理学	曹毅	2016
10		药物分析（一）	张真庆	2016
11		生物化学（三）	苏雄	2015
12		生理学	王国卿	2015

续表

序号	类别	项目名称	负责人	年度
13	全英文教学示范课程	放射生物学	俞家华	2015
14		药剂学	崔京浩	2015
15		细胞生物学(三)	张焕相	2015
16		药理学	张慧灵	2014
17		儿科学	汪健	2014
18		细胞生物学	魏文祥	2014
19		药学基础	许国强	2014
20		放射化学	第五娟	2014
21		药物化学	乔春华	2014
22	微课程(群)	病理生理学(一)	孙晓东	2019
23		外科学(骨科)	徐炜	2019
24		卫生检验学实验	童星	2019
25		中药鉴定学	陆叶	2019
26		微生物学(一)	卫功元	2019
27		系统解剖学	刘珺	2018
28		医学统计学	汤在祥	2018
29		微生物与免疫学	房红莹	2018
30		解剖生理学	姜岩	2018
31		放射化学	刘志勇	2018
32		急重症护理学	胡化刚	2017
33		生物学野外实习	孙丙耀	2017
34		放射防护学	涂彧	2016
35		细胞生物学(一)	曲静	2016
36		医学微生物学(一)	王蕾	2016
37		外科护理学(上、下)	田利	2016
38		食品理化分析	蔡春芳	2016
39		护理管理学(管理者沟通艺术)	李惠玲	2016
40		药物分析(一)	徐乃玉	2016
41		微生物学检验	张海方	2016
42		神经生物学	单立冬	2015
43		药理学	盛瑞	2015
44		生物化学	王明华	2015
45		人体寄生虫学	周霞	2015

续表

序号	类别	项目名称	负责人	年度
46	微课程（群）	中药制剂分析	汪维鹏	2015
47		基因工程	庄文卓	2015
48		分子生物学	孙雄华	2015
49		医学免疫学	孙静	2014
50		生理学	朱永进	2014
51		病理学	邓敏	2014
52		组织学与胚胎学	余水长	2014
53		职业卫生与职业医学	张增利	2014
54		药用植物学	陆叶	2014
55		食品微生物学实验技术	王大慧	2014
56		内科护理学	汪小华	2014
57		护患沟通技巧示范	林璐	2014
58	研究性教学标杆课程	学科综合训练	杨红	2020
59	混合式教学课程	医学统计学	裴育芳	2020
60		病理学	邓敏	2020
61		儿童保健学	黄洁	2020

第三节　课程教学模式改革与教学资源建设

在课程体系改革的基础上，医学部积极开展"以学生为中心"、推进学生自主学习的教学方式和教学方法改革，注重批判性思维和终身学习能力的培养，关注沟通与协作意识的养成。

一、基于问题的学习

在开设系统整合课程基础上，实施"基于问题的学习"的教学模式改革。每个系统整合课程至少应用1个PBL案例，开展6个学时PBL教学，以问题驱动促使学生主动发现问题、获取帮助、分析问题、解决问题，从而培养学生的批判性思维和自主学习能力，提升学生交流沟通能力与协作意识。

目前已编写PBL案例91个；改造与新建PBL标准教室11间。在实施PBL教学前，教学团队均开展集体备课，明确教学目的与要求、PBL教学的标准流程、冷场指导语等。对PBL教学过程全程录播，方便师生了解教学过程中的表现，有针对性地加以改进。PBL教学方法的实施，加强了教师与学生的互动，受到学生普遍欢迎，学生在PBL课程自评中普遍反映:口头表达能力、与人沟通能力、思考问题能力都得到了很好的锻炼,有了很大的进步。

二、基于探究的学习

大学一年级的新生研讨课,以专题研讨的方式开展教学,强调以学生为中心,关注学生参与学习的过程,而不是获取知识本身,达到开拓学术视野、转变思维方式、培养创新能力的目的。

"医学科研方法"课程,采用"自主设计课题+课题实施"的教学模式,使学生历经一个完整的科学研究过程:提出问题—查阅文献—撰写和递交科研设计书—报告设计方案—评选最优方案并修改—在教学或科研实验室实施方案—收集实验结果并统计分析—撰写研究论文并答辩—论文完善并发表。

设立学生"课外研学学分"与"创新学分",开放教师科研实验室,鼓励学生早期接触科研。

三、基于案例的学习

临床见习引入"基于案例的学习"教学模式。临床带教教师根据见习教学目的与要求,选择真实临床病例编写 CBL 教学案例,在课前发给学生预习。课上,要求每位学生提出在该案例中发现的问题,师生一起讨论,最后得出诊断结论,提出治疗原则。讨论结束后,常常安排学生接触真实病人,增强感性认识。目前,临床 CBL 教学已在内、外、妇、儿等临床课程中广泛采用,成熟使用的 CBL 案例计 45 个。

四、"翻转课堂"

医学部教师积极开展"翻转课堂"教学,在课前将阅读资料或视频发给学生,要求学生在课前进行自定步调的学习,课堂上通过学生 PPT 演示、师生讨论等方式来深化概念、解决问题,实现了"先学后教",变被动学习为主动学习。

五、教学资源建设

以建设高水平优质课程资源为重点,自建与引进并重,优化教学内容,改革教学模式,充分利用现代信息技术,全面提升课程建设水平。近 10 年,教师主编教材 29 部、副主编教材 15 部;引入 McGraw-Hill Access Medicine/USML Easy 电子数据库、考易题库及网络考试评价系统、临床医学专业国家试题库;录制微课程 36 门,建设在线开放课程 22 门,出版整合课程电子教材 4 部。

(龚 政)

第十一章
基于教师成长发展的师资队伍建设

苏州大学坚持"办学以人才为本,以教师为主体",牢固树立"人才资源是第一资源"的理念,大力推进"人才强校"战略,构筑人才高地,建设一流师资队伍。自"十二五"起,学校确立了重点推进医学学科建设发展战略,坚持多策并举培养人才,千方百计吸引人才,倾注感情留住人才,创新机制用好人才,创造条件服务人才,使医学学科教师队伍建设取得了量和质的飞跃,为医学学科建设与医学人才培养提供了强有力的支撑。

一、重视人才引进

为吸引高层次人才,学校从制度和机制方面大胆创新。先后制定《苏州大学人才引进暂行办法》(苏大人〔2006〕32号)、《苏州大学外籍教师管理暂行办法》(苏大人〔2013〕11号)、《苏州大学柔性引进高层次人才引进暂行办法》(苏大人〔2006〕33号)等一系列政策。在实施过程中通过超常规投入引进经费、全方位提升服务质量、提高引进效率等措施,为学校和医学学科的发展提供了强有力的人才保障。

学校在办学经费紧张的情况下,把医学学科人才引进作为学校重点投入领域。医学部将海外高层次人才的引进作为实施"人才强医"战略的重中之重工作。为了招聘到更多海外高层次人才,创新人才招聘方式,在顶尖学术期刊 *Science* 上刊登人才招聘广告,与在海外华人学者中具有影响力的网络媒体"科学网"(http://www.sciencenet.cn/)签署常年合作协议,刊登人才招聘公告。近年来,先后有一大批来自美国、英国、德国、韩国、日本、加拿大、瑞士和荷兰的优秀学者加盟医学部。这些在国际著名高校受过良好教育、从事国际前沿研究的优秀人才的加盟,对提升医学学科专业水平产生重要影响。

医学部积极推行"学术大师+创新团队"的队伍建设模式,由引进的特聘教授领衔组建创新团队和创新平台,按照国际惯例进行人员招聘及团队的建设与管理,充分发挥教授治学的积极性,实现"以人才吸引人才"的集聚效应和团队效应。通过这些学科领军人才及其团队的加盟与组建,使若干个学科迅速崛起,成为省内及国内有影响的优势学科,提升了医学学科的核心竞争力,增强了医学教育办学实力。

二、加强岗位考核

医学部建立了以日常考核、年度考核、聘期考核相结合的教师考评和监督机制,对教师的职业道德、学术水平和教学能力,承担教学任务,履行教师职责等进行全面考核。

（一）考核主要内容

一是教师的职业道德。教师应为人师表、教书育人、爱岗敬业、以人为本、公平公正、关爱学生,不能在教学活动中为自己谋求不正当利益,应以负责的职业态度和对学生的关爱投入教学工作。考核实行教师职业道德一票否决制,不合格者不能聘任或晋升高一级教师职称。

二是教师的教学能力。教师必须承担一定数量的教学任务,考核实行教学一票否决制,达不到基本教学任务要求或学生反映教学效果差,教学考核不合格的教师不能晋升高一级教师职称。要求教授、副教授每学年为本科生授课,并作为专业技术资格晋升和专业技术职务聘任的必要条件。连续两年没有为本科生授课的教师,不能聘任教授或副教授。

三是教师的科研能力。必须从事教育教学改革和科学学术研究,参加和承担研究课题,完成研究论文,将研究课题的业绩作为教师职称考核内容之一。

（二）考核主要方式

医学部对每一岗位的聘任条件和要求均有详细的规定及明确的量化考核指标,包括基本教学工作量、基本科研工作量、社会服务工作量。先由学校教务部、科研处、人事处按照全校统一的标准和条例对学院（部）进行考核,医学部再按照医学部的标准和条例对每位教师进行考核。考核结果反馈给教师本人,每位教师对照标准和条例可以了解自己的绩效,找出自己的长处和不足,明确今后的努力方向和改进目标。

（三）临床教师考核

学校附属医院十分重视临床教学工作,各附属医院均拨出一定数量的专项经费用于支持和鼓励临床医师承担各类教学任务,把临床教学任务和教学业绩作为临床医师年度考核的重要内容,直接与职务晋升、年度考核评优、教学评奖挂钩,临床教学的贡献得到应有的尊重和回报。

三、师资培养

（一）师资队伍建设规划

学校着力建设一支结构合理、素质优良、有竞争力和发展潜力的师资队伍,每五年制定一次教师队伍建设发展规划,并对规划落实情况进行总结。为进一步加强学校人才队伍建设,提升学校教育教学、科学研究和社会服务的整体水平,学校在"十二五"人才队伍建设的基础上,提出了"十三五"人才队伍建设分项规划,对师资队伍建设的指导思想、建设目标、建设任务和建设措施有了更加明确的要求。

医学部"十三五"规划中师资队伍建设按"学术大师+创新团队"模式,加强引进和培养一批具有国内外领先水平的学科带头人和中青年骨干教师,组建跨学科教学团队。

（二）师资队伍培养制度与措施

学校陆续推出了"东吴学者计划""东吴名医培养计划""东吴讲席教授"等教师培养制

度。"东吴学者计划"旨在通过项目资助形式,为学校高端人才创设发展平台,培养和造就一批国内外有影响的学术领军人物,目前已实施四批,共投入经费2 500多万元,共有在职的东吴学者48人,其中医学部(含附属医院)10人。"东吴讲席教授"制度,旨在通过选拔长期从事本学科教学工作、注重教学改革与实践、教学方法先进、教学经验丰富、教学效果好的教师,给予一定的政策支持,如享受岗位津贴、可以延迟退休等,鼓励教师潜心本科教学,医学部作为全校首批试点学院。"东吴名医培养计划",面向医疗一线工作的临床医师,以人才专项资助形式,创设优秀临床医学人才发展平台,通过专业培训、科研训练、国内外学术交流与合作等方式进行有计划的培养,以造就一批医德高尚、医术精湛、学术水平高、发展潜力大的优秀中青年临床医学领军人才。学校首批遴选了7位"东吴名医",按100万元/人予以资助。

通过职称政策杠杆,引领队伍不断努力提高自身水平。针对医学学科特点,设置了《应聘生物医药高级职务应具备的基本科研业绩及学术能力》聘任条件,同时按岗位性质设置了教学科研并重型、科研为主型、临床教学型等多种教师高级职务岗位,推动和促进了医学类教师教学及科研水平的提升。

(三)师资队伍激励政策与措施

通过绩效分配调动学院及教师积极性,2013年出台的《苏州大学绩效工资实施办法(暂行)》(苏大委〔2013〕48号),首次建立了教师基本工作量制度,包括基本教学工作量、基本科研工作量和社会服务工作量三部分,对奖勤罚懒起到积极的推动作用。通过实施绩效工资改革,一是建立健全了绩效考核制度,充分发挥绩效工资分配的绩效导向作用。二是强化岗位管理,建立教师基本工作量制度,并将绩效工资与教师工作量紧密挂钩,优绩优酬,增强学校人才竞争力。三是兼顾效率与公平,统筹考虑,切实提高各类人员收入分配水平,促进教师队伍协调发展,调动教师的积极性和创造性。

学校建立健全奖励与表彰优秀学院和教师制度。每学年评定优秀教学单位、优秀教师、优秀实习指导教师,举办青年教师授课竞赛、微课比赛、教学竞赛等活动。同时,医学部对年终考核特别优秀的教师,通过评选科技奖、教学奖等方式给予专项奖励,在医学部营造了尊重劳动、尊重知识、尊重创造、尊重人才的浓郁氛围。

(四)教师成长中心建设

2012年,学校成立了教师教学发展中心,该中心为广大教师提供教学培训、咨询服务,引导和推广先进教育理念,促进跨学科教师教学经验交流。医学部教师成长中心通过对教师职业基本素质、教学技能的培训,教学方法的指导,加强教师间的沟通与交流,对提高教师的综合素质、教学技能、整体教学质量起到积极作用。

1. 做好规范化师资培训

根据《苏州大学新教师岗前培训管理办法》,必须对所有新进教师进行教师岗前培训,包括思想品德教育、教育理论、教学技能、普通话培训考核等,同时进入教研室或系部,重点进行技能教学培训,包括教案、集体备课、预讲、预实验、多媒体课件制作等。

2. 促进教师教育教学理念与观念转变

本科教学改革涉及教育理念、教学方式、教学内容、教学组织形式等全方位的改革,其中首要的是更新教师的教育观念,以取得教师对新教学模式的理解和支持,这也是教学改革能否成功实施的基本前提。医学部重点采取了以下几项措施:派骨干教师到国内外医学院校学习教学改革的先进经验;邀请国内外医学教育专家做教学改革专题讲座;鼓励和支持教师积极参加国内、国际重要的医学教育会议。这些措施的实施有效地促进了教师教育理念的转变。

3. 鼓励和支持教师开展校内外教学交流

医学部积极筹措资金,设立医学教育发展基金,专项用于教学人员参加各种重要的医学教育教学会议,参加国内外培训,学习进修,学术交流等,鼓励教师与国内外医学教育专家进行广泛交流,共同探讨教学改革经验,获取教学改革的新信息。

2009年与2011年共派出30名临床教师赴美国纽约州立大学接受临床教师医学英语语言培训;2012年,医学部基础、临床教学管理人员和骨干教师8人专程赴台湾阳明大学、台湾大学进行观摩学习和PBL教学培训,2013年再派20名骨干教师前往UCLA接受为期两个月的教学进修和培训(表11-2),使他们对新教学模式改革的意义和效果有了更加深刻的认识和理解,增加了改革的信心。

医学部、各临床医学院先后邀请北京大学、复旦大学等高校的专家来举办专题讲座或培训,介绍国内外医学教学的新模式、新方法、PBL教学培训等(表11-1)。医学部各临床医学院对临床教师进行了临床基本技能教学培训,使带教教师的基本操作符合规范要求。

4. 促进基础与临床教师合作交流

在卓越医师教改班教学改革实践中,根据器官系统整合课程建设的需要,由基础教师与临床教师共同组建跨学科教学团队,并给予政策与资金上的支持,为课程内容整合、教学方式方法改革创造了条件。医学部成立转化医学研究院,鼓励基础教师与临床教师组建跨学科科研团队,开展合作研究,实现优势互补,促进成果转化。

表11-1 校外专家来校做教学专题讲座一览表

序号	讲座名称	邀请专家	专家单位	年份
1	医学教育研究:方法与热点	郭永松	浙江大学	2017
2	从管理者角度谈医院教学工作	孙永宁	上海交通大学附属第六人民医院	2017
3	以问题导向的情景化器官系统课程整合:重在能力提升	黄钢	上海健康医学院	2017
4	执业医师准入中的基础医学考试评价	李榕	国家医学考试中心	2017
5	临床教学的探索与实践——从美国和浙大的视角	俞方	浙江大学医学院	2016
6	骨干教师教学激励计划——设计实施展望	郭晓奎	上海交通大学基础医学院	2015

续表

序号	讲座名称	邀请专家	专家单位	年份
7	TBL教学策略在医学教学中的应用	王庭槐	中山大学	2015
8	临床教学能力的持续提高	邹扬	上海交通大学附属第六人民医院	2014
9	国际医学教育改革趋势与我们的实践	鲁映青	复旦大学上海医学院	2013
10	中英医学教学改革漫谈	Peter Delves	伦敦大学学院（UCL）	2013
11	Problem-based learning(PBL) teaching in the UK	Peter Delves	伦敦大学学院（UCL）	2012
12	资源、课程和社交化学习	沈岳良	浙江大学基础医学院	2012
13	模拟医学教学在案例式教学中的应用	孙长怡	首都医科大学宣武医院	2012
14	创新思维训练 创新人才培养——PBL的实践与思考	管又飞	北京大学基础医学院	2012
15	医学教育的发展趋势——思考与对策	黄钢	上海交通大学医学院	2011

表11-2 教师参加国（境）的外教学培训一览表

序号	姓名	培训内容	年份
1	冯璜	北京协和医学院医学专业双语教学骨干教师高级研修班	2011
2	蒋敏	北京协和医学院医学专业双语教学骨干教师高级研修班	2011
3	李珉	北京协和医学院医学专业双语教学骨干教师高级研修班	2011
4	滕宝群	北京协和医学院医学专业双语教学骨干教师高级研修班	2011
5	邓敏	上海复旦大学医学院PBL培训	2011
6	朱旻	上海复旦大学医学院PBL培训	2011
7	朱旻	天津医科大学教育部来华留学英语师资培训（医学）	2011
8	陈永珍	浙江大学PBL研讨班	2011
9	王国卿	浙江大学PBL研讨班	2011
10	谢可鸣	浙江大学PBL研讨班	2011
11	周霞	浙江大学PBL研讨班	2011
12	陈洁	北京协和医学院医学专业双语教学骨干教师高级研修班	2012
13	高凌	北京协和医学院医学专业双语教学骨干教师高级研修班	2012
14	黄杏梅	北京协和医学院医学专业双语教学骨干教师高级研修班	2012
15	陆惠钢	北京协和医学院医学专业双语教学骨干教师高级研修班	2012
16	沈蕾	北京协和医学院医学专业双语教学骨干教师高级研修班	2012
17	巫瑛	北京协和医学院医学专业双语教学骨干教师高级研修班	2012
18	俞家华	北京协和医学院医学专业双语教学骨干教师高级研修班	2012
19	赵鑫	北京协和医学院医学专业双语教学骨干教师高级研修班	2012
20	张慧灵	美国加州大学洛杉矶分校（UCLA）教育部来华留学英语师资培训（医学）	2012

续表

序号	姓名	培训内容	年份
21	邓敏	台湾阳明大学医学院,台湾大学医学院.第27届PBL小组引导老师研习营	2012
22	孙书方	台湾阳明大学医学院,台湾大学医学院.第27届PBL小组引导老师研习营	2012
23	黄瑞	台湾阳明大学医学院,台湾大学医学院.第27届PBL小组引导老师研习营	2012
24	李明	台湾阳明大学医学院,台湾大学医学院.第27届PBL小组引导老师研习营	2012
25	王国卿	台湾阳明大学医学院,台湾大学医学院.第27届PBL小组引导老师研习营	2012
26	华菲	北京协和医学院医学专业双语教学骨干教师高级研修班	2013
27	林佳	北京协和医学院医学专业双语教学骨干教师高级研修班	2013
28	王娟	北京协和医学院医学专业双语教学骨干教师高级研修班	2013
29	徐婷	北京协和医学院医学专业双语教学骨干教师高级研修班	2013
30	张立峰	北京协和医学院医学专业双语教学骨干教师高级研修班	2013
31	冯瑱	美国加州大学洛杉矶分校(UCLA)PBL培训班	2013
32	黄海雯	美国加州大学洛杉矶分校(UCLA)PBL培训班	2013
33	蒋菊香	美国加州大学洛杉矶分校(UCLA)PBL培训班	2013
34	李纲	美国加州大学洛杉矶分校(UCLA)PBL培训班	2013
35	李明	美国加州大学洛杉矶分校(UCLA)PBL培训班	2013
36	刘峰	美国加州大学洛杉矶分校(UCLA)PBL培训班	2013
37	刘珺	美国加州大学洛杉矶分校(UCLA)PBL培训班	2013
38	茅泳涛	美国加州大学洛杉矶分校(UCLA)PBL培训班	2013
39	皮斌	美国加州大学洛杉矶分校(UCLA)PBL培训班	2013
40	盛瑞	美国加州大学洛杉矶分校(UCLA)PBL培训班	2013
41	唐军	美国加州大学洛杉矶分校(UCLA)PBL培训班	2013
42	王娟	美国加州大学洛杉矶分校(UCLA)PBL培训班	2013
43	王国卿	美国加州大学洛杉矶分校(UCLA)PBL培训班	2013
44	巫瑛	美国加州大学洛杉矶分校(UCLA)PBL培训班	2013
45	吴雨岗	美国加州大学洛杉矶分校(UCLA)PBL培训班	2013
46	余水长	美国加州大学洛杉矶分校(UCLA)PBL培训班	2013
47	张霞	美国加州大学洛杉矶分校(UCLA)PBL培训班	2013
48	张方芳	美国加州大学洛杉矶分校(UCLA)PBL培训班	2013
49	赵颖	美国加州大学洛杉矶分校(UCLA)PBL培训班	2013
50	周春华	美国加州大学洛杉矶分校(UCLA)PBL培训班	2013
51	孟红燕	英国模拟仿真教学培训	2013
52	郭艳	北京协和医学院医学专业双语教学骨干教师高级研修班	2014
53	李峰	北京协和医学院医学专业双语教学骨干教师高级研修班	2014

续表

序号	姓名	培训内容	年份
54	李洁	北京协和医学院医学专业双语教学骨干教师高级研修班	2014
55	张日	北京协和医学院医学专业双语教学骨干教师高级研修班	2014
56	张逸	北京协和医学院医学专业双语教学骨干教师高级研修班	2014
57	连一新	美国加州大学洛杉矶分校（UCLA）教育部来华留学英语师资培训（医学）	2014
58	张旭辉	美国加州大学洛杉矶分校（UCLA）教育部来华留学英语师资培训（医学）	2014
59	孙晓东	上海交通大学基于器官系统整合课程的PBL教师培训班	2014
60	张建敏	上海交通大学基于器官系统整合课程的PBL教师培训班	2014
61	张婷	上海交通大学基于器官系统整合课程的PBL教师培训班	2014
62	朱奇	上海交通大学基于器官系统整合课程的PBL教师培训班	2014
63	胡丽芳	北京大学"基于问题的学习"医学教育交流研讨会	2015
64	李文杰	北京大学"基于问题的学习"医学教育交流研讨会	2015
65	柏振江	北京大学胜任力导向本科临床医学教学与评价方法师资培训班	2015
66	陈鑫	北京大学胜任力导向本科临床医学教学与评价方法师资培训班	2015
67	程江	北京大学胜任力导向本科临床医学教学与评价方法师资培训班	2015
68	冯璜	北京大学胜任力导向本科临床医学教学与评价方法师资培训班	2015
69	李明	北京大学胜任力导向本科临床医学教学与评价方法师资培训班	2015
70	林佳	北京大学胜任力导向本科临床医学教学与评价方法师资培训班	2015
71	邵新宇	北京大学胜任力导向本科临床医学教学与评价方法师资培训班	2015
72	王苇	北京大学胜任力导向本科临床医学教学与评价方法师资培训班	2015
73	吴宝强	北京大学胜任力导向本科临床医学教学与评价方法师资培训班	2015
74	殷炜	北京大学胜任力导向本科临床医学教学与评价方法师资培训班	2015
75	于芳芳	北京大学胜任力导向本科临床医学教学与评价方法师资培训班	2015
76	张丰	北京大学胜任力导向本科临床医学教学与评价方法师资培训班	2015
77	张旭辉	北京大学胜任力导向本科临床医学教学与评价方法师资培训班	2015
78	郑玉华	北京大学胜任力导向本科临床医学教学与评价方法师资培训班	2015
79	李晓平	北京协和医学院标准化病人应用与管理研讨会	2015
80	沈旦	北京协和医学院标准化病人应用与管理研讨会	2015
81	常杰	南京"现代高等教育微课程设计、制作与应用骨干教师"培训	2015
82	韩淑芬	南京"现代高等教育微课程设计、制作与应用骨干教师"培训	2015
83	孙静	南京"现代高等教育微课程设计、制作与应用骨干教师"培训	2015
84	汪维鹏	南京"现代高等教育微课程设计、制作与应用骨干教师"培训	2015
85	王燕	南京"现代高等教育微课程设计、制作与应用骨干教师"培训	2015
86	张洁	南京"现代高等教育微课程设计、制作与应用骨干教师"培训	2015

续表

序号	姓名	培训内容	年份
87	周霞	南京"现代高等教育微课程设计、制作与应用骨干教师"培训	2015
88	陆叶	苏州"高等院校微课开发、设计、制作实操技术应用"培训	2015
89	李文杰	天津医科大学教育部来华留学英语师资培训班(医学)	2015
90	皮斌	天津医科大学教育部来华留学英语师资培训班(医学)	2015
91	李晓平	北京大学胜任力导向本科临床医学教学与评价方法师资培训班	2016
92	陈华	北京大学胜任力导向本科临床医学教学与评价方法师资培训班	2016
93	潘良彬	北京大学胜任力导向本科临床医学教学与评价方法师资培训班	2016
94	张方芳	北京大学胜任力导向本科临床医学教学与评价方法师资培训班	2016
95	李明	北京大学胜任力导向本科临床医学教学与评价方法师资培训班	2016
96	赵鑫	北京大学胜任力导向本科临床医学教学与评价方法师资培训班	2016
97	韩野	北京大学胜任力导向本科临床医学教学与评价方法师资培训班	2016
98	徐文	北京大学胜任力导向本科临床医学教学与评价方法师资培训班	2016
99	谢宗刚	北京大学胜任力导向本科临床医学教学与评价方法师资培训班	2016
100	施立	北京大学胜任力导向本科临床医学教学与评价方法师资培训班	2016
101	郭旗	北京大学胜任力导向本科临床医学教学与评价方法师资培训班	2016
102	古小松	北京大学胜任力导向本科临床医学教学与评价方法师资培训班	2016
103	宗海军	北京大学胜任力导向本科临床医学教学与评价方法师资培训班	2016
104	邱贝芬	北京大学胜任力导向本科临床医学教学与评价方法师资培训班	2016
105	邹汉青	北京大学胜任力导向本科临床医学教学与评价方法师资培训班	2016
106	徐明	北京大学胜任力导向本科临床医学教学与评价方法师资培训班	2016
107	郭亮生	北京大学胜任力导向本科临床医学教学与评价方法师资培训班	2016
108	俞金国	北京大学胜任力导向本科临床医学教学与评价方法师资培训班	2016
109	陈思	北京大学胜任力导向本科临床医学教学与评价方法师资培训班	2016
110	徐静娟	北京大学胜任力导向本科临床医学教学与评价方法师资培训班	2016
111	陈炳芳	北京大学胜任力导向本科临床医学教学与评价方法师资培训班	2016
112	刘文松	北京大学胜任力导向本科临床医学教学与评价方法师资培训班	2016
113	王益民	北京大学胜任力导向本科临床医学教学与评价方法师资培训班	2016
114	朱振洪	北京大学胜任力导向本科临床医学教学与评价方法师资培训班	2016
115	柏振江	北京大学胜任力导向本科临床医学教学与评价方法师资培训班	2016
116	张婷	北京大学胜任力导向本科临床医学教学与评价方法师资培训班	2016
117	刘素香	北京大学胜任力导向本科临床医学教学与评价方法师资培训班	2016
118	沙文刚	北京协和医学院标准化病人应用与管理研讨会	2016
119	周影	北京协和医学院标准化病人应用与管理研讨会	2016

续表

序号	姓名	培训内容	年份
120	张海方	上海交通大学基于器官系统整合课程的PBL教师培训班	2016
121	程桂莲	上海交通大学基于器官系统整合课程的PBL教师培训班	2016
122	孙谕	上海交通大学基于器官系统整合课程的PBL教师培训班	2016
123	刘晓龙	上海交通大学基于器官系统整合课程的PBL教师培训班	2016
124	刘晶	上海交通大学基于器官系统整合课程的PBL教师培训班	2016
125	蒲丽	上海交通大学基于器官系统整合课程的PBL教师培训班	2016
126	王丽	上海交通大学基于器官系统整合课程的PBL教师培训班	2016
127	史晓燕	上海交通大学基于器官系统整合课程的PBL教师培训班	2016
128	虞景	上海交通大学基于器官系统整合课程的PBL教师培训班	2016
129	朱杰	上海交通大学基于器官系统整合课程的PBL教师培训班	2016
130	李扬	上海复旦大学医学院PBL培训	2016
131	孙丽娜	上海复旦大学医学院PBL培训	2016
132	吴淑燕	上海复旦大学医学院PBL培训	2016
133	刘朝晖	上海复旦大学医学院PBL培训	2016
134	崔凤梅	上海复旦大学医学院PBL培训	2016
135	赵琳	上海复旦大学医学院PBL培训	2016
136	马亚娜	上海复旦大学医学院PBL培训	2016
137	李新莉	上海复旦大学医学院PBL培训	2016
138	张熠	上海复旦大学医学院PBL培训	2016
139	高博	上海复旦大学医学院PBL培训	2016
140	孟红燕	上海复旦大学医学院PBL培训	2016
141	田利	上海复旦大学医学院PBL培训	2016
142	郑玉华	上海复旦大学医学院PBL培训	2016
143	徐静娟	上海复旦大学医学院PBL培训	2016
144	冯春来	上海复旦大学医学院PBL培训	2016
145	仇胥斌	上海复旦大学医学院PBL培训	2016
146	邓阳	上海复旦大学医学院PBL培训	2016
147	洪钰	上海复旦大学医学院PBL培训	2016
148	黄婕	上海复旦大学医学院PBL培训	2017
149	俞慧君	上海复旦大学医学院PBL培训	2017
150	姜智	上海复旦大学医学院PBL培训	2017
151	陈娇	上海复旦大学医学院PBL培训	2017
152	常杰	上海复旦大学医学院PBL培训	2017

续表

序号	姓名	培训内容	年份
153	裴育芳	上海复旦大学医学院 PBL 培训	2017
154	刘赓	上海复旦大学医学院 PBL 培训	2017
155	刘志勇	上海复旦大学医学院 PBL 培训	2017
156	嵇成红	上海复旦大学医学院 PBL 培训	2017
157	邹莉	上海复旦大学医学院 PBL 培训	2017
158	郭亮生	上海复旦大学医学院 PBL 培训	2017
159	胡化刚	上海复旦大学医学院 PBL 培训	2017
160	景秀琛	上海复旦大学医学院 PBL 培训	2017
161	岳春贤	上海复旦大学医学院 PBL 培训	2017
162	曹戌	上海复旦大学医学院 PBL 培训	2017
163	周鹏	上海复旦大学医学院 PBL 培训	2017
164	许静	上海复旦大学医学院 PBL 培训	2017
165	李颖	上海复旦大学医学院 PBL 培训	2017
166	王悦	上海复旦大学医学院 PBL 培训	2017
167	郭玲玲	上海复旦大学医学院 PBL 培训	2017
168	蒋菲	上海复旦大学医学院 PBL 培训	2017
169	白艳洁	上海复旦大学医学院 PBL 培训	2017
170	邬青	上海复旦大学医学院 PBL 培训	2017
171	吴茵	上海复旦大学医学院 PBL 培训	2017
172	王晟昊	上海复旦大学医学院 PBL 培训	2017
173	冯振宇	上海复旦大学医学院 PBL 培训	2017
174	柏林	上海复旦大学医学院 PBL 培训	2017
175	白江涛	上海复旦大学医学院 PBL 培训	2017
176	孙建辉	上海复旦大学医学院 PBL 培训	2017
177	王斌	上海复旦大学医学院 PBL 培训	2017
178	王晶	上海复旦大学医学院 PBL 培训	2017
179	倪志红	上海复旦大学医学院 PBL 培训	2017
180	邓敏	混合式教学模式培训	2017
181	李颖	混合式教学模式培训	2017
182	许静	混合式教学模式培训	2017
183	周霞	混合式教学模式培训	2017
184	刘朝晖	混合式教学模式培训	2017
185	朱奇	混合式教学模式培训	2017

续表

序号	姓名	培训内容	年份
186	马晓川	混合式教学模式培训	2017
187	王璐瑶	混合式教学模式培训	2017
188	王广林	混合式教学模式培训	2017
189	张经硕	混合式教学模式培训	2017
190	朱益	混合式教学模式培训	2017
191	杨欢	混合式教学模式培训	2017
192	张天阳	混合式教学模式培训	2017
193	信丽丽	混合式教学模式培训	2017
194	王婷	混合式教学模式培训	2017
195	徐丹	混合式教学模式培训	2017
196	徐静娟	混合式教学模式培训	2017
197	吴阳	混合式教学模式培训	2017
198	刘璇	北京大学胜任力导向本科临床医学教学与评价方法师资培训班	2017
199	王磊	北京大学胜任力导向本科临床医学教学与评价方法师资培训班	2017
200	蒋锋	北京大学胜任力导向本科临床医学教学与评价方法师资培训班	2017
201	何斌	北京大学胜任力导向本科临床医学教学与评价方法师资培训班	2017
202	高锋	北京大学胜任力导向本科临床医学教学与评价方法师资培训班	2017
203	季良	北京大学胜任力导向本科临床医学教学与评价方法师资培训班	2017
204	李云	北京大学胜任力导向本科临床医学教学与评价方法师资培训班	2017
205	王盼君	北京大学胜任力导向本科临床医学教学与评价方法师资培训班	2017
206	李沁恺	北京大学胜任力导向本科临床医学教学与评价方法师资培训班	2017

(钟 慧)

第十二章 基于现代教育信息技术的教学资源建设

第一节 虚拟仿真实验教学中心建设

2013年,教育部高等教育司下发《关于开展国家级虚拟仿真实验教学中心建设工作的通知》,文件指出"虚拟仿真实验教学是高等教育信息化建设和实验教学示范中心建设的重要内容,是学科专业与信息技术深度融合的产物"。"虚实结合、相互补充、能实不虚"是虚拟仿真实验教学中心建设的基本原则,"虚实结合、相互补充"是要充分利用网络资源和现代计算机技术,用虚拟资源丰富学生的学习资源,作为学生自主学习的补充;"能实不虚"是为了避免能够锻炼学生动手能力和创新能力的实验教学被淡化和虚化。

医学是一门实践应用科学,实验教学和临床实习是医学专业教育必不可少的重要环节。医学实验教学与虚拟仿真相结合,可以解决医学实验中存在的诸多困难。在基础医学实验教学中,可解决如机能学动物实验的不可逆性、解剖学尸体的紧缺性、病理学大体标本的稀缺性、分子生物学试剂耗材的高消耗性;在临床医学技能训练中,可解决一些侵入性操作的实训和临床思维训练,如胸腔穿刺、心包穿刺、气管插管等涉及患者安全的操作,不允许学生在患者身体上进行练习。受临床实习时间及场景的限制,学生较少遇到一些突发及危重症情况。即便临床实习时会遇见病情复杂的患者和紧急情况,但是为了维持合适的救护环境,学生也无法亲身参与。

一、指导思想

苏州大学医学部以全面提高医学生创新精神和实践能力为宗旨,以共享优质实验教学资源为核心,以建设信息化实验教学资源为重点,坚持"科学规划、共享资源、突出重点、提高效益、持续发展",推进医学虚拟仿真实验教学建设,开展实验教学改革与创新。医学虚拟仿真实验教学建设坚持以学生自主学习为中心,以共建共享优质实验教学资源为核心,以建设信息化实验教学资源为重点,营造开放共享的虚拟仿真实验教学环境,已在医学教学中发挥了重要作用,提高了教学效果和质量。

二、主要工作

医学部因为其学科特点在 2005 年就通过建设相关实验室,尝试开展虚拟仿真实验教学。基础医学:2005 年形态学实验教学建设显微互动实验室,开展形态学虚拟仿真实验教学。临床医学:2005 年,购置综合模拟人、高端模拟人及其他模型,建设专门的模拟教学实验室,开展临床模拟仿真教学,涵盖临床教学的基本技能。

1. 资源共享,合作建设

2013 年,教育部高等教育司印发了《关于开展国家级虚拟仿真实验教学中心建设工作的通知》。在虚拟仿真实验教学中心遴选指标体系中,虚拟仿真实验教学资源作为一级指标占了 60% 的权重,是虚拟仿真实验教学中心建设的核心内容。2014 年,医学虚拟仿真实验教学平台建成并上线运行,2015 年起,先后引进 102 项校外虚拟仿真项目,虚拟仿真实验应用全面起步。

2. 自主研发,推进应用

虚拟仿真实验教学在医学教学中发挥重要作用,但引进的软件有些达不到学校的实际教学需要,或者缺少学校需要的重要内容。2016 年,苏州大学与多家企业就自主研发展开合作,开发了一批具有独立知识产权,符合学校实际教学需求,在国内具有一定示范特色的虚拟仿真实验教学软件。与上海梦之路数字科技有限公司及贵州医科大学开展校企合作、校校合作,共同研发"解剖学数字化 3D 标本教学系统",并将学校拥有的 528 个解剖经典标本制作成数字化 3D 标本,将真实的人体解剖实验教学和虚拟解剖实验教学有机结合,提高了学习效果。苏州大学与上海交通大学医学院等多家学校共同研发的"形态学数字化教学系统"涵盖了病理、组胚、寄生虫学的教学体系,并自主完成稀缺大体病理标本 3D 资源 451 个、经典数字切片 621 张。2016 年起,先后立项建设放射医学、基础医学、临床医学、药学、法医学等学科 21 个自主虚拟仿真实验项目,全面推进虚拟仿真实验教学工作。

3. 线上线下融合,拓展创新应用

2018 年起,医学部整合各学科虚拟仿真教学资源,重点在教学资源与实验教学体系如何深度融合,在实际教学工作中进一步拓展创新应用。

针对基础医学、临床医学、放射医学专业学生的培养目标和实验课程设置,构建"在线虚拟学习—线下仿真演练—真实实验操作"的实验教学模式,在基础医学知识学习阶段,先进行在线虚拟软件理论知识学习和实验方法的训练,然后进入真实实验。在临床医学知识学习阶段,在线理论与仿真技能相结合、在线思维与临床实践相结合。在放射医学知识学习阶段,采用实景虚拟、高度仿真、应急综合情景演练和实际实验操作相结合。

在做好放射医学、形态学综合、药学、法医学等学科自主虚拟仿真实验项目建设工作的基础上,经过积极申报,先后获 2 个省级项目和 3 个国家级项目。

4. 项目建设流程

校企合作开展项目的建设流程如图 12-1 所示。

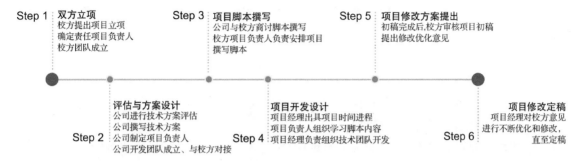

图 12-1　校企合作教学项目开发流程图

5. 支撑保障工作(经费、人力)

学部采取一系列措施,推进虚拟仿真实验教学改革和虚拟仿真实验教学项目建设的规范化与可持续发展。

(1) 平台保障。

学部建立了医学虚拟仿真平台,满足学部各单位建设、发布、管理和使用虚拟仿真实验教学项目的需求,实现多学科、多类型虚拟仿真实验教学项目的集中管理和数据共享,支持课程和相应实验的扩展。管理平台托管于学校信息化管理中心,学部负责平台日常运行维护,数据安全。平台提供了完善的虚拟仿真实验教学辅助功能,包括实验预习与准备、开课管理、实验库维护、教学安排、实验过程智能监控和在线指导、实验报告、结果评价、成绩统计查询、教学效果统计分析等实验教学全过程管理。稳定安全的统一平台使各单位可专注于项目的开发,降低了项目开发和应用的成本,也为虚拟仿真实验教学项目的开放共享、对比评价等工作奠定基础。

(2) 经费支持。

2015 年以来,在学校支持下,学部累计投入 200.2 万元支持虚拟仿真实验教学建设,学部每年从本科教学业务费中安排专项资金用于虚拟仿真实验教学项目建设,为虚拟仿真实验教学项目的开发提供稳定的资金保障。

(3) 人才支撑。

学部指导每一个项目团队建设一支由专业实验教师、信息技术专家、实验技术与管理人员共同组成的高水平虚拟仿真实验教学队伍,为虚拟仿真实验教学项目建设的可持续发展提供了人才支撑。

(4) 绩效奖励。

学部制定政策对从事虚拟仿真实验教学的教师认定教学工作量,对获得校级、省级、国家级项目的小组成员进行配套绩效奖励,较好地调动了教师开展虚拟仿真实验教学的积极性。

(5) 校企合作。

建立了"共建、共管、共享"的双赢、可持续校企合作模式,促进了虚拟仿真实验的良性发展。虚拟仿真实验教学项目的研发高度依赖先进技术的支撑,必须综合应用富媒体、三维建模、人机交互、虚拟现实、增强现实等技术手段。我校积极开展校企合作，充分发挥学校的学术优势和企业的技术优势，联合上海梦之路数字科技有限公司等优秀企业共建、共享虚拟仿真实验教学项目。

6. 项目申报工作

医学部认真做好国家虚拟仿真实验教学项目组织申报工作，重点做好以下几点：

（1）提前规划，及早准备申报项目。

评审时项目是否是真项目，能否正常共享运行十分关键。而建成一个成熟项目，制作周期最少要3个月，因此必须要提前规划，及早准备好项目。医学部要求"虚拟仿真实验教学项目"必须用于实验教学，强调"规划好是前提，建设成是基础，用起来是根本"，坚持先有为，后有位，建好资源是本，参加评审是检验和对后续工作的推动的理念开展项目的建设和准备。

（2）校外专家辅导，提高项目建设质量。

2018年医学部专门聘请有丰富项目建设经验的上海中医药大学可燕教授、南京医科大学高兴亚处长，通过现场讲座、单独辅导、远程会议等方式对申报项目进行全程咨询辅导，有效提高了项目的建设和申报质量。

（3）评审期间全程跟踪，按节点做好工作。

国家级虚拟仿真实验教学项目的遴选推荐环节分为：申报材料公示、上网公测、演示汇报及会议评审4个阶段，每个阶段的观测点不同。申报材料公示阶段主要看产权，通过看是否是自主开发软件、共建软件或商业软件来判断产权属性（自主知识产权、共享知识产权或商业产权）。上网公测主要看运行，到底是在线开放共享还是局部共享。演示汇报主要看质量，同等条件下比项目质量，看示范性和辐射作用、看运行数据、看汇报情况。会议评审主要看整体，看项目建设是否契合指标体系，特别是示范指标（表1），看是否与遴选原则吻合，最终遴选出优秀的虚拟仿真实验教学项目。在评审期间医学部全程跟踪服务，按节点做好工作。

三、主要成效

1. 项目情况

经过几年建设，医学部自建的21个项目中获国家级虚拟仿真实验教学项目3个、省级在线开放虚拟仿真实验教学项目2个、校级虚拟仿真实验教学资源（项目）8个，如表12-1所示。

表12-1 虚拟仿真实验项目建设一览表

序号	项目名称	负责老师	项目级别	单位	备注
1	乳腺癌组织分子分型的免疫组织化学检测方法	邓敏	国家	基础医学与生物科学学院	首批国家级一流本科课程
2	抗流感病毒活性药物的设计与筛选	镇学初	国家	药学院	首批国家级一流本科课程
3	颅脑损伤法医学鉴定	陶陆阳	国家	基础医学与生物科学学院	首批国家级一流本科课程

第十二章 基于现代教育信息技术的教学资源建设

续表

序号	项目名称	负责老师	项目级别	单位	备注
4	基础医学形态学综合实验	黄瑞	省级	基础医学与生物科学学院	苏教办高〔2017〕2号
5	放射生物学在线虚拟仿真实验	俞家华	省级	放射医学与防护学院	苏教办高〔2017〕2号
6	药物研发虚拟仿真实验训练平台	镇学初、杨红	校级	药学院	
7	血清中γ-球蛋白与高密度脂蛋白的分离、纯度鉴定与浓度检测	苏雄	校级	基础医学与生物科学学院	
8	肝纤维化模型构建与诊断虚拟仿真综合实验	谢芳	校级	基础医学与生物科学学院	
9	大肠杆菌的合成生物学虚拟实验	王崇龙	校级	基础医学与生物科学学院	
10	高表达miR-26b促进间充质干细胞向损伤部位迁移	张焕相	校级	基础医学与生物科学学院	
11	人体组织学切片的制作、鉴定及应用虚拟仿真实验	余长水	校级	基础医学与生物科学学院	
12	血清球蛋白的分离与纯化	徐岚	校级	基础医学与生物科学学院	
13	PD-1抗体药物的体内抗肿瘤活性测定	张熠	校级	药学院	
14	生物单克隆抗体(①生物反应器生产单克隆抗体;②单克隆抗体纯化制备工艺)	周建芹、王义鹏	医学部	药学院	
15	生物活性肽的分离、纯化与质谱鉴定(水蛭抗凝物质的提取鉴定实验原理)	韩宏岩	医学部	基础医学与生物科学学院	
16	环境因子对胚胎发育的影响	崔勇华	医学部	基础医学与生物科学学院	
17	碱性磷酸酶K_m值的测定	徐岚	医学部	基础医学与生物科学学院	
18	脂蛋白的分离提取电泳实验	徐岚	医学部	基础医学与生物科学学院	
19	18F-FDG PET肿瘤显像虚拟实验	俞家华	医学部	放射医学与防护学院	
20	糖尿病的营养评价及防治	韩淑芬	医学部	公共卫生学院	
21	小儿标准化病人(SP)虚拟仿真	黄洁	医学部	儿科临床医学院	

2. 体系构建

为提高信息化背景下医学实验教学质量和实践育人水平，医学部积极开展示范性虚拟仿真实验教学项目建设工作，推动学部各学院积极探索线上线下教学相结合的个性化、智能化、泛在化实验教学新模式，形成学科布局合理、教学效果优良、开放共享有效的医学教育信息化实验教学项目示范新体系（图12-2、图12-3）。

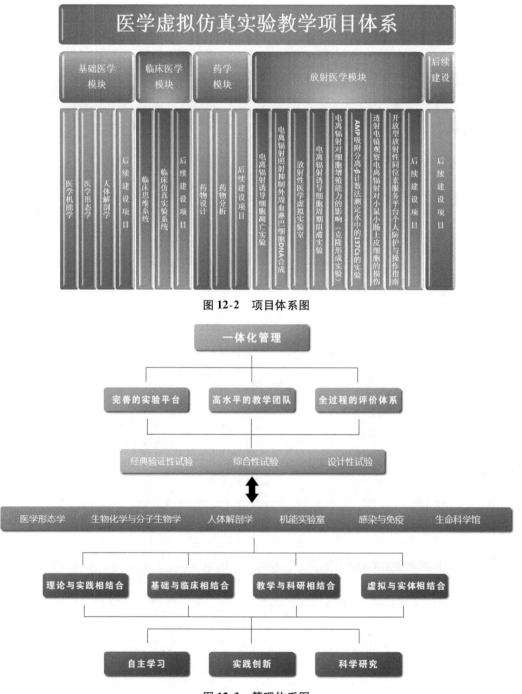

图12-2 项目体系图

图12-3 管理体系图

3. 平台资源

（1）一个平台："苏州大学医学虚拟实验教学平台（图12-4）"。

"医学虚拟实验教学平台"是开展医学虚拟仿真实验教学的总平台。平台访问网址：http://mvl.suda.edu.cn。

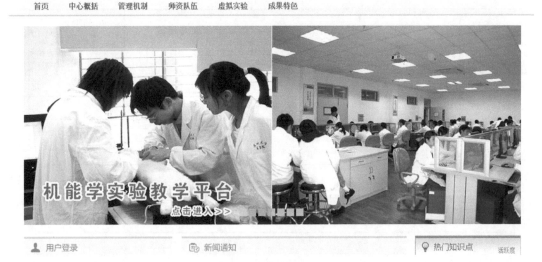

图 12-4　苏州大学医学虚拟实验教学平台

（2）三个系统。

① 解剖学数字化 3D 标本教学系统。

该系统为苏州大学与多校共同研发。系统将学部拥有的 528 个解剖经典标本制作成数字化 3D 标本，以三维数字人为目录索引，采用真实标本三维展示，包括临床医学教学所需的所有解剖标本结构辨认，多套解剖题库系统。系统的解剖标本可 360 度自由转动、标注、3 000 万像素的高清图像，解剖结构采用互动点击的标注，解决标本缺乏、结构辨认不准确、标本针对性不突出及学生难以理解等问题。

② 形态学数字化教学平台。

该系统包含病理学、组织学与胚胎学、人体寄生虫三个学科，为苏州大学与多校共同研发。访问网址：http://medxtx.suda.edu.cn。系统主要解决病理标本的稀缺性和共享需求，将苏州大学多年积累的 451 个病理大体标本三维数据，并共享桂林医学院、上海交通大学医学院、成都医学院等其他高校共计 600 个病理大体标本，合计 1 051 个病理大体标本，是目前国内最多的病理大体标本库。

③ 临床技能训练系统。

该系统是提供线上医学临床技能教学资源及相关课程的平台，为苏州大学与多校共同研发。系统支持发布课程、临床案例等相关教学资源，支持临床技能在线教学和考试，课程知识体系科学,资源配置与考核评价方式合理,适合在线学习和混合式教育。系统提供胸腔穿刺术、腰椎穿刺术、腹腔穿刺术、骨髓穿刺术、心包穿刺术、膝关节穿刺术、小儿腰椎穿刺术、小儿骨髓穿刺术、环甲膜穿刺术等53个基础临床技能训练课程。

(3)虚拟仿真实验教学项目123项。

学部建设涵盖机能学、生物化学与分子生物学、病原生物学与免疫学、放射医学、药学、临床技能学等学科的123项虚拟仿真实验教学项目,其中引进102项、自建21项(表12-2)。

表12-2 各学科虚拟仿真实验教学项目建设一览表

序号	学科	项目数	其中自建项目数
1	基础医学	56	10
2	临床医学类	54	1
3	药学	4	4
4	放射医学	2	2
5	公共卫生与预防医学	1	1
6	生物	3	3
7	PBL临床思维案例	3	0
	合计	123	21

4. 应用情况

(1)虚实结合,拓展实验项目。

如医学寄生虫学虚拟综合实验项目,真实实验常受课时和资源的限制,学生很难操作有关高致病性病原体及高成本、低成功率寄生虫感染的动物模型等实验。通过虚拟实验可拓展实验项目,完成原来不能常规开展的实验项目。

在基础医学领域,解决如机能学动物实验的不可逆性、解剖学尸体的紧缺性、病理学大体标本的稀缺性、分子生物学试剂耗材的高消耗性。

在临床医学领域,可解决一些侵入性操作的实训和临床思维训练,如胸腔穿刺、心包穿刺、气管插管等涉及患者安全的操作,不允许学生在患者身体上进行练习。受临床实习时间及场景的限制,学生较少遇到一些突发及危重症情况。即便临床实习时会遇见病情复杂的患者和紧急情况,但是为了维持合适的救护环境,学生也无法亲身参与。

在放射医学领域,开发"放射医学虚拟实验室项目""放射生物实验"等特色虚拟实验项目,通过依托虚拟现实、人机交互等技术,构建高度仿真的虚拟实验环境和实验对象,实现虚实结合、虚实互补的实验教学训练模式,有效解决了电离辐射所致机体放射损伤、放射损伤综合救治等实验项目实际训练难以开展、高危险性、难以复制,且费用昂贵等放射医学实验教学问题。

(2)培养学生自主学习能力,规范学生操作。

采用动画虚拟、真实视频等多种方式,使学生从直观、微观,亲自操作等多方面感受真实和虚拟实验。虚拟实验交互性好,有利于学生自助式学习,促进学生牢固掌握各种规范的实验技能,并综合、灵活地运用于实践,利于培养学生的创新思维能力和解决问题能力。

(3) 使用效果好、教学效果明显。

如医学寄生虫学虚拟综合实验项目在临床医学等 10 多个专业使用后,受到学生的欢迎与好评。调查结果显示,学生对开设虚拟实验的满意率达 98％,94% 的学生认为提高了学习兴趣和自主学生能力,97.5% 的学生认为虚拟实验能规范实验操作技能,97.6% 的学生认为其拓展了教学内容并使之更为生动、易于掌握。(图 12-5)

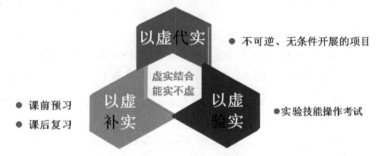

图 12-5　虚拟实验的特点

(4) 完成新冠肺炎疫情下医学线上实验教学。

在受 2020 年新冠肺炎疫情影响,只能开展线上实验的特殊情况下,虚拟仿真实验是学生能开展实验操作,培养学生实验技能的主要途径。医学部在疫情期间共计 284 名教师通过医学虚拟仿真实验教学平台开设 567 门课程,2 308 人通过云平台合计上实验课 11 917 个小时(图 12-6)。

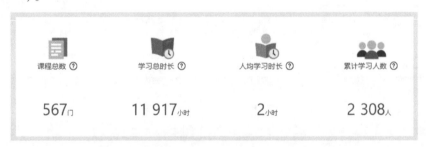

图 12-6　医学虚拟仿真实验教学平台利用情况图

疫情期间,医学部平均每天有超过 100 人登录医学虚拟仿真实验教学云平台进行学习,最高一天 300 余人同时使用云平台进行线上实验学习(图 12-7)。

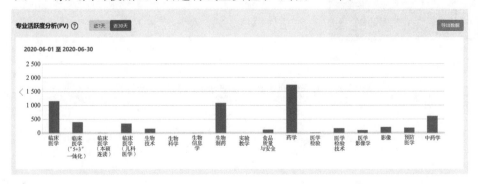

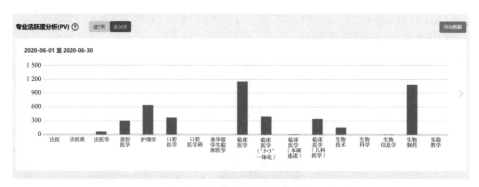

图 12-7　医学部虚拟仿真实验教学平台利用专业活跃度分析图

从专业活跃度来看,药学、临床医学、生物制药、护理学、中药学、放射医学等专业较为活跃,学生使用量也较大。其中,药学、临床医学、生物制药仅6月份使用用户就超过1 000人次,虚拟仿真实验教学资源真正得到了全方位的应用。

疫情期间,医学部还在医学魔课MOEC虚拟仿真实验教学平台提供了18个自建虚拟项目供全国高校共享使用,全国共有110所高校,153万人次选择学习。邓敏老师的"乳腺癌组织分子分型的免疫组织化学检测方法"2020年上半年就有97 776人次选修,通过共享使用,不仅自建的虚拟实验得到了充分的应用验证,还为全国各高校医学线上实验教学做出了贡献。(图12-8、图12-9)

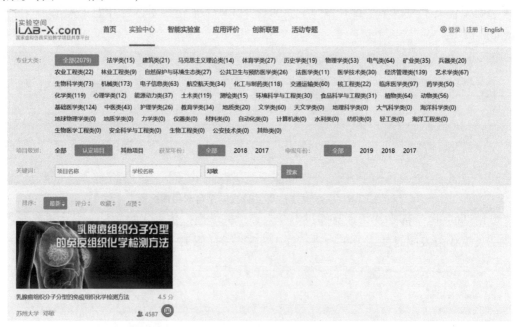

图 12-8　国家虚拟仿真实验教学课程共享平台界面

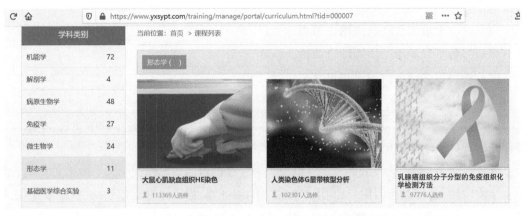

图 12-9　医学魔课 MOEC 平台选修学生人数界面

四、几点体会

1. 对教学的作用

（1）促进医学实验教学资源的整理、建设和利用。

通过开展医学虚拟仿真项目的建设，学部对多年积累的 528 个解剖经典标本、451 个稀缺大体病理标本、621 张经典数字切片进行了数字化处理，使其得到了更广泛的应用。

（2）促进实验教学内容更新，推动学部实验教学改革与创新。

学部针对医学类专业学生的培养目标和实验课程设置，通过加强医学虚拟仿真项目在实验教学中的应用，已经初步构建了"在线虚拟学习—线下仿真演练—真实实验操作"的实验教学模式，在基础医学知识学习阶段，先进行在线虚拟软件理论知识学习和实验方法的训练，然后进入真实实验。在临床医学知识学习阶段，在线理论与仿真技能相结合、在线思维与临床实践相结合。

（3）树立学生主体地位，引导、激励学生自主学习。

虚拟仿真实验教学平台整合了大量优质的数字化医学教学资源，并在校园网全天候在线开放，学生通过手机、电脑可以随时随地进行在线学习。如平台数字切片和大体病理标本带有缩略导航图，指导学生点击典型结构区局部放大或缩小，且每张切片都带有详细的描述，典型结构具有中、英文标注，病理阅片更直观易懂。学生能更快、更好地理解和掌握切片的内容，提高学习效率。

通过高质量的学习资源库、教师在线答疑及多种形式的师生互动、学生之间的讨论交流等互动方式，激励学生自主学习，激发学生学习热情，培养学生发现和解决问题的能力，充分发挥学生在教学中的主体作用，并为"互动式教学"和"个体化教学"提供可能性。

2. 存在的问题

（1）不同学科虚拟仿真实验教学建设不平衡。在"健康中国"建设、人口老龄化、新冠肺炎疫情等大背景下，公共卫生和护理虚拟仿真项目建设应受到更大关注。

（2）虚拟仿真项目建设尚未形成体系。虚拟仿真项目建设仍是按单个项目推进，尚未按体系化建设。

(3) 已有虚拟仿真项目应用还不充分。

(4) 经费是制约虚拟仿真项目建设的瓶颈。

(5) 教师积极性有待进一步提高。

3. 今后工作的方向

医学部在对2020年新冠肺炎疫情期间开展线上实验教学的经验总结中发现,单依靠学校建设软硬件教学设施明显不能完全满足我们的教学开展需要,我们认为:

学校内网+云端平台+技术服务+海量资源+个性定制=苏州大学医学虚拟实验体系化

学校内网,是针对校内用户,利用学校现有的服务器,提供内网高速访问,资源本地化,有利于提高访问速度和稳定性,考虑到安全性,校内服务器可以不对外开放,确保校内信息安全。

云端平台,是指利用阿里云、资源提供企业搭建的云平台,实现校外学生的访问和使用,同时要能实现校内和云平台数据的实时同步,虚拟仿真资源的定时自动更新,无缝对接数据,这项服务通过外包服务采购的形式,按年和按使用人数支付费用。

技术服务,是指我们的教师在使用信息的过程中,明显存在不熟练的情况,并且平台的维护、选课、统计分析教学数据、虚拟仿真实验开展过程中的学生技术问题等,这些都需要合作企业提供持续的服务,如果没有和教学紧密结合的服务,这项工作开展起来会很困难。

海量资源,是指平台资源要满足我校各学科教学的需要,也要能够不断扩充,根据教学需要不断增加内容,实现整体框架下积木化搭建,不断地提高资源的数量和质量,不断地让虚拟仿真教学体系完整。

个性定制,是指医学部要发动各学科参与到建设虚拟仿真教学资源中来,要定制一些符合我校医学实验教学特色的实验项目,要能体现苏州大学医学元素,要积极申报国家后续的各项"金课"。

以上目标实现后,我们不但可以满足校内用户的使用,还可以考虑辐射继续教育、医院和基层人员继续培训的要求,践行我们的社会责任。

第二节 基于"5G+VR"技术的智慧医学教学建设

神奇5G,课堂"变身"手术室

2019年5月19日上午9时40分,苏州大学附属第一医院手术室里,一台腹腔镜下胆囊切除术正在进行。"打完三个穿刺孔之后,第一步先要剥离脂肪,暴露胆囊三角。"普外科主任医师周晓俊边操作边讲解。

这一画面通过5G网络被实时传送到苏州大学天赐庄校区博习楼的一间教室内。这里,苏州大学附属第一人民医院普外科主治医师吴润达正在为2014级临床医学本硕连读卓越医师班的 10 名学生上案例教学课。

"胆囊三角的具体位置在哪里？""这种腹腔镜下手术与传统开放手术相比,切口能小多少？"课程中,学生们不时提问,很快得到课堂内外专家的反馈。除了画面直播和即时互动之外,学生们还能戴上 VR 眼镜和耳机,身临其境地感受手术室环境。卓越医师班学生王晓缘由衷感叹："这样的案例教学课真是太生动了！"

当天,苏州大学与苏州电信签约共建 5G 校园,基于 5G 及 VR/AR 技术打造的 360 智慧教室投入使用。这也是苏州大学与华为公司共同打造"云中苏大"的又一进展。

（资料来源：《新华日报》2019 年 5 月 20 日第 7 版,内容有删改）

基于 5G 网络高速率、大容量及低时延的技术优势,在中国电信、华为的支持下,医学部于 2019 年 4 月建成首个基于 5G 及 VR/AR 技术打造的 360 智慧教室,并于 2019 年 5 月 19 日上午开展了首次基于 5G 与 VR 技术相结合的医学 CBL 沉浸式教学。(图 12-10)

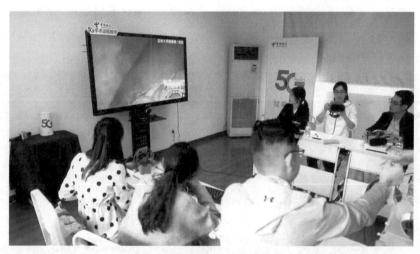

图 12-10　基于 5G 与 VR 技术相结合的医学 CBL 沉浸式教学教室内景

教学参与学生结合临床上一名腹痛患者的实际案例,围绕患者病史、急腹症病因、主要鉴别诊断等问题展开探讨。与以往不同的是,教学课程引入了 5G 和 VR 技术,配合华为 CloudLink 和 VR 眼镜,进行手术远程直播教学,同学们在 360 教室能够轻松实现与专家办公室、手术室互联互通,头戴 VR 眼镜和耳机身临其境地体验手术室环境,通过 5G 网络实时观摩医院腹腔镜胆囊切除手术直播,对学习案例过程中的疑问都可以用 5G 网络无缝对接连线专家和手术医生进行视频语音互动交流。通过仿真系统和三维动态视景高度还原真实场景的视觉效果,让同学们仿若置身于手术室实时观看了全程手术,更加直观地进行临床医学知识的学习,这也是苏州大学医学教学的首次尝试,使医学部在实施"智慧医学教育"方面走在全国前列,受到了国内各主要媒体的关注,央视客户端、新华日报等进行了专门的报道。

一、5G 技术在现代医学教育中的应用前景

5G 采用全新的网络架构,5G 网络的主要目标是让终端用户始终处于联网状态。它的

主要特点是高速率、低时延及大容量。

1. 高速率可保障医学资源快速获取

5G 网络将提供峰值 10 Gbps 以上的带宽,不仅为快速获取资源提供了保证,同时也可以满足高清视频的实时播放需求,使用户可在更短的时间内传输大容量文件,为高清的医学教学视频分享、大容量的医学教育资源下载奠定了基础。

2. 低时延可缩短教学中响应等待的时间

5G 网络具备毫秒级的网络传输时延,接近 1 ms 的时延约为 4G 网络的 1/5,该特性大幅缩短了等待数据传输开始的响应时间,满足教学应用实时交互的严苛时间延迟要求。因此,5G 技术可被应用于远程医学教育领域。

3. 大容量可满足超高密度的连接

3G 和 4G 网络的占用率高,会直接影响连接用户的访问速度,如果同时连接的人数过多会导致直播的卡顿。而 5G 网络可提供超高密度连接,支持百万终端数/平方千米的连接数密度,可使用户在人员密集、流量需求大的区域也能享受到较高的网络速率,有效地缓解多设备接入卡顿的问题,为超高清的医学教育直播提供有力支持。(图 12-11)

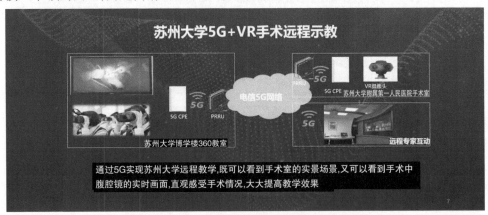

图 12-11 基于 5G 与 VR 技术相结合技术方案

二、基于 5G 数字化医学教学平台建设方案

（一）平台目标价值

建设基于 5G 数字化医学教学平台,为开展医学线上教学提供全面支持,并推动线上线下混合式医学教学模式改革的实施,平台的建设将全面提升医学教育现代化水平,使医学部在实施"智慧医学教育"方面走在全国前列。平台的建设和使用,也能有效规避目前使用腾讯视频等公用平台开展医学线上教学所存在的医学伦理、动物伦理等方面的风险。

（二）平台功能定位

在 5G 网络的支持下,平台主要要实现多点多终端实时观看,学生可与基础医学或临床医学专家通过网络现场多向互动、实时提问、实时回答,经 5G 网络传输现场高清画面,达到全程无卡顿,传输效果稳定,讨论环节流畅无延时,保证了教学的流畅性和完整性,学生具有良好的现场沉浸式的体验。

通过平台的支持,在前期基础医学教育中可以实施双师课堂,可以解决临床医生时间和空间上的限制,补充到医学生前期PBL课堂中,弥补基础教师缺乏临床知识的不足。在医学后期教育中能够把部分不适合大规模或经常性到现场的医学教学内容通过5G网络引入课堂,让学生不在现场也能较直观地学习,从而有效整合医学前后期教学资源。

(三)平台主要教学场景

1. 基于5G数字化医学教学平台在医学后期可以在以下教学内容中应用

场景1:外科学CBL+手术教学

教学资源:麻醉手术室

教学对象:临床专业4年级学生

应用地点:PBL讨论室

场景2:外科学总论见习教学,观摩手术室、术前准备、消毒铺巾等。

教学资源:麻醉手术室

教学对象:临床专业3年级医学生

应用地点:外总实验室

场景3:内科诊断学见习教学,远程床边见习,远程查房,远程病例讨论。

教学资源:麻醉手术室

教学对象:临床专业3年级医学生

应用地点:PBL讨论室、诊断实验室

场景4:医学影像学专业课学习(包括放射诊断学、超声诊断学、介入手术等)

教学资源:影像学相关科室

教学对象:影像专业4年级学生

应用地点:影像实验室

2. 基于5G数字化医学教学平台在医学基础部分可以在以下教学内容中应用

场景1:新生专业介绍,"基础教师+远程连接"的临床医生形成医学教育中的双师课堂,讲座时间60~120分钟

教学资源:基础医学各教研室,医院各临床科室、手术室

教学对象:临床医学1年级新生

实施地点:医学前期教室

实施过程:医学基础教师在医学部5G网络覆盖的教室,首先给学生介绍医学前期基础课程及课程的教学模式和课程与临床之间的相关性。然后通过5G技术的支持,实时连接到临床医生专家给学生介绍临床各专业的基本情况及其与基础学科的相关性,临床医生还可以通过预先录制一些临床诊疗的相关视频和图片,让学生有更直观的认识,同时可以进行现场提问、互动。

场景1:PBL教学,"基础教师+远程连接"的临床医生形成医学教育中的双师课堂,教

学时长:120~150分钟

教学资源:基础医学各教研室,医院各临床科室、手术室

教学对象:临床医学 1—3 年级学生

实施地点:医学前期 PBL 教室

实施过程:医学基础教师在医学部 PBL 教室,和学生一起现场讨论案例,在讨论过程中遇到的临床相关疑难知识点,可以通过 5G 技术的支持,实时连接到临床相关专业医生专家给学生进行相关知识的讲解,学生提问及师生互动。

(四)平台技术路径。

平台应用到的主要信息技术如下:① 基于 5G 的数据接口和物联网技术;② 混合云技术;③ 数据处理和统计学、人工智能技术;④ 医用设备集成技术;⑤ 数据中台、数据湖、数据对接技术;⑥ JAVA、前端技术、中台技术、内存计算技术;⑦ PACS RIS HIS LIMS 教学平台多系统融合技术;⑧ 资源容器、资源图谱、流程引擎、视频推流技术。

如图 12-12 所示平台技术整体方案:视频 + 监控 + WeLink 全融合。学生、教师、专家、校方智慧教室大屏、个人手机、PAD 均安装 WeLink 客户端,5G 接入,实现跨机构跨校区的个人覆盖,统一互联、高效协同。

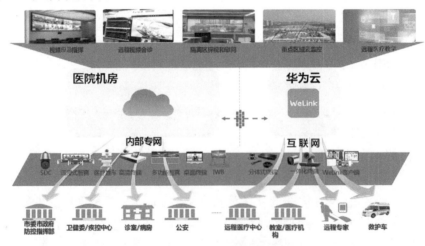

图 12-12　平台技术整体方案架构图

5G 技术的应用使医院与教学场所、教学活动各方参与人之间的实时信息传播得到了有效解决。但医院端手术室、诊室等场所和设备的信息获取成了平台能否顺利应用的瓶颈,在需求的推动下,华为在医学部、各附属医院的指导下,推出了基于 5G 的医疗教育专属产品:一体化教学终端与医疗推车 – 360 手术室(查房)推车。

360 手术室(查房)推车(图 12-13)主要技术参数:窄边框显示器,24 寸,1 080 P;电容触控屏,10 点触控;Windows 系统,专为控制设备设计;集成 WeLink、TE 终端、网络;支持 HDMI 输入,远程共享设备或 PC 画面;支持 S-Video/CVBS 接口/VGA/HDMI 信号输入;双面超静音医用脚轮,表面高级静音橡胶材质;自带升降,实现操作台高度轻便调节;车体和 UPS 系统符合医疗安全规范标准,内置 UPS 电池,支持 4 小时以上持续供电。

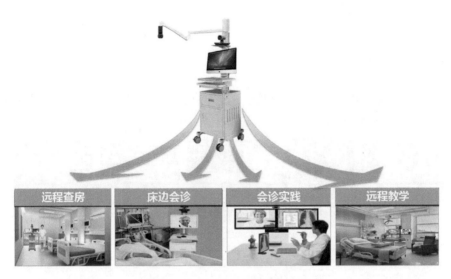

图 12-13　360 手术室(查房)推车

　　360 手术室(查房)推车的移动化设计,方便推入手术区,并在不同房间使用,实现 Wi-Fi 回传,推车内置无线网卡,免于布线改造,便于部署实施。

表 12-3　医院端实施方案推荐配置清单

序号	设备分类	设备名称	型号描述	数量
1	通信设备	5G 路由器	5G CPE 移动路由器	1 台
		交换机	8 端口千兆电 POE 交换机	1 台
2	远程交互套件	VR 摄像头	专业级 8K 3D 全景相机支持 5G VR 直播	1 套
		视频会议终端	TE40 1 080 P 可接入专业手术设备视频	1 套
		摄像头	TE20 1 080 P 手术室视频	1 套
3	移动设备架	手术室视频推车	手术示教车多功能教学视频演示设备推车(含电源)	1 台
6	通信链路和服务器	接入授权	会议终端接入授权(1 080 P)(含一台手术专用接入)	2 台
		VR 推流	VR 图传推流平台 5 年服务费	1 台
		维保服务	5 年设备维保	1 台
7	管理平台软件	医疗动态影像管理平台 V1.0	提供手术视频集中管理及直播点播观看	1 台
8	管理主机	一体化录播主机	支持 SDI、DVI 接口视频输入,视频同步录制,支持合成模式和资源模式录制	1 台

在以上医院推荐配置的支持下,结合5G网络信息传输及学校智慧教室的建设,成功打造全场景远程医疗教育协同平台(图12-13)。平台具有以下优势:一是性能卓越。①系统稳定,能大量大规模接入应用案例;②技术先进,最高可实现4K超高清效果;③网络适应性强、开放标准,兼容性强。二是功能强大。①标准协议下唯一具有全融合功能系统;②能够实现文字、语音、视频实时沟通;③文档材料在线传输,白板内容互动研讨。三是业务应用。①院区不受地域局限,随时协同办公及教学;②手术时可提前实时上传患者视频、体征;③针对专科医联体,远端医院无缝接入。

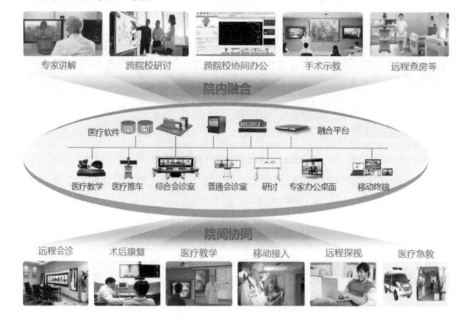

图 12-13　基于 5G 全场景远程医疗教育协同平台

通过5G技术的应用及以上技术方案的实施,平台成功解决原有医学示教系统存在的以下两个主要问题:一是显示不清晰的问题,即无法清晰地呈现患者的神态、气色等信息,无法实现把动态视频(腔镜等所采集到的视频)和病人医疗检查数据高清地传送到会诊中心与教学场所。二是临场感差的问题,即无法进行医疗过程(查房、手术等)全景真实传送,无法进行真实自然的面对面沟通,师生体验差。

三、教学案例

基于5G数字化医学教学平台建设的主要目的是能方便应用到医学实际教学中,从而使学校、医院、教师和学生能真正获益。

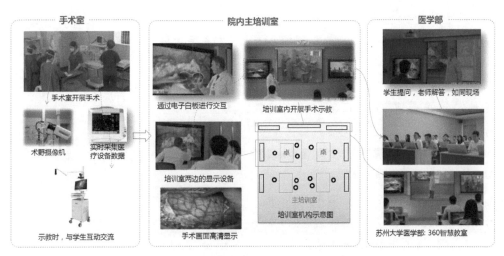

图 12-14　基于 5G 全场景智慧医学 CBL 教学实施图

从图 12-12 可以看出，基于 5G 全场景智慧医学 CBL 教学涉及学校和附属医院，医院内部又涉及手术室及内外科、麻醉等众多业务科室，技术上需要畅通的 5G 网络支持，需要用到手术显微镜、生命监护仪、360 手术室推车、互动显示屏、视频会议系统等大量系统设备，人员方面需要主讲教师、主刀医生、麻醉师、护理人员、学生、设备技术人员等通力配合。

现在以 2020 年 10 月 10 日开展的题为"视力下降病例分析"的教学活动为例来说明如何组织开展好基于 5G 全场景智慧医学 CBL 教学活动。首先要做好教学活动安排，活动安排中要事先确定教学内容，编排好教学日程，明确教学对象、教学地点、主讲教师和场外专家、支撑服务单位及工程师。其次要明确每个参与单位及人员的工作职责，正式活动前一般要安排 1—2 次模拟教学。最后要检查所有流程和设备，周密的活动安排是教学活动正常开展的基础。

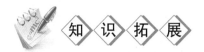

（样例）基于 5G 全场景智慧医学 CBL 教学活动安排
（视力下降病例分析）

一、教学日程

1. 2020 年 10 月 10 日　10:00—11:30

观摩对象：江苏省委书记娄勤俭等

2. 2020 年 10 月 10 日　17:00—18:30

观摩对象：全国人大常委会副委员长丁仲礼等。

3. 2020 年 10 月 16 日　14:00—15:00

观摩对象：各高校校长。

二、教学对象

主课堂:苏州大学4年级医学生14名(详见学生名单);

分课堂:铜仁学院(贵州)、江西省上饶卫生学校。

三、教学地点

主教室:校本部博远楼302室(360智慧教室);

手术室:苏州大学附属理想眼科医院4号手术室;

分教室:铜仁学院(贵州)、江西省上饶卫生学校智慧教室。

四、主讲教师及场外专家

1. 曾艳枫:主任医师、硕士生导师;

承担任务:完成CBL教案,智慧教室,主讲。

2. 陈莉莉:副主任医师、医学硕士;

承担任务:患者选择,手术室,主刀。

3. 杨勋:主任医师、博士生导师;

承担任务:专家连线,办公室,分享本专业前沿知识。

五、参与人员

1. 校长办公室:张志平、蔡燊冬(总协调)。

2. 教务部:冯志华、于竞红(智慧教室管理及安排)。

3. 信息化建设与管理中心:黄平、沈国良(信息技术协调)。

4. 医学部:龚政、温洪波、陈乳胤、解笑(配合学校协调、上课学生安排及管理)。

5. 理想眼科:尤海章(配合学校协调),舒有峰(与华为对接、信息传输、终端连接等技术)。

六、支撑服务单位及人员

1. 华为:俞峥嵘(手机:13338695056)。

2. 中国电信:姜海波。

3. 智慧教室:钱国春(手机:13584815065)。

七、模拟教学安排

1. 2020年10月6日 14:00—15:00:熟悉流程及相关教学系统操作。

2. 2020年10月9日 14:00—15:00:全程模拟,所有相关人员参加。

首先要编写好CBL案例脚本。CBL案例脚本是教学活动的指南,制定过程中需对教学内容和教学环节做出详细的安排,对涉及的场所及人员做好安排,在编写脚本的同时首先要与外场的连线专家沟通,明确与外场专家连线的时机及要讲解的内容。其次要与医院手术室充分沟通,确定好手术案例及教学活动中相关进程安排,如手术开始的时间、连线手术室的时间、手术视频直播的时机、退出直播的时间等,在确定手术案例的过程中一定要与手术患者进行沟通,尊重患者的知情权,教学活动一定要符合医学伦理规范。

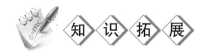

（样例）视力下降病例分析教学脚本（教师版）
（苏州大学附属理想眼科医院）

一、本节课目的：通过病例分析培养学生针对视力下降患者的临床思路

二、本节课主要内容：视力下降病例分析

三、首先给学生介绍眼球的结构及视觉形成原理

四、接下来跟学生分析一份病例

1. 病例主诉

曾老师：

患者74岁，男性，主诉：双眼渐进性视力下降1年

请思考，对于这样一位患者，作为一名医生还需要采集哪些病史？哪位学生可以回答这个问题？

学生回答：

（1）眼部情况询问要点：有无外伤史、有无畏光流泪史、有无眼部疼痛史、有无头部疼痛史、视力下降是间歇性还是持续性、有无缓解情况。

（2）全身情况询问要点：根据年龄询问是否有高血压、糖尿病、心脏病等，全身还有没有其他的疾病史？比如手术外伤过敏史。

曾老师：

好，我现在归纳一下这位患者的病史，包括主诉、现病史、既往史、个人史、婚育史、家族史。

2. 检查

曾老师：

根据以上病史，请考虑一下，接下来需要做哪些检查？

学生回答：

（1）全身：血尿常规，空腹血糖、电解质及凝血功能、肝肾功能、血型传染四项、心电图、胸片。

（2）眼部：眼前节照相，眼部A超、B超、内皮细胞测定、人工晶体度数测算、对比、角膜检查，Master 700，眼压裂隙灯冲洗泪道。

曾老师：

好，现在我们来看看该患者做了哪些检查？检查结果如何？

3. 诊断

曾老师：

通过病史采集（简单说一下内容）、相关检查结果（简单说一下内容），请思考该患者最有可能的诊断？谁来回答？

学生回答(可以集体回答)：

白内障。

4. 专家连线：鉴别诊断

曾老师：

该患者考虑白内障，那么还需要与哪些疾病相鉴别呢？我们来连线苏州大学附属理想眼科医院博士生导师杨勋主任医师，让他来给大家讲讲。

技术人员很快连好线。

曾老师：

杨主任，您好！我们这里正在讨论一份视力进行性下降的病例，目前考虑最可能的诊断是白内障，请您给学生讲讲，白内障需要与哪些疾病相鉴别？

杨主任回答(杨勋主任提供)。

曾老师：

好，刚才杨主任就白内障鉴别诊断给大家做了系统的讲解，感谢杨主任。

5. 治疗

曾老师：

好，结合患者病史、检查结果，该患者明确诊断白内障，那么白内障临床上该如何治疗呢？（自问自答）白内障治疗主要是手术（简单介绍白内障手术的几种方式）。

手术前，还要考虑有无禁忌证，那么，白内障手术禁忌证有哪些呢？（自问自答）该患者无禁忌证，可以手术治疗。

6. 专家连线：麻醉

曾老师：

手术能否顺利开展，麻醉很重要，好，接下来，我们连线苏州大学附属理想眼科医院麻醉科孙建娣主任，请她给大家讲讲该患者麻醉方式的选择及相关注意事项。

技术人员很快连好线。

孙主任，您好！请您给学生讲讲，白内障手术麻醉方式的选择及相关注意事项。

孙主任回答：(孙建娣主任提供)。

曾老师：

好，刚才孙主任就白内障麻醉方式及相关注意事项进行了全面的讲解，感谢孙主任。

7. 手术室连线观看手术直播

曾老师：

好，接下来我们连线到苏州大学附属理想眼科医院手术室，观看现场陈莉莉主任手术。

技术人员很快连好线。

曾老师：

好，线已连接好了，首先请大家戴上 VR 眼镜，先看看手术室全貌。

通过 VR 眼镜,学生对眼科手术室有了了解,接下来,观看现场手术直播。

一起观看白内障手术直播。

现在看到的是第一步(内容:曾艳枫);第二步(内容:曾艳枫);第三步(内容:曾艳枫)……

8. 连线远程课堂

切换到铜仁学院或江西省上饶卫生学校课堂。

曾老师:

手术结束了,术后护理也是至关重要的,那么白内障术后如何护理呢?请江西省上饶卫生学校的学生思考一下,哪位学生回答?

护理专业学生回答:

(1) 术后体位无特殊要求,以平卧位不压迫术眼为宜。

(2) 遵医嘱为患者滴用眼药水,同时注意教会患者滴眼药水的正确方法。

(3) 眼部病情观察:部分患者术后仍有视物不清、轻度异物感,属于正常术后反应。若出现眼痛、恶心、呕吐反应,应考虑是否有眼压升高,应及时通知医生;若术眼视力急剧下降、畏光、流泪可能为感染性眼内炎,应及时通知医生处理。

(4) 合并糖尿病、高血压的患者密切观察全身情况,及时控制血糖、血压。

(5) 术后 1 个月内术眼的保护:术后 1 周内睡觉时勿压迫术眼(建议戴眼罩);术后 2 周至 1 个月内不要让脏水或肥皂水进入术眼内;1 个月内不要对术眼施加压力(如揉眼),并预防术眼被碰撞。

9. 专家连线:术后护理

曾老师:

好,术后如何护理?如何健康宣教?我们连线到苏州大学附属理想眼科医院护理部江绍荣主任。

技术人员很快连好线。

曾老师:

江主任,您好!我们知道白内障术后护理很重要,请您给学生讲讲白内障术后如何护理及相关注意事项。

江主任回答(回答内容江主任提供)。

曾老师:

好,江主任就白内障术后护理及相关注意事项进行了全面的讲解,感谢孙主任。

10. 总结

曾老师:

最后我总结一下,本节课通过白内障病例分析学习,要求大家掌握白内障的诊断与鉴别诊断,手术治疗关键步骤,熟悉白内障手术麻醉方式、手术后护理及相关注意事项。好,今天就到这儿,下课。

四、经验与体会

CBL案例脚本(教师版)制定好后,要在此基础上修改好学生版,提前发给学生,要求学生做好相应的预习和教师做好相应的教学准备。

第一,调试好设备和网络。基于5G的教学活动高度依赖相关设备和网络,正式开课前要调试好开展教学活动相关的场所的所有设备和系统,不能有任何遗漏,设备的调试应结合开课前模拟教学进行,以便发现的问题有针对性,对发现的问题要及时解决,一个问题解决后一定要对所有设备和系统再进行一次联调联试,要防止解决已有问题时又导致新的问题出现。设备和网络调试好后即要固定好相应的技术状态,如在正式开课前发生技术状态的调整,就必须对所有设备和系统再进行联调联试,从而确保教学活动的有序开展。

第二,组织好现场教学。现场教学组织得好坏是教学活动成功与否的关键,主讲教师要把控好教学活动的所有环节,对影响教学活动的关键环节要有相应的预案,如在连线手术室的过程中发生不可抗力的意外情况如何处理等。要利用好所有智能化设备和技术,让新技术真正服务好教学,成为课堂教学效果的倍增器。要充分调动好学生参与教学的积极性,引导学生积极思考、踊跃交流,让学生在全新的教学组织中真正受益。现场教学时要设教学助理,辅助主讲教师利用好新技术、新设备、新系统,辅助主讲教师做好其他课堂、医院手术室等场所的联通和场外专家、学生的联系。各单位的支持工程师在教学过程中要密切监控好相关设备、系统及网络的运行状态,对出现的问题及时进行技术支持。

第三,认真做好教学总结。现场教学完成后要及时对教学文档和教学录像进行归档,并对形成的教学资料进行必要的转换,生成完整的线上教学案例,并在相应的教学平台发布,让更多的学生受益。对教学过程中的经验和问题及时总结,以便指导后续教学活动的开展。

2020年10月,医学部成功开展由苏州大学附属理想眼科医院曾艳枫主任任主讲教师,题为"视力下降病例分析"的基于5G全场景智慧医学CBL教学活动(图12-15),此次活动不仅有苏州大学临床医学生参加,还开设铜仁学院、江西省上饶卫生学校两个分课堂,真正实现了优质教育资源共享。

此次教学活动的主课堂设在苏州大学天赐庄校区博远楼全新打造的360智慧教室,它以5G、VR/AR等新技术打造出一个无边界、高仿真、可交互、沉浸式的学习空间,临床医学专业的学生通过5G环境下的虚拟现实技术,直接与专家办公室、手术室联通,身临其境地观察手术中的每一个细节,感受逼真的学习体验。同时,教室还配备华为WeLink+智慧屏,让专家、教师、学生随时随地加入课堂中,打破教与学的边界,实现课堂物理空间无阻碍、知识体系无断档、教育活动无延时、师生互动无间隙、虚拟现实无界限(图12-16)。

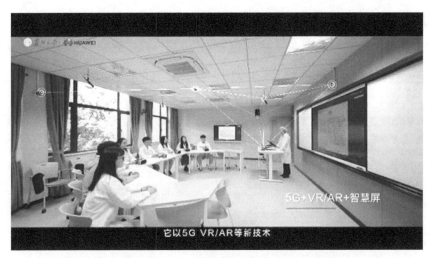

图 12-15　基于 5G 全场景智慧医学教学活动场景

苏州大学附属理想眼科医院杨勋教授、曾艳枫教授等多位眼科专家受邀为临床医学专业学生进行授课,课程中学生不时提问,很快得到课堂内外专家的反馈。除了画面直播和即时互动外,学生还能戴上 VR 眼镜和耳机,身临其境地感受手术室环境。学生由衷感叹:"这样的案例教学课真是太生动了!"

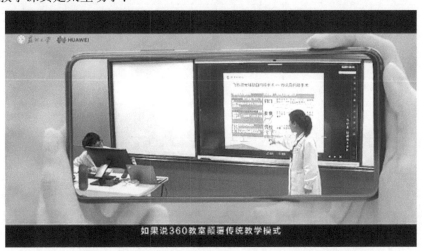

图 12-16　基于 5G 全场景智慧医学教学活动手机端实景图

全新 360 智慧教室和教学模式,颠覆了传统医学人才前期教学与后期临床的培养流程,通过集成 5G、Wi-Fi、VR/AR 等技术,将医院的手术室"搬到"课堂,让大一医学生能在第一时间结合病例、结合问题进行沉浸式学习,实现手术室、教室、办公室无缝对接,触发了"课堂革命",打破了医学生只有到了大三才能进入手术室隔着玻璃窗观看的限制。

2020 年 10 月 10 日,全国人大常委会副委员长丁仲礼、江苏省委书记娄勤俭先后观摩了教学活动,对活动给予了很高的评价。2020 年 10 月 16 日,以"突破校园边界,探索未来大学新形态"为主题的"云中苏大——全国智慧校园建设峰会"在苏州举办,峰会由苏州大学、华为联合主办,云中大学联创中心协办。本次峰会以"线上 + 线下"结合的形式举行,共有近

700位来自全国的教育管理部门负责人、高校领导、行业客户,以及2 000多位线上观众共同参与,共议高校数字化转型之路。与会人员对教学活动进行了现场观摩,教学活动受到了大家的一致好评。

(陈乳胤)

第四篇　政策文件与改革成果

　　创新教学管理,完善管理制度,健全工作机制,是实施卓越医生教育培养计划的重要制度保障。重视争创教学质量工程项目,及时总结教育教学成果,积极组织师生教学竞赛活动,赋予卓越医生教育培养计划丰富的内涵。本篇主要介绍十年来医学部出台的相关管理制度和所取得的教育教学改革项目、各类教学成果及奖项。

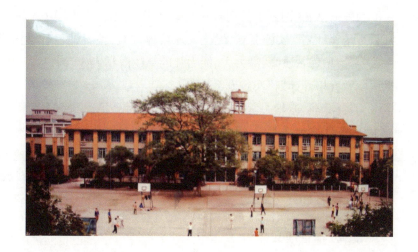

第十三章
医学部教育教学管理文件

建立科学的教学管理制度和管理程序,依据国家法律和上级主管部门的文件精神,不断修订与完善教学管理制度,是实施人才培养过程中必不可少的工作。针对医学教育教学管理的特点与要求,为加强与规范卓越医学人才培养教学过程管理,推进医学教育教学改革与建设,完善教学质量监控体系,制定了一系列相应的管理政策与文件。其中包含课程建设、教学管理、学籍管理、教学指导、学生科研、国际交流等方面的文件,这些文件的制定使卓越医学教育教学管理有章可循。

一、教学改革文件

为贯彻落实《国家中长期教育改革和发展规划纲要 2010—2020 年》所提出的"卓越医师教育培养计划"实施要求,优化人才培养方案,整合课程教学内容,改革教学方法与教学手段,努力培养素质高、潜力大、能力强的卓越医学人才,苏州大学医学部制定了《医学部"卓越医师教育培养计划"实施方案》。

为贯彻落实苏州大学第三次战略发展研讨会提出"回归大学本位,提高办学质量"的精神,进一步明确加强医学本科教学工作的改革目标与主要任务、改革重点与主要举措及相应的组织领导保障,为实现领导重视教学、教师热爱教学、科研促进教学、管理服务教学建立有效机制和协同氛围,苏州大学医学部制定了《医学部关于加强本科教育教学工作提高教育教学质量实施意见》。

二、教学管理文件

为加强临床医学教育教学工作,充分发挥老一辈知名临床专家对临床教学及管理的监督指导作用,建立临床教育督学制度,以完善与保障临床教学质量,制定了《苏州大学临床医学教育督学暂行条例》《关于聘任唐天驷等五位教授为临床医学教育督学的通知》。

为探索优秀医学人才培养的选拔机制与激励机制,激发学生的学习积极性与自觉性,保证医学生培养质量,努力培养医学拔尖创新人才,制定了《苏州大学七年制医学生分流淘汰实施细则》《苏州大学"卓越医师教改班"分流淘汰实施细则》《苏州大学"卓越医师教改班"选拔办法》。

为主动接轨国家临床执业医师资格考试改革要求,配合学校学业警示相关规定,建立医学生分阶段考核机制,明确阶段性考核的对象、时段、内容及要求,以充分调动临床医学专业学生的学习积极性,制定了《苏州大学临床医学专业阶段性考核实施细则》。

为实行优生优培工程,构建"基础+临床"的双导师制,对学生的政治思想、职业道德和业务学习进行全面指导,实现基础训练、专业强化、名师指导三位一体,相互递进,制定《苏州大学七年制临床医学专业导师制实施细则》《苏州大学"卓越医师教改班"双导师制实施细则》。

为推动规范化的形成性评价开展,促进师生了解教与学的状况,及时采取措施修正教学行为,促进学生加强平时学习,养成良好的学习习惯,促进学风建设,制定了《苏州大学医学部形成性评价实施细则》。

为鼓励本科生参加临床实践、开放实验、科学研究等课外自主研学活动,以加强对本科生创新意识、实践能力及综合素质的培养,制定了《本科生"课外研学学分"认定实施办法》。

三、教学建设文件

为加强专业建设和课程建设,深化医学部本科教育教学改革,实施"专业建设负责人制"和"课程建设负责人制",落实专业建设和课程建设各项任务,制定了《医学部本科专业建设负责人聘任条件与职责》《医学部课程建设负责人聘任条件与职责》《医学专业课程改革与建设小组工作细则》。

为推动各学院重视对青年教师的培养,切实提高青年教师的课堂教学基本功,保证医学部本科教育教学质量,并将其作为一项基本教学制度长期坚持组织开展,制定了《医学部关于开展观摩教学活动的实施办法》。

为了进一步推进课程建设,推动教师教学方法和学生学习方式的优化,有利于激发学生学习自主性,有利于提高课堂教学效率,并充分发挥骨干教师在教学中的引领、示范和榜样作用,制定了《苏州大学医学部关于开展本科教学示范课堂评选工作的实施方案》。

为明确特聘教授参与本科教学工作的主要途径和形式、基本要求、政策支持,为医学部特聘教授参与本科教学开通渠道,促进科研与教学互动,以利于培养创新型人才,塑造完美人格,制定了《医学部特聘教授参与全日制本科教学工作的实施意见》。

为加强与完善医学部各个省级实验教学示范中心的管理模式与运行机制,设立常务副主任,明确职责、考核评价和激励政策,促进学院实验指导教师与中心实验技术人员协同开展工作,深化实验教学内容与体系改革,形成高水平实验教学成果,切实提升实验教学水平,制定了《关于加强与完善医学部各省级实验教学示范中心管理与运行机制的实施意见》。

附1:《医学部"卓越医师教育培养计划"实施方案》

苏大医〔2011〕8号

各学院、各办公室(中心):

为贯彻《国家中长期教育改革和发展规划纲要》所提出的"卓越医师教育培养计划"实施要求,根据我校《关于实施本科人才培养模式系统化改革,制定学分制本科人才培养方案的指导性意见》,为使优秀人才脱颖而出,培养医学拔尖创新人才,决定自2011级起选拔组建"卓越医师教改班"(以下简称教改班),并以临床医学专业学术型培养方案为载体,实施"卓越医师教育培养计划",努力培养素质高、潜力大、能力强的高层次医学人才。为保证"卓越医师教育培养计划"的顺利进行,特制定本实施方案。

一、指导思想

针对我国目前对应用型医学人才迫切需要情况,按照教育部实施卓越人才培养计划的要求,医学部将充分发挥苏州大学学科齐全和医学学科的特色优势,结合临床医学专业学位培养体制改革,整合校内外优质教育教学资源,瞄准国际医疗前沿,深入开展医学教育教学改革,实施卓越医师教育培养计划,努力构建高层次医学人才培养新模式,探索现代名医成才新途径。

二、培养方案

1. 培养目标:培养具有优秀思想品质和职业道德,较为广泛的人文、社会和科学知识,拥有终身学习、科学思维、沟通交流和社会适应能力,具备行业引领潜质及创新意识,能适应新的医学标准样式的临床医生。

2. 培养规格:以国家"本科医学教育标准——临床医学专业"为基准,与国际公认的最佳医学院和医学教育相一致具体培养规格与要求。

3. 课程设置:实施以能力培养为核心的课程设置体系,加强学科交叉融合打破现有课程体系框架,构建以问题导向性学习(PBL)、案例式教学(CBL)为主的医学课程教学新体系。

4. 学习年限:5—10年,实行"本硕博贯通,整体优化,分段培养"方式。

5. 毕业及学位授予:学生在规定学习年限内,修完相关课程学分,按不同培养阶段分别给予相应学历;对达到学校学位授予条件者,按不同培养阶段分别授予相应学位证书。

三、培养过程

1. 本着"本硕博贯通,前后期融通,整体优化"的原则,打破现有课程体系框架,加强学科交叉融合,努力构建以临床能力培养为核心,同时注重综合能力培养的医学课程设置新体系。构建以问题导向性学习(PBL)、案例式教学(CBL)为主的医学课程教学新体系,要求医学基础与临床理论课至少有30%的学时以小组形式教学,采用启发式、讨论式、研究式等多种教学方法。

2. 实行优生优培工程，加强师资配备，从公共基础、医学基础到临床课程，均安排教学能力强、学术水平高的教师担任主讲教师，任课教师注重培养学生自主学习和终身学习的能力，加强现代教育技术在教学中的应用，积极推进双语教学。

3. 构建"基础+临床"的双导师制，即在基础医学课程学习阶段配置基础导师，在进入临床课程学习阶段后配置学术导师，对学生的政治思想、职业道德和业务学习进行全面指导，实现基础训练、专业强化、名师指导三位一体，相互递进。

4. 强化英语教学，主干课程将采用英语(双语)授课，医学基础课程和临床医学课程的教学可直接采用国外原版英文教材和使用英语授课。专业英语的教学渗透于基础医学与临床医学课程的教学全程，以努力提高学生英语水平和实际应用专业英语的能力。

5. 实施五段制考试质量监控模式，即基础医学课程结束后的基础医学综合考试；临床课程结束后的实习医生资格考试；通科实习结束后的临床基本技能考核；定向二级学科实习结束时的临床能力综合考试；毕业时通过博士学位论文答辩，确保培养高质量的临床医学专门人才。

6. 实行高标准、严要求的精英培养模式，确保培养质量。实行分流淘汰制，对于不适合继续培养者，须分流至临床医学专业相应层次。

7. 注重临床能力培养。通过床边教学、病例讨论和系统的科研方法训练，培养学生严谨的科学作风、严肃的科学态度和独立从事临床科研的能力，毕业时达到住院医师规范化培训要求。创新二级学科定向阶段的学生管理模式，构建学生与医师双重身份有机结合的管理新机制，允许学生参加国家医师资格考试，优先安排学生进入附属医院就业，改善学生待遇，提高学生主人翁意识。

8. 加强毕业论文训练。学生在导师指导下，独立完成一项三级学科水平专题的科研活动，并完成博士论文。研究中，要培养学生严谨的科研态度、锲而不舍的科研精神和严格的科研方法，论文必须紧密结合临床实际，研究结果对于临床工作要具有一定的指导和应用价值，论文能表明学生具有运用所学知识解决临床实际问题和从事临床科学研究的能力。各科室应加强对学生的指导和管理，要对每个学生实践的情况、学习态度、思想作风、工作能力和科学作风等方面进行认真检查，并按标准给对每个学生进行严格评估，保证人才培养质量。

四、遴选办法及滚动机制

1. 为体现精品教育、特色培养，从新入学的五年制临床医学专业学生中择优选拔，组建"卓越医师教改班"，30名学生建制规模。

2. 为满足"卓越医师教育培养计划"实施要求，建立优秀本科生推荐免试进入硕博贯通学习制度，建立开放式的适应创新人才脱颖而出的遴选体系。

3. 进入教改班的学生，结合阶段考试成绩，按不同学程实施分流淘汰机制。

五、组织管理

根据培养的不同阶段，医学部在学校主管部门领导下积极开展有关工作，对人才培养方案进行细化与优化,组织相关学院配置优质师资力量开展教学内容与教学模式改革,积极实施优生优培工程,并对学生学籍、各类学位授予实施专项管理。

特此通知。

医学部
2011年9月6日

附2:《医学部关于加强本科教育教学工作提高教育教学质量实施意见》

苏大医〔2013〕1号

各学院、办公室(中心)、科研机构:

自2008年初医学部成立以来,学部在学科建设、科学研究和人才培养方面均取得了较快发展。就本科人才培养而言,在深化医学与生物科学教育教学改革,提高教学质量方面也进行了积极的探索与实践,在统筹学部教学资源配置、加强教学规范化建设、实施教学质量工程等方面均取得了一定的成绩。但同时,我们也清醒地认识到本科教育教学工作面临着诸多困难与问题,突出表现在本科教学工作的地位问题,师生精力的投入问题,条件保障与经费支持等均有待进一步加强,特别是在加强教风、学风建设,深化本科教育教学内容与方法改革,提高教育教学质量,提高办学社会声誉等方面有待进一步加强。为贯彻学校第三次战略发展研讨会精神,切实落实朱校长"回归大学本位,提高办学质量"的总体部署与具体要求,现就今后一个时期学部加强本科教学工作提出以下意见。

一、指导思想和工作原则

深入贯彻落实校第三次发展战略研讨会"回归大学本位,提高办学质量"的精神,树立"学术至上,学以致用,培养模范公民"的办学理念与宗旨,遵循医学教育与生物科学教育规律,推进教育教学改革,着力于医学教育发展与医药卫生事业发展的紧密结合,着力于人才培养模式和课程体系改革的重要突破,着力于学生职业道德和实践能力的显著提升,以全面提高人才培养质量。按照"总体设计,分步实施,重点突破,有序推进"的工作原则实施改革。

二、改革目标与主要任务

优化学部人才培养结构,建立与医药卫生事业发展要求相适应且符合我校实际的医学与生物科学人才培养规模与结构;实施以"卓越人才培养计划"为重点的各类人才培养质量提升计划,加快医学与生物科学人才培养模式创新,科学设置课程体系,更新教育教学观念,创新教学方法,改革学生学业考核评价体系,加强学生职业道德建设,加强实践教学能力建设;切实提升人才培养质量,加强本科教育质量保障体系建设,重点做好学部与学院本科教育质量报告和医学、生物类专业论证的准备工作;深化学部学生工作运行机制与教学管理体制改革,扎实推进本科生导师制,建立科研反哺教学的新途径,构建学部内教与学良性互动、相互促进的质量保证新机制。

三、改革重点和主要举措

（一）优化医学与生物科学人才培养结构

1. 相对稳定现有招生规模，原则上停止增设新专业，重点做好老专业改革创新与质量规范建设。

2. 调整好医药与生命科学类人才培养层次结构，扩大长学制办学规模，减少五年制招生规模，积极争取医学类其他类别专业的本硕连读招生权。

3. 根据国家和地方卫生服务需求及学校现有医学教育资源状况，适度调整学部现有专业的招生计划。

（二）创新人才培养模式，加强教学内容和课程设置体系改革

1. 改革人才培养模式，修订人才培养目标和规格。

2. 根据学校"学以致用——首要在于完善课程体系"要求，积极进行课程体系改革，构建人文科学知识、自然科学知识与医学知识相结合，基础医学与临床医学相结合的知识、能力、素质协调发展的新型课程体系。

3. 着力推进教学方法与手段的改革与实践，建立以学生为中心的自主学习模式，确立学生在教学中的主体地位，加强学生终身学习的动力，提高学生思维能力和创新能力的培养。

4. 坚持基本理论、基本知识、基本技能的教学要求，实施早期接触临床、早期接触社会、早期接触科研的"三早计划"，将理论与实践密切结合。

5. 充分利用现代信息技术，推进教学改革。

（三）实施"卓越医生教育培养计划"

1. 改革五年制本科临床医学人才的培养模式，做好国家级"卓越医生教育培养计划"试点项目。

2. 改革七年制临床医学人才培养模式。

争取学校支持，发挥学校学科综合性优势，加强自然科学、人文科学和社会科学的教育，为医学生的全面发展奠定宽厚的基础；改革教学方式，推进 PBL、CBL 等新型教学模式，提高学生自主学习、终身学习和创新思维能力；建立名师、名医相结合的"双导师"制，促进医学教研结合，强化临床能力培养，提升医学生临床思维能力，培养医学生临床诊疗和科研创新潜质；推进双语、全英语教学，推动培养过程国际交流与合作，拓展医学生国际视野，为培养高层次、国际化医学人才奠定基础。

（四）加强实践教学能力建设

1. 积极创新实验教学体系，加强实验能力平台建设，在现有三个省级实验教学平台基础上，着力建设好药学与公共卫生实验教学平台，重点做好实验内容和实验教学模式改革，提高学生分析问题和解决问题的能力。

2. 组织医学生早期接触临床、早期接触社会，使学生在医学环境中树立牢固的专业思

想,同时创造条件安排学生下农村、进社区进行社会实践,系统培养学生社会适应能力。

3. 加强医学、药学、生物科学各类教学基地建设,切实做好基地建设与管理工作,进一步加强与规范教学基地巡回教学及出科考试。

4. 探索建立学生实习资格认定制度。逐步形成本科教育分阶段质量监控制度,确保学生实习阶段的实践能力培养质量。

(五) 深化教学管理改革

更新教学管理理念,加强教学过程管理,建立健全严格的教学管理制度,形成有利于支撑学校医学专业课程改革与建设实施,有利于教师静心教书、潜心育人,有利于学生全面发展和个性发展相辅相成的管理制度和评价办法。

1. 遵循医学教育规律,针对医学教育特点,着重研究临床医学专业学生生源筛选、招生政策与要求、培养过程准入门槛与五、七学制分流转入机制,全程保证医学生生源质量。

2. 根据国家对各专业认证要求,建立医学类各专业办学质量标准与要求,建立与实施医学生分阶段考核办法,实现医学生学习过程"课程冲关"要求。

3. 从高标准、严要求出发,研究制定医学类专业学生毕业资格条件、医学学位授予标准等政策文件。

4. 研究与制定医学师资队伍与教学团队建设相关条例,探索特聘教学岗设置办法,临床教师聘任与管理办法。

四、组织管理和具体安排

(一) 总体要求

1. 加强本科教学工作,提高教育教学质量,必须实施"一把手"负责,学部、学院党政负责人要亲力亲为,常抓不懈。

2. 在学校成立"医学课程改革与建设小组"基础上,按条块结合原则,设立相应改革专题项目,实现部、院两个层面共同推进,协调进行各项改革。

(二) 主要内容

1. 完成"医学专业课程改革与建设小组"成员组成,根据学部学科专业结构及课程属性相应设立基础医学课程改革模块、临床医学课程改革模块、药学课程改革模块、生物科学课程改革模块、放射医学与公共卫生类课程改革模块、综合改革模块等专业课程改革模块,落实各改革模块的负责人、主要成员,制定各模块改革目标与任务。(责任人:蒋星红、熊思东)

2. 完成召开"学部本科教学工作会议"。在"医学课程改革与建设小组"提出的工作目标与任务的基础上,进一步梳理学部教学工作中存在的突出问题与困难,重点就学部教风、学风建设,学校教学管理重心下移问题,重点教学改革专项问题,支持学院开展专业与课程改革的举措等进行部署与安排落实。(责任人:蒋星红、戴荣明)

3. 完成召开"各学院本科教学工作会议"。要求各学院组织学习现代高等教育教学理念,开展教学思想大讨论,在认真排查、分析本学院各专业及课程建设中存在的突出问题与主要困难基础上,提出下一步专业建设与课程改革的工作思路与目标任务,结合各模块改革

任务进行宣传发动,使全院教师积极投入教学改革实践中。(责任人:各学院院长、书记)

4. 完成深化学部学生工作运行机制与教学管理体制改革初步方案,通过深入调研就学部学生管理、学籍管理、毕业与学位授予、招生政策与生源质量保障机制、教学质量监控体系、学生分阶段学业考核评价、专业准入与分流、实验中心管理、特聘教学岗设置、临床教师聘任与管理、教风学风建设等形成初步文件。(责任人:戴荣明、龚政、谢燕)

5. 进行一次阶段性总结,要求各专业初步完成新课程体系的设置。对新老课程提出具体的建设目标与任务,构建完成各学院教学组织体系与工作原则(学院教学委员会、专业建设负责人、课程建设负责人、教研活动条例等)。(责任人:各学院院长)

6. 根据新设置的课程体系,围绕课程建设的核心要素:如师资、条件、教学内容优化、教学方法与手段改革(PBL、CBL)、课堂教学质量监控体系、学生学业考核评价体系改革等进行具体建设,以形成相应教学团队、教学大纲、教案、成绩考核方案等基础工作。(责任人:各学院院长、分管副院长)

7. 至2013年9月,正式实施新课程体系,执行新的管理政策与文件,严格按照新的规范与要求开展本科教学工作。

特此通知。

医学部

2013年1月4日

附3:《"医学专业课程改革与建设"小组工作细则》

苏大医〔2013〕2号

各学院、办公室(中心)、科研机构:

根据苏大教〔2012〕98号《关于成立苏州大学本科课程改革与建设领导小组的通知》精神,"医学专业课程改革与建设小组"将领导与组织医学及生物科学类专业的课程改革与建设工作,其主要任务是对医学部及所属学院各专业人才培养方案进行顶层设计,并完善课程设置体系,加强课程建设,推动教学内容与教学方法手段改革。为有效完成学校的工作任务与要求,现就本课改小组工作开展做如下布置与安排:

一、组织架构

(一)领导小组

组长:蒋星红、熊思东

秘书:龚政

成员:各改革模块负责人

(二)改革模块

根据医学部学科专业较多,优势特色各异,改革重点有别的实际情况,为使工作开展更具有效性与针对性,决定设立六个改革模块,以便能结合各学院工作组织开展。

1. 基础医学课改模块负责人:高晓明、黄瑞。
2. 临床医学课改模块负责人:侯建全、刘春风、王晓东、李惠玲、胡春洪。
3. 药学课改模块负责人:镇学初、张学农、汪维鹏。
4. 生物科学课改模块负责人:戈志强、张焕相。
5. 放射医学与公共卫生课改模块负责人:曹建平、张永红、许玉杰、徐勇。
6. 综合改革模块负责人:龚政、钟慧、陈乳胤、宋军。

(三)专家组聘请校内外相关专家组成。

二、工作职责

本课改小组工作是在组长直接领导下,由各课程改革模块负责人具体实施各模块的改革与建设任务。

1. 课改领导小组:主要负责各模块工作开展的协调管理,提出改革重点与要求,加强对各项改革的宏观指导、政策保障和经费支持。
2. 各模块负责人:主要负责本模块改革与建设成员的组成(各专业负责人应参加),工作开展的具体安排,对本模块课程进行全面调研、梳理,提出存在的问题,明确与细化改革的目标与任务,制定改革方案,组织落实建设任务。
3. 各模块成员:要在模块负责人安排下落实课程改革与建设的具体任务。
4. 专家组成员:主要对各项改革项目进行可行性论证与结果验收,适时开展对各模块改革的指导、咨询和检查评估工作。

三、主要内容

专业是学校人才培养的载体,课程是实施人才培养方案的基本单元,是学校推进教育教学改革、提高教育教学质量的立足点,其建设水平与绩效决定着人才培养的质量和特色。各课程改革与建设模块必须充分发挥广大教师的积极性、主动性、创造性,结合学院学科专业及课程特点,按照准确定位、注重内涵、突出优势、强化特色的原则,通过自主设计建设方案,推进培养模式、教学团队、课程教材、教学方式的改革与建设。一是要抓住教学团队建设的主线,建设热爱本科教学、教学理念先进、改革意识强、教学质量高的教学团队。二是要加强课程与教学资源建设,要瞄准专业发展前沿,借鉴国内外课程改革成果,充分利用现代信息技术,完善教学内容,优化课程设置,形成优势特色鲜明的核心课程群。三是要注重教学方式与方法的改革,要积极探索启发式、探究式、讨论式、参与式教学,充分调动学生学习积极性,激励学生自主学习,促进教学与科研互动,支持学生参与科研活动,早进课题、实验室及团队。四是要强化实践教学环节,增强实践教学比例,增加综合性、设计性实验,倡导自选性、协作性实验。五是要更新教学管理理念,加强教学过程管理,建立健全严格的教学管理制度,形成有利于支撑学校医学专业课程改革与建设实施,有利于教师静心教书、潜心育人,有利于学生全面发展和个性发展相辅相成的管理制度和评价办法。除以上共性要求外,各模块要结合自身学科专业特点进行有针对性的改革与建设。

（一）基础医学课改模块

1. 构建多层次基础医学课程设置体系，以满足不同类别、不同学制的医学相关专业学生的选课需要，重点在优化教学内容，改革教学方式。

2. 结合"卓越医生教育计划"改革要求，积极进行课程整合，按系统设置课程体系，推进PBL教学模式改革。

3. 以基础医学省级实验教学示范中心为平台，加快实验教学内容与模式改革，积极探索科研促进实验教学改革的新途径、新模式。

4. 科学制定相应规范，推动各课程教学形成性评价，增加平时考试频次，建立基础医学阶段学生综合测试标准与方案。

5. 探索教师课堂教学质量评价的标准、方法与可操作路径。

（二）临床医学课改模块

1. 构建多层次临床医学课程设置体系，以满足不同类别、不同学制的医学相关专业学生的选课需要，重点在优化教学内容，改革教学方式。

2. 结合"卓越医生教育计划"改革要求，积极进行课程整合，按临床能力培养为核心设置临床技能课程体系，推进CBL教学模式改革。

3. 以省级临床技能实验教学示范中心为平台，加快实验教学内容与模式改革，积极探索标准化病人（SP）使用、客观结构化临床考试（OSCE）。

4. 科学制定相应规范，推动临床课程教学形成性评价，增加平时考试频次，建立临床医学阶段理论知识与基本技能综合测试、毕业实习出科考核、毕业技能综合考试标准与方案。

5. 制定临床教师课堂教学、见习、实习带教规范，探索跨医院、跨学科的临床师资整合，建立相对稳定的临床核心课程教学团队。

6. 根据国家护理学专业认证要求，优化专业基础与专业课程，积极开展案例式教学模式，努力探索医护结合的实践教学模式。

7. 深化医学影像学、医学检验专业、儿科学专业方向培养模式改革，加强专业实验教学平台建设，构建专业课程教学团队。

（三）药学课改模块

1. 以知识、能力、素质协调发展为原则，优化药学人才培养方案与课程设置体系，进行集课程结构优化、教学内容与方法改革、实验体系改革为一体的综合性教学改革。

2. 创新教育理念，推行案例启发式教育，实现知识评价和创新能力评价优化组合学生学习评价方案，加强学生平时考核，完善形成性评价机制与办法。

3. 注重药学隐性课程的开发与利用，深化导师制改革，推动科研促进教学，探索设立隐性课程学分。

4. 积极探索与生物制药及药物研发单位、制药企业等进行上下游、产学研联合培养人才模式，积极争取企业和社会各界广泛参与和支持专业实践性教学环节。

（四）生物科学课改模块

1. 根据大类招生的要求与特点，探索与建立"前期趋同，后期分化"生物类各专业课程设置体系。

2. 重点梳理与整合生物类选修课程，避免和杜绝"因人设课""因学时设课"的现象，建立以学生为中心，体现"学以致用"办学宗旨的合理课程体系。

3. 重点加强生物类实验教学体系建设，以省级实验教学平台为基础，切实推进实验教学与方法改革。

4. 在认真总结生物类实践性教学环节传统优势的基础上，形成与完善实践教学大纲与要求，加强实践性教学环节的考核与评价。

（五）放射医学与公共卫生课改模块

1. 要认真研究放射医学专业属于临床医学类的属性，在广泛征求临床相关专家意见的基础上，理清本专业的学科基础与专业课程，构建合理的课程体系。

2. 预防医学专业要在重点研究专业发展趋势基础上，对本专业学生所需的基础医学、临床医学相关知识提出具体要求，以构建相应课程平台。

3. 积极探索预防医学专业实验教学课程设置与实验内容改革，规范实验教学过程管理，在此基础上加强实验教学条件建设与改善。

4. 要研究与解决为临床医学类相关专业开设预防医学、卫生统计学、流行病学等课程标准与规范，同时加强社区卫生实践基地建设，为临床类专业学生社区卫生实践提出具体内容与教学要求。

（六）综合改革模块

1. 统筹协调各模块课程改革与建设过程，在各模块课程改革与建设基础上根据学校教学计划制定规范要求形成医学类各专业人才培养方案，构建大医学专业基础课程与选修课程平台。

2. 遵循医学教育规律，针对医学教育特点，着重研究临床医学专业学生生源筛选、招生政策与要求、培养过程准入门槛与五、七学制分流转入机制，全程保证医学生生源质量。

3. 根据国家对各专业认证要求，建立医学类各专业办学质量标准与要求，建立与实施医学生分阶段考核办法，实现医学生学习过程"课程冲关"要求。

4. 从高标准、严要求出发，研究制定医学类专业学生毕业资格条件、医学学位授予标准等政策文件。

5. 研究与制定医学师资队伍与教学团队建设相关条例，探索特聘教学岗设置办法，临床教师聘任与管理办法。

6. 优化整合学部实验教学资源，在统筹建设好现有三个省级实验教学示范中心基础上，按学科要求构建好相关实验教学平台，重点探索实验教学中心与相关学院在实验师资建设、考核评价等互动共进的管理新机制。

四、进程安排

1. 完成各模块成员组成，制定各模块改革实施方案，提出具体工作目标与任务，并将成员名单与改革方案报学部教学办公室。

2. 校内外考察调研,对课程改革与建设中存在的问题与困难进行排查比较,找出问题症结,提出改革与建设思路,构建新的课程设置体系。

3. 根据新设置的课程体系,围绕课程建设的核心要素(如师资、条件、教学内容优化、教学方法与手段改革(PBL、CBL)、课堂教学质量监控体系、学生学业考核评价体系改革等)进行具体建设,以形成相应教学团队、教学大纲、教案、成绩考核方案等基础工作(2013年暑期由教学办公室汇编付印)。

4. 2013年9月份。正式实施新的课程体系,严格按照新的规范与要求开展本科教学工作。

五、保障支持

1. 对各模块所有参与改革的成员,学部予以一定的工作量认定,具体由各模块负责人进行考核评价,并报学部予以发放。

2. 学部给予各模块负责人一定量的经费(5万元/模块),保障各模块相关工作的顺利开展。

3. 学部设立"本科教学工程"改革项目,对改革与建设过程中形成的好项目、好成果,学部将优先考虑作为申报上级教学质量工程项目及教学成果的对象。

4. 学部在适当的时候对"医学专业课程改革与建设"中涌现的优秀成果与个人进行评优、评先工作。

特此通知。

医学部
2013年1月4日

附4:《苏州大学临床医学专业阶段性考核实施细则》

苏大医〔2014〕7号

各学院(临床医学院)、各办公室(中心):

为主动接轨国家临床执业医师资格考试改革要求,充分调动临床医学专业学生的学习积极性,提高我校临床医学专业的培养质量,了解学生对相关理论知识与技能的掌握及应用情况,特制订本实施细则:

一、考核对象

临床医学专业五年制、七年制学生(含卓越医师教改班)。

二、考核时段

第一时段:医学基础课程教学结束后,进行基础医学知识考核。

第二时段:临床医学课程教学结束后,进行临床医学知识考核。

第三时段:通科实习结束后,进行临床技能操作考核。

三、考核内容

（一）基础医学知识

主要涵盖生理学、生物化学、病理学、医学微生物学、医学免疫学、药理学六门课程,总分300分,重点考查学生对上述基础课程基本理论知识的掌握及应用情况。

（二）临床医学知识

主要涵盖内科学、外科学、妇产科学、儿科学四门课程,总分300分,重点考查学生对上述专业课程基本理论知识的掌握及应用情况。

（三）临床技能操作

总分300分,以OSCE形式进行,主要涉及内科学、外科学、妇产科学、儿科学等学科中的常见临床操作,重点考查学生的临床思维、临床诊疗、医患沟通及临床实际动手能力的掌握情况。

四、考核要求

阶段性考核成绩达200分为考核通过,未通过者按学校学业警示处理办法执行,或可申请转入其他医学类专业学习。

五、本细则自2014级起实施,由医学部负责解释

特此通知。

医学部
2014年5月29日

附5:《苏州大学七年制临床医学专业导师制实施细则》

苏大医〔2014〕9号

各学院(临床医学院)、各办公室(中心):

为加强对临床医学七年制学生的引导与教育,培养合格的高级医学专门人才,临床医学七年制学生自第一学年开始在医学基础课程学习、临床课程学习及二级学科轮转阶段分别实行导师制,并制定实施细则如下:

一、医学基础课程学习阶段指导教师的聘任条件与职责

（一）聘任条件

1. 由基础医学课程相关学院或科研院所在高年资讲师以上的教师中选拔聘任。
2. 导师必须由思想品质优秀、具有一定的科研能力、注重教书育人的教师担任。
3. 每名导师指导3—5名学生。

（二）职责

1. 指导学生掌握正确的学习方法并指导学生选择选修课。
2. 了解学生的思想、学习和生活状况,针对存在的问题给予关心和帮助。

3. 指导学生进行科研工作的基本素质训练和专业外语的学习。重点培养学生进行科研的初步能力,为临床科研训练打好基础。

4. 至第五学期末,指导学生完成 1 篇文献综述和 1 篇专业外文的翻译。

二、临床课程学习阶段指导教师的聘任条件与职责

（一）聘任条件

1. 由承担临床课程教学任务的临床医学相关学院在高年资讲师或主治医师以上的教师中选拔聘任。

2. 导师必须由思想品质优秀、具有一定的科研能力、注重教书育人的教师担任。

3. 每名导师指导 1—3 名学生。

（二）职责

1. 指导学生强化临床基本知识与技能的训练,培养学生的临床思维及解决临床问题的基本能力。

2. 了解学生的思想、学习和生活状况,针对存在的问题给予关心和帮助。

3. 指导学生进行临床科研工作的基本素质训练,为下一阶段的临床科研打好基础。至第八学期末,指导学生完成 1 篇病案分析报告。

三、二级分科轮转阶段指导教师的聘任条件和职责

（一）聘任条件

1. 由临床相关学院在硕士生导师中选拔聘任。

2. 导师必须由思想品质优秀、热爱教学、具有较丰富的临床医疗、教学经验及较好的科研工作能力、并注重教书育人的教师担任。

3. 导师具有培养临床医学硕士生的经验,至少已协助指导过一届临床医学硕士生。

4. 导师必须熟悉临床医学硕士专业学位培养的要求、规定,本人愿意被聘为七年制临床医学专业学生的指导教师。

5. 每名导师每年同时指导 1—3 名学生。

（二）职责

1. 全面负责所指导学生的二级学科轮转及定向培养,包括制订培养计划、确定轮转科室、指导学位论文选题及完成学位论文。

2. 会同相关轮转科室组成专业指导小组,全面指导学生的临床技能训练,使学生具备规范的临床操作和独立处理本学科常见病的能力。

3. 注重指导学生进行科研能力训练,使学生初步掌握临床医学科学研究的基本方法。

4. 主动关心学生的学习、工作情况,努力培养学生具有良好的职业道德、工作作风及严谨的科学态度。

四、考核

1. 学院依据导师职责,对导师每年考核一次,对不胜任或不负责的导师进行及时更换,或取消其资格。

2. 导师指导学生情况记入指导手册,作为考核、晋升、晋级、评优的依据之一。

3. 导师的教学工作量:按照《苏州大学医学部奖励性绩效工资实施办法》核算。

五、本细则自 2014 级起实施,由医学部负责解释。

特此通知。

医学部
2014 年 5 月 29 日

附6:《苏州大学"卓越医师教改班"选拔办法》

苏大医〔2014〕11 号

各学院(临床医学院)、各办公室(中心):

为贯彻《国家中长期教育改革和发展规划纲要》所提出的"卓越医师教育培养计划"实施要求,根据我校《关于实施本科人才培养模式系统化改革,制定学分制本科人才培养方案的指导性意见》,为使优秀人才脱颖而出,培养医学拔尖创新人才,决定选拔组建"卓越医师教改班"(以下简称"教改班"),并制定教改班选拔办法如下:

一、教改班的组建

1. 对象:当年录取的临床医学专业学生。

2. 原则:根据高考成绩及学生自愿报名,遵循"公平、公正、公开"的原则择优选拔。

3. 条件:按省划分,其高考总分在录取当年我校本专业录取线前30%。

4. 人数:30 人。

二、教改班的选拔程序

1. 医学部教学办公室公布符合报名条件的学生名单,学生工作办公室组织学生填写申请表。

2. 医学部教学办公室对报名学生进行初审后,组织学生参加英语选拔考试、心理测试。根据英语选拔考试、心理测试结果确定进入面试的学生名单。

3. 医学部组织有关专家对学生进行面试。根据面试情况,参考高考总分、英语选拔考试成绩、心理测试结果,初步确定录取名单,并在网上进行公示。

4. 医学部"卓越医师教改班管理领导小组"对初步确定的录取名单进行审定后,报学校批准。

特此通知。

医学部
2014 年 5 月 29 日

附7:《苏州大学"卓越医师教改班"双导师制实施细则》

苏大医〔2014〕12号

各学院(临床医学院)、各办公室(中心):

为加强对"卓越医师教改班"学生的引导与教育,切实实施早期接触科研、早期接触临床、早期接触社会的"三早教育",努力培养高质量的医学拔尖创新人才,"卓越医师教改班"自组建起即实施"基础+临床"双导师制,实施细则如下:

一、导师的聘任条件

1. 基础导师从医学部所属学院(除临床医学院、护理学院)、研究院所中具有硕士生导师资格的教师中选拔聘任。

2. 临床导师从医学部所属临床医学院中具有硕士生导师资格的教师中选拔聘任。

3. 导师必须由思想品质优秀、热爱教学、具有一定的科研能力、注重教书育人的教师担任。

4. 每位导师指导同年级"卓越医师教改班"学生不超过3名。

二、导师的职责:

(一)基础导师职责

1. 充分了解学生的志向、兴趣、生活等情况,对于学生遇到的困惑与问题能及时给予关心与帮助,通过言传身教,引导他们身心发展,培养健全人格。

2. 充分了解学生的学习情况,帮助学生更好地认识、热爱自己的专业,指导学生掌握正确的学习方法,帮助解决学生在学习上遇到的困难与问题,及时将发现的问题向学院、学部反馈。

3. 指导学生进行科研工作的基本素质训练和专业外语的学习,要求每月至少安排2次科研指导,包括晤谈、讲座、讨论、实验等形式。

4. 指导学生申报各类大学生课外科研课题,培养学生的科研兴趣与能力。

5. 第六学期末,指导学生完成1篇文献综述和1篇专业外文的翻译。

(二)临床导师职责

1. 充分了解学生的志向、兴趣、生活等情况,对于学生遇到的困惑与问题能及时给予关心与帮助,通过言传身教,努力培养学生具有良好的职业道德、工作作风及严谨的科学态度。

2. 充分了解学生的学习情况,帮助学生更好地认识、热爱自己的专业,指导学生掌握正确的学习方法,帮助学生解决在学习上遇到的困难与问题,及时将发现的问题向学院、学部反馈。

3. 指导学生及早接触临床环境,安排学生跟随上门诊、查房、病案讨论等临床活动,每月至少安排2次,加强对学生临床基本知识与技能的训练,培养学生的临床思维及解决临床问题的基本能力。

4. 指导学生进行临床科研工作的基本素质训练，使学生初步掌握临床医学科学研究的基本方法。

5. 第八学期末，指导学生完成1篇病案分析报告。

三、导师管理与考核

1. 每学期末，导师须将指导记录本送交学部教学办公室检查。所指导的学生毕业后，指导记录本须交学部教学办公室存档。

2. 每年末，导师须提交一份指导报告，包括该年度指导活动总结、学生的学习表现、生活状况等。

3. 根据与指导工作相关的教学与科研成果，每年评选一次优秀导师，并给予一定的经济奖励。

4. 导师的教学工作量按照《苏州大学医学部奖励性绩效工资实施办法》核算。

5. 导师指导学生情况，作为考核、晋升、晋级、评优的依据之一。

特此通知。

医学部
2014年5月29日

附8：《苏州大学医学部形成性评价实施细则》
苏大医〔2014〕13号

各学院（临床医学院）、各办公室（中心）：

为利于师生及时获取教与学的状况，及时采取措施修正教学行为，促使学生平时努力学习，养成良好学习习惯，促进学风建设，从而推动本科人才培养质量不断提升；同时，也为了避免单纯终结性评价造成的"一考定终生"的弊病，医学部决定全面实施形成性评价。为切实推进这一评价模式取得积极成效，特制定实施细则如下：

1. 各学院和教师要充分重视开展形成性评价，保证形成性评价的合理性与科学性，要有计划、有方案。

2. 形成性评价主要是为了促使学生对自己的学习效果进行评估，指导后续学习，培养主动学习能力。所以，测试既要注重对基本知识的掌握情况，更要注重对知识的获取与应用能力，并且要将测试的结果向学生反馈，必要时还应该点评。

3. 形成性评价需根据教学进度安排测试时间与内容，原则上要求每个章节结束后均应进行形成性评价，每学期每门课程至少要求进行4次形成性评价。

4. 为调动学生的学习积极性，形成性评价结果可适度计入平时成绩，平时成绩（此处平时成绩指除期终考试以外的所有测试）占课程总评成绩的比例最高可达60%，但课程负责教师需提前一学期将课程考核与成绩评价方案报学院审核,由学院报学部教学办公室批准后,于第一次上课时向学生公布。

5. 每门课程可聘请助教协助实施形成性评价,参与测试的批改、统计、反馈等工作。学部根据助教完成工作情况给予一定的报酬,具体参照学校相关规定执行。

特此通知。

医学部
2014 年 5 月 29 日

附9:《医学部特聘教授参与全日制本科教学工作的实施意见》
苏大医〔2014〕14 号

各学院(临床医学院)、各办公室(中心):

教育部《关于全面提高高等教育质量的若干意见》(教高〔2012〕4 号)指出:高校要"把教授为本科生上课作为基本制度,将承担本科教学任务作为教授聘用的基本条件。"我校也相继出台一系列文件,明确教授基本教学工作量要求。目前,学部已形成一支具有较高学术成就与科研水平的特聘教授队伍,将这一优质资源引入本科教学,不仅可以促进科研与教学互动,有利于培养创新人才,而且可以通过特聘教授的言传身教,引导学生成才,并塑造完美人格。

为此,学部鼓励并支持特聘教授以各种方式参与全日制本科教学工作,并明确以下几点。

一、特聘教授参与本科教学工作的主要途径和形式

1. 独立承担或参与学部本科生必修课程教学。
2. 为学部本科生开设专业选修课程。
3. 为全校本科生开设新生研讨课。
4. 指导学部本科生课外科研活动。
5. 指导学部本科生毕业设计(论文)。
6. 为学部本科生开设学术、人文等各类讲座。

二、特聘教授参与本科教学工作的基本要求

1. 特聘教授参与本科教学,必须遵守《苏州大学教师教学工作条例》。
2. 特聘教授参与本科教学,要以德为先,认真履行教书育人职责,不断提高教育教学水平。
3. 特聘教授参与本科生课堂教学,原则上必须具备高校教师资格,不具有高校教师资格证书的,须征得学部同意。
4. 特聘教授必须严格按照排定课表开展教学,不得私自缺、调、停课,或私自请人代课。

5. 每学期结束前,学部组织对特聘教授的教学质量进行考核,考核结果作为下一轮本科教学任务安排的依据。

三、特聘教授参与本科教学工作的政策支持

1. 学部、学院须充分了解特聘教授的教学意愿,在教学安排方面给予一定的支持。

2. 学部、学院须注重特聘教授教学能力的培养,帮助特聘教授更快、更好地融入本科教学团队。对于非常规性教学单位,如科研院所等,有关特聘教授的教学规范建设等相关事宜,学部要给予直接的关心与支持。

3. 特聘教授参与本科教学的工作量,由学部核算后直接下拨给相关学院或科研单位。

特此通知。

医学部
2014 年 5 月 29 日

附10:《关于加强与完善医学部各省级实验教学示范中心管理与运行机制的实施意见》

苏大医〔2014〕16 号

各有关学院、省级实验教学示范中心:

实验教学是培养学生实践能力、创新能力和综合素质的至关重要的教学环节。针对目前医学部基础医学教学实验中心、生物基础课实验教学中心、临床技能实验教学中心和药学学科综合训练中心四个省级实验教学示范中心(以下简称四个省级示范中心)管理与建设的实际现状,迫切需要加强与完善各示范中心的管理与运行机制,以促进实验指导教师与实验技术人员协同开展工作,深化实验教学内容与体系改革,形成高水平实验教学成果,切实提升实验教学水平,特制定本意见。

一、做实四个省级示范中心

实施管理重心下移,学部实验中心相关教学实验室和实验技术人员纳入相应的省级示范中心进行管理,将现有四个省级示范中心进一步建设为实体运行单位,属于学部实验中心序列,业务上在实验中心和相对应的学院领导与指导下开展教学实验室建设、管理和实验教学工作。

各省级实验教学示范中心根据本中心实验教学工作情况设立若干个实验室,聘请实验室主任开展管理和建设。

二、设立中心常务副主任

四个省级示范中心各设常务副主任一名,兼职教学秘书一名。常务副主任原则上由相关学科副高以上业务教师担任,在相关学院进行公开招聘,经示范中心主任与相关学院共同确定。示范中心常务副主任报学校教务部并经同意后聘任,每年一聘。各省级示范中心实

行主任负责制,主任负责中心总体规划和发展工作,常务副主任在中心主任领导下工作,负责中心管理、建设、改革的具体工作,对中心主任负责。

三、明确中心常务副主任职责

1. 协助主任制定和实施示范中心建设规划,并按年度实施规划。

2. 协助主任完成实验教学任务。组织制定示范中心实验教学计划,建设实验项目,确定实验教学执行计划,落实教学任务,稳定教学秩序。建立实验教学质量评估指标和评估方法,形成科学的实验教学质量监控体系,提升实验教学质量。

3. 协助主任组织开展实验教学改革。申请实验教学研究项目,开发新实验,组织教师编写高质量的实验教材或实验讲义,开展实验教材的出版和申报,力求在实验教学改革、实验课程建设、实验人才培养、实验教材建设和自制实验仪器等方面取得有显示度的教学成果。

4. 协助主任做好实验室建设与管理工作。组织做好设备的更新和维护,实验室安全环保,实验室管理制度化、规范化、信息化工作,使实验教学示范中心成为环境安全友好,设备先进,能为实验教学提供有力支撑。

5. 协助主任做好实验室的开放共享工作。建设开放实验项目,建立实验室开放制度,做实向本科生开放实验室工作。

四、考核评价

常务副主任、实验技术人员接受相关学院和实验中心双重考核,由实验中心制定统一标准并统一组织实施,各省级示范中心对其承担的工作数量和质量进行量化考核。

五、激励政策

对担任省级示范中心常务副主任的教师,经考核合格后每年度由学部核算相应教学工作业绩点(为600点)进行分配。实施意见中涉及的其他人员参照学部原有分配条例不变,各学院也可在考核基础上在年终予以适度奖励。

六、本实施意见由医学部负责解释。

医学部
2014 年 6 月 19 日

附11:《医学部优秀教师评选与奖励实施办法》

苏大医〔2015〕15 号

各学院、各办公室(中心):

为表彰医学部各教学单位中能够坚持党的教育方针,长期从事本科教学,注重教学改革与实践,教学方法先进,教学经验丰富,教学水平高,教学效果好的教师;鼓励医学部全体教师积极投入本科教学,不断提高本科教学质量,为学校培养出更多、更好的本科专业人才,现

决定对医学部教师进行评优与奖励,实施办法如下:

一、参评对象

医学部所属各教学单位全体教师。

二、评选条件

（一）基本条件

1. 热爱社会主义祖国,坚持四项基本原则,模范遵守教师职业道德规范,具有强烈的事业心和协作精神。治学严谨,学风端正,教书育人,为人师表。

2. 能够积极主动承担医学部全日制本科生教学任务,评选当年至少承担1门本科生课程的理论教学,前期教师要求教学时数不少于该门课程总学时数的1/3,临床教师要求至少系统、完整地讲授该门课程中本学科专业内容。

3. 教学理念与教学方法先进,教学效果好,评选当年,课堂教学质量评价优秀。

4. 积极参与本学科教师队伍建设,对提高团队的教学、科研水平做出重要贡献。

5. 积极投身教学改革与研究,并取得一定成绩,做出重要贡献。

（二）必备条件

评选当年,获得以下本科教学改革与质量工程项目或奖励至少1项:

(1) 高等学校教学改革与研究项目。

(2) 课程项目获奖或立项。

(3) 教材项目获奖或立项。

(4) 实验室建设项目获奖或立项。

(5) 优秀教学成果奖。

(6) 教学名师或优秀教学团队负责人。

(7) 国家级规划教材主编。

(8) 指导正式立项的大学生课外科研活动,并优秀结题。

(9) 指导学生获优秀毕业论文。

(10) 青年教师教学竞赛获奖。

(11) 指导学生学科竞赛获奖。

（三）参评要求

1. 一等奖:必须获得国家级本科教学改革与质量工程项目或奖励,排名前三;或获得省级本科教学改革与质量工程项目或奖励,排名第一。

2. 二等奖:必须获得省级以上本科教学改革与质量工程项目或奖励,排名前三;或指导学生获省级优秀毕业论文,排名第一;或获得校级教学成果一等奖,排名第一。

3. 三等奖:必须获得校级以上本科教学改革与质量工程项目或奖励,排名第一;或指导正式立项的大学生课外科研活动,并优秀结题;或获得学校青年教师课堂教学竞赛一等奖。

4. 1个项目或奖励只能报1人参评。

5. 评选当年出现任何教学差错或教学事故者,不得参评。

三、评选名额

设一、二、三等奖,一等奖每年不超过 1 个,二等奖每年不超过 2 个,三等奖每年不超过 3 个。

四、评选程序

评选于每年 12 月份进行,程序如下:

1. 个人申请。
2. 所在单位推荐。
3. 学部组成评审组评选。
4. 学部部务会审议,发文公布。

五、奖励办法

1. 一等奖:奖励人民币 5 000 元/人。
2. 二等奖:奖励人民币 3 000 元/人。
3. 三等奖:奖励人民币 1 000 元/人。
4. 近三年内获得优秀教师者,在同等条件下,优先推荐晋升教学职称。

特此通知。

医学部

2015 年 10 月 12 日

附 12:《医学部优秀教学单位评选与奖励实施办法》

苏大医〔2015〕16 号

各学院、各办公室(中心):

为表彰医学部所属教学单位中重视教师发展与成长、注重教学改革与实践、教学效果好、教学质量高者,鼓励各教学单位重视本科教学,不断提高本科教学质量,为学校培养出更多、更好的本科专业人才,现决定对医学部教学单位进行评优与奖励,实施办法如下:

一、参评对象

医学部所属各教学单位。

二、评选条件

(一)基本条件

1. 坚持党的教育方针,重视本科教学,长期坚持将本科教学作为本单位一项重要工作。
2. 重视本科教学师资配备,评选当年,高级职称教师为本科生授课达 100%,高级职称教师授课学时占总学时的 30% 以上。
3. 重视提高本单位教师的课堂教学水平,评选当年,教师课堂教学质量学生评价均在良好以上。

4. 积极开展教学管理研究,评选当年,教学管理人员成功申报教学管理研究项目,或正式发表教学管理研究论文,或制定本单位本科教学相关重要管理文件,或撰写本科教学相关调研报告。

5. 积极组织本单位教师进行教学体系与内容改革,创新人才培养模式,在师资建设、专业建设、课程建设等方面取得显著成绩。

6. 重视实习生实践能力培养,有一系列加强实践能力培养的管理规定与措施,本单位指导的实习生毕业论文成绩在良好以上或在学校组织的毕业临床技能考核中成绩均在良好以上。

（二）必备条件

评选当年,获得以下本科教学改革与质量工程项目或奖励至少1项:

(1) 高等学校教学改革与研究项目。

(2) 课程项目获奖或立项。

(3) 教材项目获奖或立项。

(4) 实验室建设项目获奖或立项。

(5) 优秀教学成果奖。

(6) 教学名师或优秀教学团队负责人。

(7) 国家级规划教材主编。

(8) 指导正式立项的大学生课外科研活动,并优秀结题。

(9) 指导学生获优秀毕业论文。

(10) 青年教师教学竞赛获奖。

(11) 指导学生学科竞赛获奖。

（三）参评要求

1. 一等奖:必须当年获国家级本科教学改革与质量工程项目或奖励。

2. 二等奖:必须当年获省级以上本科教学改革与质量工程项目或奖励。

3. 三等奖:必须当年获校级本科教学改革与质量工程项目或一等及以上奖励。

4. 评选当年出现任何教学差错或事故者,不得参评。

三、评选名额

设一、二、三等奖,一等奖每年不超过1个,二等奖每年不超过2个,三等奖每年不超过3个。

四、评选程序

评选于每年12月份进行,程序如下:

1. 单位申请。

2. 学部组成评审组评选。

3. 学部部务会审议,发文公布。

五、奖励办法

1. 一等奖:奖励人民币50 000元/单位。

2. 二等奖:奖励人民币30 000元/单位。

3. 三等奖:奖励人民币10 000元/单位。

特此通知。

医学部

2015年10月12日

附13:《本科生"课外研学学分"认定实施办法》

苏大医〔2016〕3号

各学院、各办公室(中心):

为加强医学部本科生的创新意识、实践能力及综合素质培养,鼓励本科生参加临床实践、开放实验、科学研究等课外自主学习活动,特制定本实施办法。

一、"课外研学学分"的内容

医学部本科学生在校期间,在学有余力的情况下,参加学部认定的专业实践、开放实验、科学研究等方面活动,并提供相应活动证明材料,通过本人申请、学部审核后所获得的相应学分。该学分可冲抵专业选修课程或跨专业选修课程学分,冲抵学分总数不超过4学分。

二、"课外研学学分"的申请条件

学生已修课程中,记录等级的课程均达D及以上等级,且其他已修课程绩点均不低于1.0(4分制),方可申请"课外研学学分"。

三、"课外研学学分"的申请范围

1. 低年级学生(指一、二年级),暑假期间参加教学计划安排以外的、与专业相关的单位实践活动连续达30天。

2. 低年级学生(指一、二年级),在一学年内参加开放性实验活动累计达72小时。

3. 低年级学生(指一、二年级),在一学年内进入教师实验室参与科学研究活动累计达36天(每天不少于2小时)。

4. 在一学年内参加由学部认可的慕课平台在线学习课程,并获得学习合格证书。

5. 在一学年内参加学部网络考试系统(如"考易题库及网络考试评价系统"、USML Easy等)与专业相关课程的在线考核累计达3 000题,且每次考核题量不少于100题、合格率不低于70%。

6. "课外研学学分"申请范围不与学校"创新学分"重合。

7. 同一类别只可申请一次。

四、"课外研学学分"的认定

1. 专业实践:提供由带教教师签字、单位盖章的专业实践记录及1篇不少于3 000字的相关研学报告(论文形式,附查重查新结论,检测结果"总文字复制比不高于20%"),获2

学分。

  2. 开放性实验：提供由指导教师签字、实验中心盖章的开放性实验记录及1篇不少于3 000字的相关研学报告（论文形式，附查重查新结论，检测结果"总文字复制比不高于20%"），获2学分。

  3. 参与教师科研：提供由指导教师签字、学院盖章的科研实践记录及1篇不少于3 000字的相关研学报告（论文形式，附查重查新结论，检测结果"总文字复制比不高于20%"），获2学分。

  4. 在线学习：提供在线学习合格证书，获2学分。

  5. 在线考核：提供在线考核结果记录，获2学分。

五、"课外研学学分"的申请、审核与成绩记载

  1. 每年9月，学生填写《苏州大学医学部本科生"课外研学学分"申请表》，并提供上一学年参加课外研学的相关证明材料，由医学部教学办公室审核。逾期不得申请。

  2. 凡获得"课外研学学分"认定的学生，须根据学部审核意见选修相关课程，并按学分缴纳相应的课程学费。

  3. 审核认定的"课外研学学分"计入专业选修课程或跨专业选修课程的学分，成绩据实记录。

  4. 申请计入专业选修课程学分的，课程名称为课外研学Ⅰ（课程代码：30KW0001）、课外研学Ⅱ（课程代码：30KW0002）；申请计入跨专业选修课程学分的，课程名称为课外研学Ⅲ（课程代码：30KW0003）、课外研学Ⅳ（课程代码：30KW0004）。

六、本办法自公布之日起实施，解释权归医学部教学办公室。

  特此通知。

医学部

2016年1月18日

附14：《医学部学生课外科研项目实施办法（试行）》

苏大医[2016]20号

各学院、各办公室（中心）：

  为了鼓励学生参与课外科研活动，培养学生的创新意识，提高学生的科研素养，经研究，决定设立医学部学生课外科研项目，实施办法如下：

  1. 本项目面向医学部一、二年级全日制本科生，设个人项目和团队项目，团队项目成员一般不超过3人。

  2. 本项目每年立项资助60个左右，面向临床医学专业学生的项目为30个左右；个人项目和团队项目原则上各占一半，个人项目资助5 000元/项，团队项目资助10 000元/项；项目经费仅限于购置项目开展所需实验试剂、实验耗材等专用材料。

3. 本项目由医学部统一筹划,以学院为主体组织项目申报、中期检查、结果验收等评审环节;评审主要为汇报答辩形式,评审小组至少由5位具有高级职称的专家组成。

4. 本项目实施期一般为1年,于每年10月申报立项,次年11月验收。验收结果分为优秀、合格、不合格3个等级;优秀和合格项目颁发结题证书,优秀项目优先推荐申报各级学生科研项目。

特此通知。

医学部

2016年10月18日

附15:《临床医学专业学生出国(境)交流资助办法(试行)》

苏大医〔2016〕21号

各学院、各办公室(中心):

根据江苏省高校品牌专业建设工程——临床医学专业建设目标,为加快推进医学教育国际化进程,鼓励临床医学专业学生出国(境)交流学习,培养具有国际视野和国际竞争力的高素质人才,决定对临床医学专业学生出国(境)交流给予资助,资助办法如下:

一、资助对象

临床医学专业在校在籍全日制本科生,当年参加出国(境)交流项目并在学校网上事务中心完成相关申请,未获得学校或其他本科生出国(境)交流奖学金资助;或虽获得学校或其他本科生出国(境)交流奖学金资助,但欲申请较高等级奖学金的差额补助。

二、资助类型

1. 专项奖学金:标准10 000元/人次,用于资助学生赴国(境)外大学(科研机构)参加与专业相关的一个月及以上的交流项目。

2. 优秀奖学金:标准5 000元/人次,主要用于资助学生参加与专业相关的短期(一个月以内)海外学术交流、竞赛或游学等项目。

三、经费来源及资助名额

该资助从江苏省高校品牌专业建设工程项目建设经费中列支。资助名额根据项目当年的经费预算核定。

四、申请条件

(一) 基本条件

1. 热爱祖国,遵纪守法。

2. 诚实守信,道德品质优良,身心健康。

3. 在校期间,学习努力,成绩优良。

（二）其他要求

1. 专项奖学金申请者平均学分绩点在3.3及以上或排名在班级前20%，且记录等级的课程达C级及以上等级（体育保健班学生体育课程达D级），并获得过院（部）及以上荣誉称号。

2. 优秀奖学金申请者平均学分绩点在3.0及以上或排名在班级前30%，且记录等级的课程全部合格，并获得过院（部）及以上荣誉称号。

3. 同等条件下，参加世界顶级大学交流学生、家庭经济困难学生、全英语教改班学生、卓越医师教改班学生优先。

五、资助评审及发放

（一）评审机构

成立临床医学专业学生出国（境）交流资助评审小组（以下简称"评审小组"），评审小组由医学部相关主管领导以及教学办公室、学生工作办公室、国际交流与发展办公室负责人组成。

（二）评审时间

评审时间一般在每年11月初。

（三）评审程序

1. 申请：符合申请条件的学生应提交《苏州大学医学部本科生出国（境）交流奖学金申请表》、学业成绩单原件、当年出国（境）交流证明材料及出国（境）交流书面总结。

2. 初审：教学办公室会同学生工作办公室、国际交流与发展办公室对学生申请材料进行初审，并将初审结果上报评审小组。

3. 复审：评审小组对学生进行选拔考核，综合评定学生所获资助类型，并公示一周。对公示无异议的，评审小组公布资助学生名单。

4. 发放：根据学生所获资助类型发放相应金额到学生学子卡上。

六、附则

1. 学生在校期间，可以享受2次临床医学专业学生出国（境）交流资助，同一类型资助只能享受1次。

2. 本办法自颁布之日起实施，由"评审小组"负责解释。

特此通知。

医学部

2016年10月18日

附16：《关于开展 Mini-CEX、DOPS 等医学生临床能力评价工作的通知》

苏大医〔2016〕26 号

各临床医学院、有关附属医院、实习医院：

为落实教育部临床专业认证整改工作要求，进一步加强对医学生见习、实习阶段的质量评价与管理，不断提高医学生的培养质量，经医学部研究决定，计划在临床教学中开展 Mini-CEX、DOPS 评价，附件 1 和附件 2 请各临床教学单位遵照执行。

一、关于开展 Mini-CEX 评价的实施细则

迷你临床演练评估（Mini-CEX）是迷你型的多次重点式评估，由指导老师直接观察学生对病人的医疗行为（问病史及/或查体、治疗、健康宣教），结束观察后对学生的表现进行评价，并将评价结果及时反馈给学生，是评价医学生临床能力最为常见的、最具代表性的方法。经研究决定，计划在临床教学中开展 Mini-CEX 评价，要求如下：

（一）开展对象

临床医学专业（含儿科医学方向）见习生和实习生。

（二）开展科室

临床学院承担学生见习课程及实习带教的教研室和相关科室。

（三）开展要求

见习课时，每次见习结束由带教老师根据见习内容安排 1~2 名学生进行 Mini-CEX 评价，评价结束后带教老师及时填写评分表并反馈给学生。

实习带教时，学生所实习的科室均需对每位学生进行至少 1 次 Mini-CEX 评价，其中呼吸科、消化科、心内科各科不少于 2 次，普外科不少于 3 次，骨外科不少于 2 次。

（四）评价方式

采用结构式表格进行评分（表 1），评价反馈结束后，评分表由学生确认签字，交由评价科室保存备查。

（五）其他

临床教学质量管理办公室负责对各临床教学单位开展评价的情况进行考核，考核结果纳入年终对各临床教学单位的教学工作考评。

二、关于开展 DOPS 评价的实施细则

操作技能直接观察评估（DOPS）是评价医学生临床能力最为常见的方法，也是兼具教学功能的临床能力评价工具。经研究决定，计划在临床实习教学中开展 DOPS 评价，要求如下：

（一）开展对象

临床医学专业（含儿科医学方向）实习生。

（二）开展科室

承担学生实习带教的科室。

（三）开展要求

DOPS的操作项目选择主要是适用于实习生操作的项目,常见的项目包括四大穿刺、拆线换药、清创缝合、手术消毒铺巾、各类插管、导尿等。各轮转科室根据各科实习内容确定操作项目,同一项操作可在不同科室内反复进行。每个实习科室均需对每位学生进行至少1次DOPS评价。

（四）评价方式

采用结构式表格进行评分(表2),评价反馈结束后,评分表由学生确认签字,交由评价科室保存备查。

（五）其他

临床教学质量管理办公室负责对各临床教学单位开展评价的情况进行考核,考核结果纳入年终对各临床教学单位的教学工作考评。

特此通知。

医学部
2016年12月8日

表1　苏州大学医学部迷你临床演练评估(Mini-CEX)量表

（指导教师填写）

临床指导教师：□主任医师　□副主任医师
　　　　　　　□主治医师　□高年资住院医师

实习生姓名：　　　　专业：　　　　实习工号：

评估时间：　　年　　月　　日　　时

地点：□病房　□门诊　□急诊　□重症监护室(ICU)　□其他

患者：□男　□女；年龄　　岁；□新病就诊　□旧病复诊

患者诊断：

病情严重程度：□轻　□中　□重

诊治重点：□病史采集　□诊断　□治疗　□健康宣教

评估项目	该项目不适用/未评估	各项考评结果									
		未符合要求			符合要求			表现优秀		
病史采集		劣	□1	□2	□3	□4	□5	□6	□7	□8	□9　优
体格检查		劣	□1	□2	□3	□4	□5	□6	□7	□8	□9　优
沟通技能		劣	□1	□2	□3	□4	□5	□6	□7	□8	□9　优
临床判断		劣	□1	□2	□3	□4	□5	□6	□7	□8	□9　优
人文关怀		劣	□1	□2	□3	□4	□5	□6	□7	□8	□9　优
组织效能		劣	□1	□2	□3	□4	□5	□6	□7	□8	□9　优
整体表现		劣	□1	□2	□3	□4	□5	□6	□7	□8	□9　优

直接观察时间： 分钟;反馈时间： 分钟。
教师对此次测评满意程度：
　　　　差 □1 □2 □3 □4 □5 □6 □7 □8 □9 优
实习生对此次测评满意程度：
　　　　差 □1 □2 □3 □4 □5 □6 □7 □8 □9 优
教师评语：

教师签名：　　　　　　　学生签名：

表2　苏州大学医学部操作技能直接观察评估(DOPS)评分表
（指导教师填写）

临床指导教师：□主任医师　□副主任医师　□主治医师　□高年资住院医师
实习生姓名：　　　　　专业：　　　　　实习工号：
评估时间：　年　月　日　时
地点：□病房　□门诊　□急诊　□重症监护室(ICU)　□其他
执行技能名称：
技能难度：□简易　□一般　□困难
实习生执行同样技能的经验：□0次　□1~4次　□5次以上
患者：□男　□女;年龄　岁；

评估项目	该项目不适用/未评估	各项考评结果		
		未符合要求	符合要求	表现优秀
明了执行技能之适应证		差 □1 □2 □3	□4 □5 □6	□7 □8 □9 优
进行告知后同意		差 □1 □2 □3	□4 □5 □6	□7 □8 □9 优
术前准备		差 □1 □2 □3	□4 □5 □6	□7 □8 □9 优
适当且安全之麻醉		差 □1 □2 □3	□4 □5 □6	□7 □8 □9 优
技能之熟练程度		差 □1 □2 □3	□4 □5 □6	□7 □8 □9 优
无菌观念		差 □1 □2 □3	□4 □5 □6	□7 □8 □9 优
适当时机寻求协助		差 □1 □2 □3	□4 □5 □6	□7 □8 □9 优
术后处理		差 □1 □2 □3	□4 □5 □6	□7 □8 □9 优
沟通能力		差 □1 □2 □3	□4 □5 □6	□7 □8 □9 优
专业素养及同情心		差 □1 □2 □3	□4 □5 □6	□7 □8 □9 优
整体表现		差 □1 □2 □3	□4 □5 □6	□7 □8 □9 优

直接观察时间： 分钟;反馈时间： 分钟。
教师对此次测评满意程度：
　　　　差 □1 □2 □3 □4 □5 □6 □7 □8 □9 优

实习生对此次测评满意程度：

劣 □1 □2 □3 □4 □5 □6 □7 □8 □9 优

教师评语：

教师签名：　　　　　　　学生签名：

附17：《苏州大学医学部关于开展本科教学示范课堂评选工作的实施方案》

苏大医〔2018〕15号

各学院、各临床学院、研究院（所）：

为了进一步推进课程建设，推动教师教学方法和学生学习方式的优化，有利于激发学生学习自主性，有利于提高课堂教学效率，并充分发挥骨干教师在教学中的引领、示范和榜样作用，医学部决定开展本科教学示范课堂评选工作，并制定实施方案如下：

一、指导思想

坚持"以本为本"，推进"四个回归"，深入贯彻落实新时代全国高等学校本科教育工作会议精神，强化教师教学主体责任，加强学生学习过程管理，推进现代信息技术与教育教学深度融合，全面提高医学部本科人才培养能力。

二、评选要求

1. 评选对象为医学部各教学单位（含学院、附属医院、研究院所）在职教师，授课课程为评选当学期开设的专业基础和专业课程（含专业选修课程），参评教师授课时数须达该门课程理论学时的1/3（临床教师要求至少系统、完整地讲授该门课程中本学科专业内容）。曾获示范课堂奖励的教师不得以同一教学内容参评。

2. 将思想政治教育与专业教育相结合，把立德树人融入课堂教学。

3. 课堂教学紧扣教学大纲，教材选用合理，教案编写合规，教学内容合乎科学。

4. 注重课程教学资源建设，充分运用现代信息技术引领学生课前、课中、课后的学习与评价，注重引导学生自主学习。

5. 课堂教学模式注重学生的积极参与，引导探究式、合作式、混合式等新型学习方式。

6. 注重课堂教学效果的评价，学生的学习成效得到即时反馈。

三、评选程序

示范课堂每学期评选1次，基本流程如下：

1. 发动医学部全体学生网上推荐示范课堂。

2. 在学生推荐基础上，学院组织、推荐教师参加示范课堂评选活动。每位教师提供示范课堂参评视频3个,每个视频时长为1堂课时间。

3. 学部组织专家评选示范课堂(表3)。

4. 学部部务会审议示范课堂评选结果,发文并奖励。

四、奖励办法

1. 每年评选示范课堂不超过15个,由医学部颁发获奖证书,并奖励5 000元/个(年终直接发放给获奖教师)。

2. 近三年内获得示范课堂奖励者,在同等条件下,优先推荐晋升教学职称,优先推荐各类评奖评优。

特此通知。

医学部
2018年10月23日

表3　苏州大学医学部示范课堂建设要求

建设项目	建设要求	建设点
教学设计	(1) 紧扣教学大纲,教学目标明确,内容安排合理	
	(2) 教学策略得当,符合大学生认知规律,关注职业情感与职业道德教育	
	(3) 合理选用信息技术、数字资源和信息化教学设施,优化教学过程	自建或选用多媒体课件、微课程、在线开放课程、在线试题、虚拟仿真实验等优质课程资源
	(4) 教案完整、规范	
教学实施	(1) 教学过程与活动安排必要、合理,教学组织有条理、有层次,衔接自然	讲解本节课与之前所讲内容之间的联系
	(2) 教学方法体现"学生学习主体"理念,强调以问题或任务为导向,引导学生主动探索、主动思考和主动实践,教授学生积极、创造性地利用各种资源解决问题,培养学生自主发现问题、解决问题、沟通合作、独立思考等能力	利用微课程、在线开放课程、虚拟仿真实验、多媒体课件等优质课程资源,指导学生课前课后自主学习; 课堂教学方法从"满堂灌"讲授式教学向启发式、互动式教学转变; 学生学习方式从被动接受向自主学习、课堂研讨和小组学习转变; 布置课后进一步学习与思考的问题,指导学生利用网络搜集、分析、评价和整合各类信息; 布置学生课后在线自测任务
	(3) 合理使用计算机、网络、投影仪、手机等电子设备,充分发挥信息技术工具的便利性、交互性、协作性、开放性等特点,实现信息技术与课堂教学深度融合,技术操作熟练、自然	使用教学辅助App(如雨课堂等)组织与管理课堂教学,如考勤、评价等

续表

建设项目	建设要求	建设点
教学实施	(4) 创设互动、开放的教学氛围,教学互动流畅、合理,关注学生个体差异	通过翻转课堂、小组讨论等方式调动学生参与教学互动; 鼓励学生提问; 鼓励学生多角度发表观点; 给学生思考的时间
	(5) 课堂评估智能化、实时性,教学效果反馈及时、有效,重视学生的学习体验,根据学习反馈结果适当调整教学; 实施师对生课堂在线测验; 实施生对师课堂在线评价	
	(6) 教学态度认真严谨、仪表端庄、语言规范、表达流畅、亲和力强,寓思想教育于教学过程中	把立德树人融入课堂教学
教学效果	(1) 课堂学习反馈显示有效达成教学目标	
	(2) 运用信息技术解决教学重难点问题或完成教学任务的作用突出,效果明显	
	课堂教学气氛好,学生学习兴趣浓厚,自主学习突出,互动参与人数多	
特色创新	理念先进、技术创新、课堂教学效率高,具有较强的示范性	

附18:《苏州大学临床医学"5+3"一体化专业双导师制实施细则》

苏大医〔2018〕15号

各学院、各临床学院、研究院(所):

  为贯彻落实《国务院办公厅关于深化医教协同进一步推进医学教育改革与发展的意见》《教育部关于进一步做好"5+3"一体化医学人才培养工作的若干意见》等文件精神,医教协同,加强"5+3"一体化医学人才培养,努力培养高质量的医学拔尖创新人才,现决定在临床医学"5+3"一体化专业实施"基础+临床"双导师制,实施细则如下:

  一、导师的聘任条件

  1. 基础导师从医学部所属学院(除临床医学院、护理学院)、医学相关研究院所中具有硕士生导师资格的教师中选拔聘任。

  2. 临床导师从医学部所属临床医学院中具有硕士生导师资格的教师中选拔聘任。

  3. 导师必须由思想品质优秀、热爱教学、具有一定的科研能力、并注重教书育人的教师担任。

  4. 每位导师指导同年级临床医学"5+3"一体化专业学生不超过3名。

  二、导师的职责

  (一)基础导师职责

  1. 充分了解学生的志向、兴趣、生活等情况,对于学生遇到的困惑与问题能及时给予关心与帮助,通过言传身教,引导他们身心发展,培养健全人格。

2. 充分了解学生的学习情况,帮助学生更好地认识、热爱自己的专业,指导学生掌握正确的学习方法,帮助解决学生在学习上遇到的困难与问题,及时将发现的问题向学院、学部反馈。

3. 指导学生阅读专业经典著作、英文文献,进行科研工作的基本素质训练和专业外语的学习,要求每月至少安排2次科研指导,包括晤谈、讲座、讨论、实验等形式。

4. 指导学生申报各类大学生课外科研课题,培养学生的科研兴趣与能力。

5. 第六学期末,指导学生完成1篇文献综述和1篇专业外文的翻译。

(二) 临床导师职责

1. 充分了解学生的志向、兴趣、生活等情况,对于学生遇到的困惑与问题能及时给予关心与帮助,通过言传身教,努力培养学生具有良好的职业道德、工作作风及严谨的科学态度。

2. 充分了解学生的学习情况,帮助学生更好地认识、热爱自己的专业,指导学生掌握正确的学习方法,帮助解决学生在学习上遇到的困难与问题,及时将发现的问题向学院、学部反馈。

3. 指导学生及早接触临床环境,安排学生跟随上门诊、查房、病案讨论等临床活动,每月至少安排2次,加强对学生临床基本知识与技能的训练,培养学生的临床思维及解决临床问题的基本能力。

4. 指导学生阅读专业经典著作、英文文献,进行临床科研工作的基本素质训练,使学生初步掌握临床医学科学研究的基本方法。

5. 第八学期末,指导学生完成1篇病案分析报告。

三、导师管理与考核

1. 每学期末,导师须将指导记录本送交所在单位教学办公室检查。学生毕业后,指导记录本须交学部教学办公室存档。

2. 每年末,导师须提交1份指导报告,包括该年度指导活动总结、学生的学习表现、生活状况等。

3. 在具有招生资质的前提下,经过相关程序临床导师可转为"5+3"一体化医学生硕士专业学位研究生教育阶段导师。若学生确有学科兴趣、发展规划等特殊原因,在前5年本科教育阶段有1次机会申请更换导师。

4. 导师的教学工作量按照《苏州大学医学部奖励性绩效工资实施办法》核算。导师指导学生情况,作为考核、晋升、晋级、评优的依据之一。

特此通知。

医学部
2018年10月23日

(龚 政 钟 慧)

第十四章
卓越医学人才教育教学改革项目与成果

实施卓越医学人才培养的核心目标是提高我国医学人才培养能力,提升我国高等医学教育质量。教育部早在"十一五"末就开始启动"高等学校本科教学质量与教学改革工程",重点针对高等教育人才培养还不能完全适应经济社会发展需要的问题,要求在系统强化教学关键环节、引导教学改革方向、加大教学投入的基础上,遵循高等教育教学规律和人才成长规律,进一步整合各项改革成果,加强项目集成与创新,把握重点与核心,提高项目建设对人才培养的综合效应。

一、加强教育教学改革研究,重视教育教学成果凝练

重视教育教学研究,积极申报教育教学改革项目,深入开展教学改革项目的研究,重视教学改革成果实践应用。苏州大学医学教育坚持以深化教育教学改革为抓手,科学开展医学教育理论研究,不断深化医学教育教学改革。为把握医学教育发展趋势,充分剖析和发现综合大学医学教育的优势与不足,组织医学与教育学有关专家共同开展高等医学教育理论研究。

医学部自成立以来,共获得省部级及以上高等学校教学改革项目4项、校级教育教学改革项目35项,这些课题有力推动了卓越医学人才培养教学改革实践,提供了科学的理论支撑与实践指导,起到了重要的改革引领作用。同时,重视教育教学成果凝练,不断将改革研究与实践探索的经验归纳提升,形成具有推广应用价值的教学成果,取得国家级教学成果二等奖1项、省级教学成果奖3项、校级教学成果奖12项。

(一)地方综合大学卓越医学人才培养模式改革与研究

2011年承担了江苏省高校教改"重中之重"项目"地方综合大学卓越医学人才培养模式改革与研究",就卓越医学教育的知识内容与结构体系、医学专业学生的尽职行为、国外医科教师专业发展的经验及启示、双导师制协作指导模式、医学书院制的构建、卓越医学人才培养模式等进行研究,在国内有影响的《教育评论》《中国高等医学教育》等发表了系列论文,并按期结题,得到了省内同行的高度评价。

(二)医学教育国际化背景下转化式学习体系构建的研究与实践

2015年承担了江苏省高校教改"重点"项目"医学教育国际化背景下转化式学习体系构建的研究与实践",其研究重点是构建以岗位胜任力为目标的课程内容与教学体系,突出医学生能力培

养,体现人的全面发展需要,为学生个性化发展创造条件,推行转化式学习教学模式与方法手段,培养在全球信息和知识流动条件下胜任工作的能力,为当前卓越医学人才培养探寻新途径。

(三) 临床医学("5+3"一体化)专业学位研究生培养模式改革研究

2018 年承担了中国学位与研究生教育学会(医学专业学位工作委员会)教学改革课题"综合性大学临床医学("5+3"一体化)专业学位研究生培养模式改革研究"。本研究按照课题研究计划重点开展临床医学("5+3"一体化)专业人才培养模式改革与专业内涵建设,以"医教协同、本硕融通、能力导向、立足转化"为改革理念,努力构建高层次医学人才培养新模式,以"实现三个优化,构建三个体系"为主要内容开展改革与研究。经过两年的实践探索,完成了临床医学("5+3"一体化)专业培养方案的修订,初步构建了注重知识、能力和素质协调发展的卓越医学人才培养教育体系;形成了临床医学("5+3"一体化)专业整合课程新体系,改革教学方式方法和评价体系,初步构建了卓越医学人才培养教学体系;推进了临床医学("5+3"一体化)专业教学管理改革,初步构建了满足现代教育技术要求和基于科学评价的卓越医学人才培养质量保障体系。

(四) 地方综合大学医学人才培养体系构建研究和实践

苏州大学 2018 年教学改革成果"能力导向、融通整合、立足转化——地方综合大学医学人才培养体系构建研究和实践"获得国家级教学成果二等奖。自国家卓越医生教育培养计划实施以来,苏州大学一直致力于探索综合大学医学教育的创新之路,2011 年,学校敏锐地捕捉到世界医学教育改革的风向,针对当前培养出的医学毕业生存在的缺陷:突出表现在岗位胜任力与患者需求不匹配,团队合作欠佳,狭隘专注于技术而缺乏全面思维,确立"能力导向、融通整合、立足转化"的改革思路,以实施转化式教育为核心,着力构建综合大学医学人才培养体系。具体包括:①以岗位胜任力为导向优化医学人才培养模式,提供多元化成长发展空间,引导学生致力创新方面的转化;②实施器官系统整合式课程体系,加强综合思维和分析处理问题能力培养,引导学生能力获取方面的转化;③开展基于问题、基于案例、基于探究等教学方法改革,加强批判性思维和终身学习能力培养,引导学生知识获得方面的转化。本成果的改革探索有力提高了医学生知识、技能和职业素养的水平。(表 14-1、表 14-2、表 14-3)

表 14-1 省级以上高校教学改革项目一览表

序号	类别	项目名称	主持人	时间
1	江苏省高校教改"重中之重"项目	地方综合大学卓越医学人才培养模式改革与研究	龚政	2011 年
2	江苏省高校教改"重点"项目	医学教育国际化背景下转化式学习体系构建的研究与实践	龚政	2015 年
3	中国学位与研究生教育学会 B 类项目	综合性大学临床医学("5+3"一体化)专业学位研究生培养模式改革研究	龚政	2018 年
4	一般项目	基于"互联网+"医学形态学课程教学模式的创新研究与实践	邓敏	2017 年

表 14-2 校级本科教学改革项目一览表

序号	类别	项目名称	项目主持人	发文时间
1	重点项目	综合性大学一流医学人才培养体系研究	龚政	2019年
2	一般项目	病理学实验教学试题库的建立及应用	邓敏、董亮	2019年
3	一般项目	刻板训练与情景模拟递进式结合在儿科技能培训中的应用	黄洁	2019年
4	一般项目	内科实习教学中导入"医疗+人工智能"理念的探索——以心血管疾病为例	张宇祯、蒋彬	2019年
5	一般项目	神经生物学"金课"与教学团队建设模式研究	单立冬	2019年
6	青年项目	在内科学协作CBL教学中共情能力培养的引入	常新、冯璜	2019年
7	青年项目	基于局域网的视频学习平台开发及其在外科学临床实习教学中的应用	朱卿	2019年
8	青年项目	iSIM优化模拟医学教学法在临床教学中的应用	吴勇	2019年
9	教学管理专项	基于岗位胜任力的临床实践教学评价体系研究与实践	潘燕燕	2019年
10	一般项目	LBL+PBL双轨教学模式在临床诊断学教学中的应用	张秀琴、徐静娟	2017年
11	一般项目	Mini-CEX评估体系在妇产科本科教学实习评价中的探索	朱维培、张弘	2017年
12	一般项目	思维导图引入新生研讨课的教学实践研究	于冬、薛莲	2017年
13	一般项目	医学生通识选修课程体系与教学模式的探索	张增利、谢宇锋	2017年
14	青年项目	3D虚拟技术在生物化学实验教学中的应用	高上上	2017年
15	教学管理专项	基于"以器官系统为主线"课程体系的基础医学教学团队建设研究	戈志强	2017年
16	教学管理专项	基于UKeMED网络系统的教学平台的研究与实践	徐静娟	2017年
17	重点项目	医学教育国际化背景下医学课程内容与体系改革研究	龚政	2015年
18	一般项目	"神经生物学"微课建设与应用研究	单立冬	2015年
19	一般项目	融合PBL部分特征的CBL新模式在实习医师内科实习带教中的应用	李蓓、周春华	2015年
20	一般项目	PBL与CBL混合式教学模式在药理学教学中的实践	林芳、张慧灵	2015年
21	一般项目	泌尿外科数字化教学资源的建立与教学模式改变的研究	薛波新、刘晓龙	2015年

续表

序号	类别	项目名称	项目主持人	发文时间
22	青年项目	基于传统课堂、微课群和翻转课堂的组织胚胎学混合式教学模式研究	余水长	2015年
23	青年项目	基于网络教学平台的法医学课程教学新模式的构建与评价	张明阳	2015年
24	教学管理专项	临床教学质量网络评价系统的构建	唐军	2015年
25	重点项目	生理学精品课程双语资源建设与共享实践	王国卿	2013年
26	一般项目	医学课程实验教学质量形成性评价与实践	陈乳胤、周巧兰	2013年
27	一般项目	人体解剖学与组织胚胎学课程整合	刘朝晖	2013年
28	一般项目	创新型案例教学法用于疾病发病机制教学的实践	谢可鸣	2013年
29	青年项目	"卓越医师培养计划"在诊断学教学中的落实与创新	邵新宇	2013年
30	青年项目	模拟人结合CBL在医学生临床见习中的应用	周菊	2013年
31	校级招标	构建地方综合大学高等医学本科教育体系的研究与实践	龚政	2011年
32	一般项目	探索实习生临床实践技能多元化训练途径,整合模拟医学教育与医学课程体系	李明、陈卫昌	2011年
33	一般项目	组织胚胎学实验考试评价机制的研究	陈永珍、朱旻	2011年
34	一般项目	药理学实验教学体系整体优化的研究与实践	梁中琴、王燕	2011年
35	一般项目	在医院信息化背景下的实习医生培养模式探讨	周军	2011年

表14-3 校级以上教学成果奖一览表

序号	级别	等第	名称	成果完成人	发文时间
1	国家级	二等奖	能力导向、融通整合、立足转化——地方综合大学医学人才培养体系构建研究和实践	蒋星红、龚政、陈卫昌	2018年
2	省级	一等奖	能力导向,融通整合,立足转化——综合性大学医学转化式学习体系研究与实践	蒋星红、龚政、陈卫昌	2017年
3	省级	一等奖	以实验教学模式的改革创新 促基础医学教学质量的提高	黄瑞、谢可鸣、陈永珍	2011年
4	省级	二等奖	以临床技能实验教学中心为依托,强化医学生临床能力培养的实践与探索	陈卫昌、龚政、李明	2013年
5	校级	一等奖	国际化及信息化背景下药理学课程的改革及建设	张慧灵、林芳、王燕	2018年

续表

序号	级别	等第	名称	成果完成人	发文时间
6	校级	一等奖	地方综合大学临床医学专业人才培养新模式的构建与实践	龚政、陈卫昌、钟慧	2014年
7	校级	一等奖	构建新型临床技能教学平台,培养医学生临床实践能力	陈卫昌	2012年
8	校级	一等奖	以临床技能实验教学中心为依托,强化医学生临床能力培养的实践与探索	陈卫昌、宋建平、孙书方	2010年
9	校级	二等奖	面向卓越医师类基础医学模块化整合课程群综合教改的实践研究	王国卿、邓敏、陈永珍	2016年
10	校级	二等奖	PBL及CBL在临床教学中的应用	李明	2012年
11	校级	二等奖	医学生临床见习改革	刘春风	2012年
12	校级	二等奖	在药理学实验教学中开展创新科研性实验的改革与实践	盛瑞	2012年
13	校级	二等奖	"模拟人"在临床医学专业药理学中的应用	林芳、丁小林、周金懿	2010年
14	校级	二等奖	角色转换——一种新的教学模式在临床见习中的探索与实践	邵茵、华东、陈风	2010年
15	校级	二等奖	基于医学生实验动手能力创新性培养的综合教改实践	王国卿、周希平、王琳辉	2010年
16	校级	二等奖	"从知识创新到能力创新"——医药类生物化学精品课程教学改革	吴士良、周迎会、徐岚	2010年

二、加强教学质量工程建设,全面提升课程建设水平

精品课程建设是高等学校教学质量与教学改革工程的重要组成部分,我国国家精品在线开放课程建设的主要任务是建设一批以大规模在线开放课程为代表、课程应用与教学服务相融通的优质在线开放课程。近年来,大规模在线开放课程("慕课")等新型在线开放课程和学习平台在世界范围迅速兴起,拓展了教学时空,增强了教学吸引力,激发了学习者的学习积极性和自主性,扩大了优质教育资源受益面,正在促进教学内容、方法、模式和教学管理体制机制发生变革,给高等教育教学改革发展带来新的机遇和挑战。

自全国高等教育大会后,教育部推出"五类金课"建设工程,即线上一流课程、线下一流课程、线上线下混合式一流课程、虚拟仿真实验教学一流课程、社会实践一流课程五类国家级课程。线上一流课程,即国家精品在线开放课程,突出优质、开放、共享,打造中国慕课品牌,构建内容更加丰富、结构更加合理、类别更加全面的国家级精品慕课体系;线下一流课程,主要指以面授为主的课程,以提升学生综合能力为重点,重塑课程内容,创新教学方法,打破课堂沉默状态,焕发课堂生机活力,较好发挥课堂教学主阵地、主渠道、主战场作用;线上线下混合式一流课程,主要指基于慕课、专属在线课程(SPOC)或其他在线课程,运用适当

的数字化教学工具,结合本校实际对校内课程进行改造,安排20%～50%的教学时间实施学生线上自主学习,与线下面授有机结合开展翻转课堂、混合式教学,打造在线课程与本校课堂教学相融合的混合式"金课";虚拟仿真实验教学一流课程,着力解决真实实验条件不具备或实际运行困难,涉及高危或极端环境,高成本、高消耗、不可逆操作、大型综合训练等问题,以构建专业布局合理、教学效果优良、开放共享有效的高等教育信息化实验教学体系;社会实践一流课程,以培养学生综合能力为目标,通过"青年红色筑梦之旅"、"互联网+"大学生创新创业大赛、创新创业和思想政治理论课社会实践等活动,推动思想政治教育、专业教育与社会服务紧密结合,培养学生认识社会、研究社会、理解社会、服务社会的意识和能力,建设社会实践一流课程。

从"五类金课"整体建设要求来看,一是要求教学理念先进,体现以学生发展为中心,致力于开启学生内在潜力和学习动力,注重学生德智体美劳全面发展;二是要求建设高水平课程教学团队,要求教学改革意识强烈、理念先进,具备良好的师德师风,具有丰富的教学经验、较高的学术造诣,积极投身于教学改革,教学能力强,能够运用新技术提高教学效率、提升教学质量;三是课程目标有效支撑培养目标达成,符合学校办学定位和人才培养目标,注重知识、能力、素质培养;四是课程教学设计科学合理,围绕目标达成、教学内容、组织实施和多元评价需求进行整体规划,教学策略、教学方法、教学过程、教学评价等设计合理;五是课程内容与时俱进,课程内容结构符合学生成长规律,依据学科前沿动态与社会发展需求动态更新知识体系,契合课程目标,教材选用符合教育部和学校教材选用规定,教学资源丰富多样,体现思想性、科学性与时代性;六是教学组织与实施突出学生中心地位,根据学生认知规律和接受特点,创新教与学模式,因材施教,促进师生之间、学生之间的交流互动、资源共享、知识生成,教学反馈及时,教学效果显著;七是课程管理与评价科学且可测量,教师备课要求明确,学生学习管理严格。针对教学目标、教学内容、教学组织等采用多元化考核评价,过程可回溯,诊断改进积极有效,教学过程材料完整,可借鉴可监督。

医学部自成立以来,为加强本科教育教学质量建设,推进本科教育教学改革,提高人才培养质量,设立"医学部本科教学质量与教学改革工程项目培育点",分品特专业、优秀教学团队、精品课程、精品教材、实验教学示范中心、双语教学示范课程、教学改革研究项目七个专项予以支持培育。重点在整合课程、PBL/CBL 教案、实验教学改革、教学与教学管理研究四个专题改革项目培育建设。通过学校实施"苏大课程—3I 工程"项目,资助建设全英文教学示范课程、微课程(群)、通识教育课程、新生研讨课、网络进阶式课程。目前共获国家级本科质量工程项目 13 项(表 14-4);获省级本科质量工程项目 28 项(表 14-5);获校级本科质量工程项目 44 项(表 14-6)。

表 14-4　2010—2020 年获国家级本科质量工程项目一览表

序号	类别	项目名称	负责人	发文时间
1	国家一流本科专业建设点	临床医学	蒋星红	2019 年
2		药学	镇学初	2019 年

续表

序号	类别	项目名称	负责人	发文时间
3	国家精品在线开放课程	放射医学概论	柴之芳	2019年
4		医学影像学	胡春洪	2019年
5		药理学	镇学初、张慧灵	2019年
6	国家虚拟仿真实验教学项目	乳腺癌组织分子分型的免疫组织化学检测方法	邓敏	2019年
7		抗流感病毒活性药物的设计与筛选	镇学初	2019年
8	教育部来华留学英语授课品牌课程	Biochemistry	苏雄	2017年
9		Basic and Clinical Pharmacology	镇学初	2013年
10	普通高等教育"十二五"国家级规划教材	医学免疫学(第2版)	高晓明	2014年
11	教育部、卫生部第一批卓越医生教育培养计划项目	五年制临床医学人才培养模式改革	蒋星红	2012年
12	国家第六批特色专业建设点	放射医学	涂彧	2010年
13	国家双语教学示范课程	医学免疫学	张学光	2010年

表14-5 2010—2020年获省级本科质量工程项目一览表

序号	类别	项目名称	负责人	发文时间
1	省品牌专业建设工程一期项目	临床医学	蒋星红	2015年
2	"十二五"江苏省重点专业	临床医学类	蒋星红	2012年
3	省在线开放课程立项	生理学	王国卿	2019年
4		妇产科学	陈友国	2019年
5		放射生物学	刘芬菊	2019年
6	省在线开放课程立项	药理学	镇学初	2017年
7		医学影像学	胡春洪	2017年
8	省外国留学生英文授课精品课程	Medical Immunology	居颂光	2018年
9		Physiology	王国卿	2017年
10		Medical Statistics	沈月平	2017年
11	省外国留学生英文授课精品课程	Neurobiology	陶金	2015年
12		Biochemistry	苏雄	2015年
13	第六批出版省重点教材	Cell Biology	魏文祥	2014年
14	第五批出版省重点教材	案例药理学	镇学初、林芳	2019年

续表

序号	类别	项目名称	负责人	发文时间
15	第五批出版省重点教材	放射影像诊断技能学	胡春洪	2018年
16		医学生物化学与分子生物学(第4版)	魏文祥、王明华、何凤田	2018年
17		人体寄生虫学	夏超明	2019年
18	省重点教材立项	医学放射防护学教程	涂彧	2019年
19		医学免疫学	高晓明	2016年
20	省重点教材立项	案例药理学	镇学初、林芳	2016年
21		医学生物化学与分子生物学(第3版)	吴士良、魏文祥、何凤田、周泉生	2015年
22	省精品教材	放射影像技能学	胡春洪	2015年
23		放射医学教程	杨占山、涂彧	2011年
24	省在线开放虚拟仿真实验教学项目	放射医学在线虚拟仿真实验	俞家华	2017年
25		基础医学形态学综合实验	黄瑞	2017年

表14-6　2010—2020年获校级本科质量工程项目一览表

序号	类别	项目名称	项目主持人	发文时间
1	一流本科专业立项	临床医学	蒋星红	2018年
2	本科教学团队立项	医学人文教学团队	李惠玲	2019年
3		临床技能学教学团队	胡春洪	2018年
4		药理学教学团队	镇学初、张慧灵	2018年
5		神经科学教学团队	陶金	2018年
6	苏州市优秀教学团队立项	药理学教学团队	镇学初	2017年
7	在线开放课程认定	放射医学概论	柴之芳	2019年
8		医学影像学	胡春洪	2019年
9		药理学	镇学初、张慧灵	2019年
10	在线开放课程立项	内科学(血液病学)	吴德沛	2019年
11		儿童保健学	黄洁、陈艳	2019年
12		预防医学	张增利	2019年
13		消化系统	邓敏	2019年
14		实用医学统计学与SAS应用	沈月平、裴育芳	2019年
15		病理学(各论)	谢芳	2019年
16		肿瘤放射治疗学	田野	2019年
17		医学神经生物学	陶金	2019年
18		病理学实验	刘瑶	2018年

续表

序号	类别	项目名称	项目主持人	发文时间
19		妇产科学	陈友国	2017年
20		病理学	邓敏	2017年
21		生理学	王国卿	2017年
22		放射生物学	刘芬菊	2017年
23		病理学实验指导	邓敏	2018年
24		机能实验学（双语版）	王国卿、盛瑞	2018年
25		案例药理学	镇学初、林芳	2016年
26		医学形式逻辑学	滕国兴	2016年
27	教材培育项目	广义流行病学	滕国兴	2014年
28		机能实验学（双语版）	谢可鸣等	2012年
29		实用临床技能学	陈卫昌	2012年
30		放射卫生学	涂彧	2011年
31		介入放射学	倪方才	2011年
32		组织胚胎实验学	陈永珍	2011年
33		人体寄生虫学	夏超明	2017年
34		实用医学统计学与SAS应用	张明芝、李红美、吕大兵	2017年
35	精品教材	放射卫生学	涂彧	2015年
36		机能实验学（双语教材）	谢可鸣等	2015年
37		医学免疫学（第2版）	高晓明	2013年
38		预防医学（案例版）	徐勇	2013年
39		放射医学教程	杨占山、涂彧	2011年
40		人iPS细胞的诱导制备、培养、定向分化、鉴定及应用	张焕相	2019年
41	虚拟仿真实验教学培育项目	人体组织切片的制作、鉴定及应用虚拟仿真实验	余水长	2019年
42		肝纤维化模型的建立及诊断	谢芳	2019年
43		PD-1抗体药物的体内抗肿瘤活性测定	张熠	2019年

三、强化立德树人根本任务，不断提高人才培养效果

重视学生科研能力培养，创造条件组织学生开展多种形式的科学研究活动，建立学生科研激励机制，注重学生科学精神和科研潜质、批判性思维能力和创新意识的培养。为学生提供校级、省级、国家级大学生科研创新活动项目，设立李政道"䇹政基金"；实施导师制，开放实验室，为学生业余科研、暑期科研、各类学科竞赛提供条件保障；设立课外研学学分与创新

学分,激发学生参加开放实验、科学研究等课外研学的兴趣,以加强本科生的创新意识、实践能力和科学思维的培养。

开展大学生创新创业训练计划。设有校级项目、省级项目和国家级重点项目三个类别,面向全日制本科生开展,以二、三年级学生为主,在导师的指导下,自主完成创新性研究项目设计、研究条件准备和项目实施、研究报告撰写、成果或学术交流等工作。医学部每年积极组织学生申报,加强项目的过程管理,开放各重点实验室、科研中心等科学实验平台,为学生提供了良好的科研条件。

设立"莙政学者"大学生科学研修基金。该基金为著名科学家李政道先生在北京大学、复旦大学、兰州大学、苏州大学四所高校专项设立的大学生科学研修基金,资助对象为对科学研究有浓厚的兴趣,有较强的科研实践能力,成绩优秀的全日制二、三年级本科生。受资助学生按时参加不少于12个月的项目研修,并利用暑期进行为期一个月的四所高校学生研修交流,最后提交至少1篇科研论文结题。

开放科研实验室。为创造条件保障本科生开展科学研修活动,对实验室开放原则、开放形式、开放内容、开放要求等方面提出具体要求,充分地调动和激发了学生主动从事科研活动的积极性,使学生有独立思考、自由发挥、自主学习的时间和空间。

开设综合性、设计性实验。开设了一系列的综合性实验,如生物医学综合实验(整合医学生物学、医学遗传学、细胞生物学、生物化学与分子生物学的实验内容)、形态学综合实验(整合组织胚胎学、病理学、病原生物学与免疫学的实验内容)、机能学综合实验(整合生理学、病理生理学、药理学和神经生物学的实验内容)等。同时还开设了设计创新性实验课程,以研究创新为主要目的,如基础医学实验研究的设计课程等。

开展多种形式的学术讲座。学部各学院和科研机构会定期、不定期地举办各类专题学术讲座,针对医学学科前沿、新进展、新方法,邀请国内外知名专家、教授来访,鼓励学生积极参与、旁听互动;组织大学生创新计划项目和"莙政基金"项目学生参与导师实验室的读书报告会、开题和答辩,深入地了解科研工作的内容和形式。

良好的科研环境和激励政策激发了学生对科研的兴趣。自项目实施以来,临床医学专业学生共获得大学生创新创业训练计划项目149项,其中国家级项目53项,省级项目45项,校级项目51项;获得"秦惠䇹与李政道中国大学生见习进修基金"(简称"莙政基金")39项;获得校大学生课外学术科研基金重点项目36个、一般项目59个;医学部学生课外学术科研基金项目116项。

苏州大学"卓越医生教育培养计划"实例(2010—2020年)

表14-7 学生2010—2020年获省级以上学科竞赛相关奖励一览表

序号	类别	级别	等第	指导教师	学生	年级专业	作品名称	年度
1	"挑战杯"全国大学生课外学术科技作品竞赛	国家级	一等奖	樊赛军 徐加英	张慧文 汪淼 任航 王彦苏		BRCA1作为肺癌放射治疗靶基因的研究	2011
2	国际科普作品大赛	国家级	三等奖		苏州大学苏医儿科小分队		皮肤那些事	2018
3	全国大学生英语竞赛	国家级	特等奖		张芷钰	17临床"5+3"		2018
4		国家级	一等奖		黄晰	15临床五年		2018
5		国家级	二等奖		肖嘉睿	15临床"5+3"		2018
6		国家级	二等奖		孔柯瑜	15临床"5+3"		2018
7		国家级	二等奖		赵静婷	13临床五年		2018
8		国家级	三等奖		宋子玥	16临床"5+3"		2018
9		国家级	三等奖		毛广惠	15临床五年儿科		2018
10		国家级	三等奖		舒铭锴	17临床五年		2018
11		国家级	三等奖		王艺静	15临床五年儿科		2018
12		国家级	三等奖		张恬	17临床五年儿科		2018
13		国家级	一等奖		孔柯瑜	15临床"5+3"		2017
14		国家级	二等奖		肖嘉睿	15临床"5+3"		2017
15		国家级	二等奖		毛广惠	15临床五年儿科		2017

续表

序号	类别	级别	等第	指导教师	学生	年级专业	作品名称	年度
16		国家级	三等奖		陈晨	15临床五年儿科		2017
17		国家级	三等奖		赵静婷	13临床五年		2017
18		国家级	三等奖		任驰	13临床七年		2017
19		国家级	一等奖		王安祺	12临床五年		2015
20		国家级	二等奖		沈浩	09临床五年		2015
21		国家级	二等奖		刘思瑶	12临床五年		2015
22		国家级	二等奖		陈东来	12临床五年		2015
23		国家级	三等奖		朱聚墨	12临床五年		2015
24		国家级	三等奖		陈涵	12临床五年		2015
25	生理学竞赛	国家级	二等奖	王国卿	徐菲	12临床七年		2015
26		国家级	二等奖		高莉蓉	15临床"5+3"		2017
27		国家级	二等奖		朱思佳	15临床"5+3"		2017
28		国家级	三等奖		王嘉禾	15临床"5+3"		2017
29	全国大学生生命科学竞赛	国家级	三等奖		赵世通	15临床五年		2017
30		国家级	三等奖		周佳怡	15临床"5+3"		2017
31		国家级	优胜奖		侯亚信	14临床五年		2017
32		国家级	优胜奖		王伟	14临床五年		2017
33		国家级	优胜奖		宗路杰	14临床五年		2017

续表

序号	类别	级别	等第	指导教师	学生	年级专业	作品名称	年度
34	"挑战杯"中国大学生创业计划竞赛	省级	铜奖	陈志强 杨占山	项健 吴雄剑 何漪 刘纯 胡韫赟 郭莉莉 周瑾 严琪 王雪岑 颜露瑶			2012
35		省级	铜奖	陈志强 杨天翔 王俊 秦正红				2012
36		省级	二等奖	张学光 费敏	白冰			2010
37	江苏省职业规划大赛本科	省级	一等奖		苏瑾文	16临床"5+3"		2018
38		省级	二等奖		周亮	16临床"5+3"		2018
39	"外研社杯"全国英语写作大赛江苏赛区	省级	一等奖		孔柯瑜	15临床"5+3"		2017
40	"LSCAT"江苏省笔译（汉译英本科组）大赛	省级	三等奖		左文婷	16临床五年		2017
41	"LSCAT"江苏省笔译（英译汉本科组）大赛	省级	优胜奖		左文婷	16临床五年		2017
42	江苏省普通高等学校高等数学竞赛	省级	二等奖		朱心茂	17临床五年		2018
43	江苏省大学生人文社科竞赛	省级	三等奖		米辰	08临床五年		2010
44		省级	优秀奖		倪燕	08临床五年		2010
45		省级	优秀奖		李维	08临床五年		2010
46		省级	优秀奖		左学勇	08临床七年		2010

表 14-8 学生 2010—2020 年获国家级大学生创新性实验计划项目一览表

序号	指导教师	项目主持人	年级专业	项目名称	年度
1	吴华 杨晓勤	赵悦宁	18 临床五年	TRIM21 抑制黑色素瘤发生发展的机制研究	2020
2	万波 姜智	刘力赫	18 临床"5+3"	严重型脊髓性肌萎缩症小鼠肝脏代谢紊乱的分子病理机制探讨	2020
3	王广林 杨凯	黄睿哲	18 临床五年	131I/LM@ ALG 微球局部治疗及联合免疫治疗疗效的研究	2020
4	尹洁云	张玉珊	17 临床五年	GDF-15 与妊娠期糖尿病的前瞻性关联研究	2020
5	涂彧 陈娜	李昊宸	18 临床五年	木黄酮对雌性斑马鱼的内分泌和生殖毒性及其机制研究	2020
6	朱一蓓	戴宇宁	18 临床"5+3"	转录因子 Eomes 对组织原位记忆细胞的调节及增强抗肿瘤免疫应答的潜在机制研究	2020
7	陶金 孙玉芳	俞婷	17 临床五年	酪胺受体 TAAR1 参与三叉神经痛及其机制研究	2019
8	李佳斌	张芷钰	17 临床 5+3	糖蛋白富集磁性纳米粒的制备及其在肺癌早期生物标志物筛选中的应用	2019
9	许玉杰	谢建昊	16 临床五年	99Tc-MDP（云克）治疗骨质疏松的分子机制研究	2019
10	安艳	张恬	17 临床五年儿科	Nrf2 在砷致细胞恶性转化过程中对 Warburg 效应的调控作用	2019
11	居颂光	段佩辰	16 临床五年	Rspo1 基因转染间充质干细胞救治 DSS 诱导的小鼠炎性肠病	2018
12	王建荣	过沄杰	16 临床"5+3"	造血干细胞在骨髓微环境重建中作用初探	2018
13	黄玉辉	刘长鹏	16 临床"5+3"	PD-1 抗体治疗诱导肿瘤血管正常化的机制研究	2018
14	谢芳	史忆萌	16 临床五年儿科	乳腺癌中 Th9 等辅助性细胞亚群的分布情况和肿瘤免疫机制	2018
15	罗宗平	史亮	15 临床"5+3"	基于剪切波弹性成像的牛膝关节软骨弹性的无创测量	2017
16	宋耀华	雷张妮	15 临床五年	TRAF6 对骨骼肌细胞分化的影响	2017
17	王守立	肖嘉睿	15 临床"5+3"	肿瘤微环境体外构建用于肿瘤化疗药敏筛查的应用研究	2017

续表

序号	指导教师	项目主持人	年级专业	项目名称	年度
18	陶金	金聿嘉	15临床"5+3"	Alpha 7烟碱样受体亚型参与三叉神经痛的机制研究	2017
19	魏文祥	吕俊兴	14临床五年	ELP3对肝癌细胞迁移和侵袭的影响	2016
20	曹建平	张卿义	14临床五年	游离泛素通过跨膜受体在放射性损伤中的作用机制研究	2016
21	李斌	金家慷	14临床五年	多模态力学刺激对纤维环源干细胞片层基质代谢的调控研究	2016
22	周光明	丁佳涵	14临床五年	LNC13对肺癌细胞骨架坍塌及其死亡方式的探究	2016
23	茅彩萍	李雪锴	14临床七年	辅助生殖技术对卵巢发育及卵子质量的影响	2016
24	苏雄	陆雨桐	13临床七年	骨唾液酸蛋白(BSP)对脂肪基质干细胞骨形成的影响及可能作用机制	2015
25	赵颖	魏霄滢	13临床七年	ABCA1调控CD4+T细胞功能抑制动脉粥样硬化发展的机制研究	2015
26	张国兴	卫郅星	13临床五年	探究在慢性电击诱导高血压大鼠中水通道蛋白Ⅰ的改变及其机制	2015
27	应征	戴淑琪	13临床五年	C9orf72在神经炎症中的作用	2015
28	贾佳	杨嘉颖	13临床五年	CBS介导的内源性H2S调控脑缺血诱导的小胶质/巨噬细胞M1极化的机制研究	2015
29	曹聪	鞠雅晗	12临床五年	天使症候群(Angelman Syndrome,AS)TrkB信号损伤的机制研究	2014
30	陈永珍	姚玲玉	12临床七年	人胎盘绒毛间充质干细胞在大鼠急性心肌梗死修复中的作用机制	2014
31	郑龙太	张志昱	12临床七年	MIF tautomerase抑制剂抗类风湿性关节炎作用研究	2014
32	安艳	赵莹莹	12临床七年	Keap1-Nrf2/ARE信号通路在砷致HaCaT细胞恶性转化过程中的表达变化研究	2014
33	何苏丹	周金英	12临床五年	RIP3/MLKL调控的细胞坏死在溃疡性结肠炎中的作用及机制研究	2014
34	张永红	周玮	12临床五年	杀伤细胞免疫球蛋白样受体基因多态性与高血压关系的研究	2014
35	张国兴	程玉文	11临床卓越	长期足底电击对大鼠凝血系统影响的机制研究	2013

续表

序号	指导教师	项目主持人	年级专业	项目名称	年度
36	洪法水	连骁	11临床卓越	纳米氧化钛对小鼠海马组织谷氨酸代谢的影响	2013
37	张惠敏	董笑然	11临床七年	基于FRET技术的机械敏感荧光报告系统开发及在活体生物中的应用	2013
38	陈秋	盖宁	11临床卓越	胸部放射治疗造成的炎症对肠道的效应研究	2013
39	吕大兵	施慧萍	11临床七年	日本血吸虫中间宿主钉螺体内单、复性血吸虫感染调查	2013
40	王建荣	唐建芬	10临床七年	自噬缺失白血病小鼠模型的建立及造血干细胞的功能研究	2013
41	陶金	金宏	10临床五年	胆碱能M4受体参与镇痛的机制研究	2012
42	张焕相	韩琳琳	10临床五年	不同直径纳米纤维对间充质干细胞成神经分化的作用研究	2012
43	朱一蓓 谢炜	吉芮	10临床五年	负性协同刺激分子Tim3在肿瘤浸润CD4+T淋巴细胞中的表达及介导肺癌免疫逃逸的机制	2012
44	李斌	王晟昊	09临床七年	梯度弹性模量纳米纤维支架的制备及其纤维环源干细胞分化的调控	2012
45	周泉生	魏强	10临床七年	CAGP33单克隆抗体的制备及其在肺癌诊断与靶向治疗中的应用研究	2012
46	黄瑞 吴淑燕	郑亚杰	09临床五年	沙门菌感染对DCs自噬和凋亡的影响及分子机制研究	2011
47	洪法水	谈丹琳	08临床七年	纳米氧化钛暴露引起小鼠肺炎症反应的分子机制	2011
48	曹建平	王骁	08临床七年	泛素C对肿瘤细胞放射敏感性的影响及机制研究	2011
49	尹斌	何蕊	07临床七年	Bcl11a基因在白血病患者中的表达规律	2010
50	沈月平	王燕	07临床七年	原因不明的习惯性流产与双酚A暴露风险关系的病例对照研究	2010
51	涂彧	谢丽娜	07临床七年	中小型工业辐射装置环境辐射水平监测	2010
52	居颂光	杨鹏	08临床七年	新型肺癌分期诊断试剂盒的研制	2010
53	刘海燕	陈蕾	08临床五年	新城疫病毒ZJ1株溶瘤效应及其机制研究	2010

表14-9 学生2010—2020年获省级大学生创新性实验计划项目一览表

序号	指导教师	项目主持人	年级专业	项目名称	年度
1	柯朝甫 沈月平	胡蝶	17临床五年	基于计划行为理论探讨大学生对新冠肺炎防控的认知和行为	2020
2	杨磊 白艳洁	何林蔚	17临床五年儿科	改性淀粉对磷酸钙纳米复合骨水泥理化性能影响的研究	2020
3	王明华 朱俐燕	王飞	19临床"5+3"	新型冠状病毒纳米抗体的筛选及鉴定	2020
4	孙毅	黄彧	18临床五年	PKIB在膀胱尿路上皮癌中的作用机制研究	2020
5	赵颖 李晖	彭茜雅	18临床五年	B2淋巴细胞上ABCA1功能性表达与临床冠心病的相关性研究	2020
6	汪勇 李柳炳	田宇轩	17临床五年	肿瘤微环境响应性仿生多模态影像探针的构建	2019
7	俞家华 刘芬菊	陈锦华	18临床五年	DNA双链断裂定量预测模型的构建	2019
8	张增利	郑佳玥	17临床五年	"镉大米"对骨代谢的影响	2019
9	李斌 朱彩虹	顾烨	16临床"5+3"	细胞片叠层构建仿生纤维环组织的动态培养及促进椎间盘再生的研究	2019
10	杜鸿 吕晶南	徐塑凯	17临床"5+3"	CpsX在碳青霉烯耐药的高毒力肺炎克雷伯菌中的致病机制	2019
11	朱一蓓	张晓芙	16临床五年	免疫卡控点分子PD-1,CTLA-4单抗联合细胞因子IL-33介导抗肿瘤免疫应答的作用及机制研究	2018
12	张慧灵	崔宇婕	16临床"5+3"	晚期内体Rab7在缺血性脑中风诱导的胶质瘢+F26+B26:I26+B26:I26	2018
13	赵颖	陶云雯	16临床五年	ABCA1调控血小板功能对动脉粥样硬化发展的影响及其机制研究	2018
14	曹毅	王佐翔	15临床五年	90MHz微波辐射对白血病细胞和骨髓基质细胞survivin基因表达影响	2017
15	王杨云	徐佳妮	15临床"5+3"	可注射水凝胶/丝素蛋白复合材料用于放射性皮肤损伤的修复	2017
16	陈建权	李益臣	15临床"5+3"	JAK抑制剂对骨性关节炎的治疗作用及其机制	2017
17	陈涛	王佳柠	15临床五年	叶酸通过DNA甲基化机制对三氯乙烯心脏发育毒性的保护作用研究	2017

续表

序号	指导教师	项目主持人	年级专业	项目名称	年度
18	王明华	黄嫦婧	14临床五年	筛选miRNAs组合体系用于食管癌早期诊断	2016
19	姜岩	史佳林	15临床五年	miR-1及其DNA甲基化在三氯乙烯致先天性心脏病中的作用机制研究	2016
20	肖成梁	李翰文	14临床七年	二维无机阳离子骨架材料吸附分离硒污染物的机理研究	2016
21	郑慧	徐文倩	14临床七年	JOSD1调控IFNs抗病毒信号几功能的机制研究	2016
22	王晗	刘思宁	13临床五年	芳香化酶在斑马鱼性别分化中的作用	2015
23	涂彧	茹煜华	13临床五年	Mg^{2+}通过NF-κB/ICAM-1通路对血管内皮细胞放射损伤保护机制研究	2015
24	王守立	许眙昌	13临床七年	MiR-493-5p-mimics/CS纳米球制备及其对小鼠大肠癌肝转移的影响	2015
25	马全红	李赵继	13临床七年	DISC1对BACE1表达的调节作用及分子机制	2015
26	孙晓辉	蒋淑慧	12临床七年	BK通道和TRPV1通道在小鼠海马神经元中的相互作用机制	2014
27	赵英伟	徐剑豪	12临床七年	苏州临床专业学生肠道中产ESBLs大肠埃希菌的定植状况、耐药性及基因型分析	2014
28	陶金	罗琪	12临床五年	T-型钙通道Cav3.2参与偏头痛发生的机制研究	2014
29	魏文祥	佘琴英	12临床五年	RMP与肝癌细胞周期调控的关系	2014
30	周如鸿	王安祺	12临床五年	(氧化)石墨烯破坏短多肽纤维的分子机理研究	2014
31	陈苏宁	罗家乐	10临床七年	急性白血病中STAG1和STAG2基因的表达及临床意义	2013
32	何玉龙	李润楠	11临床七年	中国淋巴水肿病人流行病学调查	2013
33	刘通	王帅	10临床七年	绿茶提取物及单体成分EGCG(Epigallocatechin gallate)缓解瘙痒分子机制的研究	2013
34	杨惠林	毕国荣	10临床七年	自主研发导航软件在下颈椎椎弓根螺钉术前规划中的精确性的研究	2013

续表

序号	指导教师	项目主持人	年级专业	项目名称	年度
35	陶金	庄圣	11临床七年	神经介素U参与偏头痛发作的分子机制研究	2013
36	杨林	左乔竹	11临床五年	一种新的T淋巴细胞活化与扩增技术在肿瘤杀伤上的作用研究	2013
37	魏文祥	钟妍玉	09临床七年	RMP在肝癌细胞凋亡中的作用	2012
38	朱力	潘静颖	10临床五年	淋巴管与肿瘤细胞相互作用介导肿瘤入侵的机制研究	2012
39	吴淑燕 李嫄渊	周敏	09临床七年	沙门菌质粒影响细菌生物被膜形成的分子机制	2012
40	王明华	杨诗悦	10临床五年	人胃癌相关miRNA的筛选及其功能研究	2012
41	周正宇	华骁帆	09临床七年	维生素D对双色荧光蛋白标记肺癌肿瘤模型的干预研究	2012
42	施勤	韩佳珺	08临床七年	胶原/BMP2支架促进脊柱融合的应用研究	2012
43	陈永珍 朱旻	陈彦君	09临床五年	人胚胎升值细胞（EG细胞）诱导分化为心肌细胞的研究	2011
44	魏文祥	仲元	09临床五年	RMP在HBx诱导的肝癌细胞增值中的作用	2011
45	吴开云	张灿灿	08临床五年	毛葡萄叶水提物抗血栓有效成分的筛选	2010

表14-10 学生2010—2020年获校级大学生创新性实验计划项目一览表

序号	指导教师	项目主持人	年级专业	项目名称	年度
1	黄一帆 郑东	张杭瑶	18临床"5+3"	Junctin介导Junctophilin-2抵抗脂毒性心肌病的机制研究	2020
2	彭浩	樊一铭	18临床五年	CORIN基因启动子区DNA甲基化与脑卒中发病关系的相关性研究	2020
3	张欢 莫兴波	陈新宇	18临床"5+3"	女性人群AMH蛋白与缺血性脑卒中关联的病例对照研究	2020
4	张垒	尹雪晴	18临床"5+3"	肠道菌群与乳腺癌的因果关系：孟德尔随机化研究	2020
5	信丽丽 王建书	周丹虹	18临床"5+3"	苏州市空气污染对人群心脑血管疾病影响的研究	2020

续表

序号	指导教师	项目主持人	年级专业	项目名称	年度
6	徐美芸 陆伟红	夏雨	17临床"5+3"	普鲁士蓝纳米药物用于放射性铯和铀促排研究	2019
7	汤在祥	辛东润	17临床"5+3"	乳腺癌放疗敏感基因的发现与验证	2019
8	曾剑峰 李桢	简金刚	17临床"5+3"	可肾代谢氧化铁纳米磁共振造影剂的设计、合成及应用	2019
9	信丽丽 王建书	丁玲	17临床"5+3"	基于HSPA1A启动子报告基因系统的室内PM2.5健康危害研究	2019
10	吕大兵	王嘉杰	17临床五年	在校大学生对弓形虫感染危害的认知调查	2019
11	郭正清	张韶	17临床五年	近红外BODIPY纳米药物的构建及其在肿瘤光治疗中的应用	2019
12	沈彤 李建明	朱世祺	18临床"5+3"	结直肠上皮淋巴细胞种Bmal1基因在结直肠癌发生发展中的作用	2019
13	周进	冯星星	16临床五年儿科	NDUFS1通过线粒体ROS/HIF-1α/FBLN5途径调控胃癌进展研究	2018
14	涂彧	张诗忆	16临床五年	虎杖苷对60Coγ射线诱发秀丽线虫辐射损伤的防护作用的研究	2018
15	邓敏	张静宇	16临床五年	病理学实验标本虚拟数字化的研究及其应用探索	2018
16	周泉生	陈国梁	16临床"5+3"	癌睾抗原CT45A1在肺癌细胞转移中的作用及其机制	2018
17	胡吉	黄蕾	16临床"5+3"	妊娠期糖尿病产后转归危险因素的前瞻性队列研究	2018
18	庄文卓	徐华	15临床五年儿科	骨髓MSCs源exosome在多发性骨髓瘤蛋白酶抑制剂耐药中的作用	2017
19	王雪峰	彭雪楠	15临床五年	IL-36β介导CD8+T细胞代谢重编程促进肿瘤免疫应答的效应与机制	2017
20	马全红	金奕滋	15临床五年	Sonic hedgehog通路调控BACE1的机制及在阿尔茨海默病中的作用	2017
21	朱巍	魏西雅	15临床五年	干扰素调节因子1(IRF1)在放射性皮肤损伤进展中的作用及机制研究	2017
22	张国兴	邹雨桐	14临床五年	肾素-血管紧张素系统(RAS)在慢性应激诱导的胰岛素抵抗中的作用	2016

续表

序号	指导教师	项目主持人	年级专业	项目名称	年度
23	杨林	杨娟	14临床五年	PD-1抗体免疫治疗套氏淋巴瘤的研究	2016
24	刘通	盛祖凤	14临床五年	A型肉毒素抗抑郁作用的机制研究	2016
25	吴庆宇	魏丹	14临床五年	妊娠子宫Corin表达调控机制研究	2016
26	诸葛洪祥	刘梦宇	13临床七年	吡喹酮、青蒿琥酯、白头翁皂苷提取物抗日本血吸虫的药效研究	2015
27	夏春林	王隽	13临床五年	FEZ1在大鼠抑郁症模型中的作用研究	2015
28	何苏丹	龚凌	13临床五年	HSV-1 R1蛋白质调控RIP3磷酸化以及细胞坏死的机制研究	2015
29	曹聪	钱焱霞	13临床五年	Gαi-PSD95信号复合物在恶性胶质瘤中的表达及生物学功能研究	2015
30	张舒羽	钱宁婧	13临床五年	Free Ubiquitin对放射性肠损伤的保护作用及机制研究	2015
31	沈月平	魏文倩	13临床五年	苏州市企业员工心血管疾病风险评估	2015
32	夏春林	张秋亮	12临床五年	脑损伤模型NF-kb及netrin-1的表达变化与星型胶质细胞的关系	2014
33	苏雄	颜轶麟	12临床五年	隔离饲养对肥胖小鼠血糖水平的影响及机制研究	2014
34	郑慧	葛隽	12临床七年	去泛素化酶Ataxin-3的抗病毒功能及机制探讨	2014
35	林芳	高晓旭	12临床五年	长期有氧运动对小鼠纹状体溶酶体功能的影响	2014
36	何苏丹	周必琪	11临床七年	LPS诱导的RIP3-依赖性巨噬细胞坏死的机制研究	2013
37	赵英伟	王海红	11临床七年	医院环境物体表面和空气细菌污染状况调查及消毒效果评价	2013
38	王勤	周杨	10临床七年	OX40/OX40L信号对SLE患者CD4 + OX40 + T细胞的协同刺激作用及其临床意义	2013
39	卫功元	杜静	11临床五年	出芽短梗霉合成高分子量普鲁兰及其生理机制	2013

第十四章　卓越医学人才教育教学改革项目与成果

续表

序号	指导教师	项目主持人	年级专业	项目名称	年度
40	涂彧	陆叶	11 临床七年	纳米材料在氡及其子体防护中的应用研究	2013
41	李建明	曹悦	11 临床七年	应用小鼠肝转移模型研究孤儿核受体 TR3 在肠癌肝转移中的作用及调控机制	2013
42	聂继华	董彦兵	11 临床五年	纳米 ZnO 对大鼠呼吸系统的毒性作用	2013
43	李颖	王晨中	11 临床五年	山区日本血吸虫在中间宿主钉螺体内的生物学特性	2013
44	吴开云	王丹	09 临床七年	毛葡萄抗血栓有效部位的实验研究	2012
45	白艳艳	唐蟠	10 临床五年	microRNA-181 在糖尿病视网膜病变模型眼内炎症反应中的调控作用	2012
46	王蕾	王蕾	09 临床七年	亚甲基蓝联合半导体激光对白假丝酵母菌生物膜的作用	2012
47	俞家华 刘芬菊	曾楚楚	09 临床七年	HIF-1α 对脑胶质瘤细胞放射敏感性影响的研究	2012
48	王琳辉 张国兴	王振宇	10 临床五年	不同时间段精神应激导致高血压形成过程中脑内肾素-血管紧张素系统的变化	2012
49	高玉振	许京亚	08 临床七年	CD3G5'UTR 基因多态与肝细胞肝癌易感性的关联性研究	2011
50	王守立	王益	09 临床五年	大肠癌肝专一的纳米靶向治疗	2011
51	徐岚	徐贵英	09 临床五年	骨唾液酸蛋白糖链分析对成骨功能的影响	2011

表 14-11　学生 2010—2020 年获"莙政基金"项目一览表

序号	指导教师	项目主持人	年级专业	项目名称	年度
1	马全红	何欣怡	18 级临床"5+3"	体外研究 clemastine 对阿尔茨海默病的影响	2020
2	韩凤选	花艳丽	17 级临床五年儿科	改善微环境的 MnO2/GelMA 复合水凝胶负载干细胞用于骨修复	2020
3	张丽	董旭宸	18 级临床五年儿科	Hsa_circ_0001367 调控胶质瘤生长的分子机制研究	2020
4	赵李祥	华雯玺	17 临床"5+3"	基于 meta 分析系统评价 MMP-8 多态性位点对肿瘤发病风险的影响	2019

续表

序号	指导教师	项目主持人	年级专业	项目名称	年度
5	徐兴顺	刘乐麒	17临床"5+3"	Ahi1通过ArhGEF18影响Rho信号通路调控神经交叉	2019
6	秦立强	左文婷	16临床五年	乳铁蛋白与二甲双胍联合对高脂饮食小鼠肠道菌群的重塑作用	2018
7	王建荣	孟嘉皓	16临床"5+3"	巴弗洛霉素A1靶向杀伤急性B淋巴细胞白血病干细胞	2018
8	张增利	王昱傑	16临床"5+3"	维生素D调控肾小球足细胞脂代谢的研究	2018
9	时玉舫	吕诗晴	15临床五年	MSCs来源外泌体治疗小鼠诱导型COPD的研究	2017
10	刘朝晖	钮婧歆	15临床"5+3"	表没食子儿茶素没食子酸酯（EGCG）对LRRK2突变PD治疗作用探讨	2017
11	杨磊	孔柯瑜	15临床"5+3"	用于微创脊柱外科的新型椎体增强剂的生物相容性和力学性能研究	2017
12	卫功元	陈晨	15临床儿科	基于底物水平调控的普鲁兰发酵高产研究	2017
13	刘春风	司马一桢	14临床五年	环境及遗传双因素共同诱导的斑马鱼帕金森病模型的构建	2016
14	周幽心	程霄霄	14临床七年	人源A2B5+/CD133-胶质瘤干细胞亚群的分选和传代培养	2016
15	王建荣	徐岚	14临床七年	Beclin1在小鼠造血系统发育中的作用	2016
16	张增利	王浩	14临床七年	2型糖尿病患者血清维生素D水平的调查	2016
17	毛新良	林旭	13临床五年	慢性粒细胞白血病细胞中泛素连接酶RNF6相互作用蛋白质的质谱学分析和功能的初步研究	2015
18	王建荣	安迪	13临床五年	Baf-A1诱导白血病细胞逆分化研究	2015
19	尹斌	陈秋帆	13临床五年	NPM1，CEBPA，IDH1和IDH2在中国AML患者中的突变频率研究	2015
20	朱一蓓	徐悦	13临床七年	IL-33在$\gamma\delta$T细胞介导的抗肿瘤免疫中的作用及机制	2015
21	杨林	朱轶	13临床七年	人工抗原提呈细胞的制备及肿瘤杀伤性T细胞的培养	2015

续表

序号	指导教师	项目主持人	年级专业	项目名称	年度
22	张洪涛	陈东来	12临床五年	XAF1基因联合TRAIL治疗抑制肺癌转移的作用及机制	2014
23	苏雄	郑涵曦	12临床卓越	脂肪酸2-羟基化酶（FA2H）对线虫肠道脂肪酸吸收的影响	2014
24	任海刚	王燕菲	12临床卓越	帕金森病相关蛋白DJ-1调控神经炎症的机制研究	2014
25	魏文祥	陈涵	12临床五年	RMP和HBx对PP1的联合抑制作用在肝癌发生中的分子机制	2014
26	刘庄	胡爱雁	12临床卓越	氧化铁纳米颗粒修饰的红细胞药物载体在肿瘤治疗的应用	2014
27	洪法水	潘晓宇	10临床七年	稀土暴露引起小鼠肺炎症反应的分子机制	2013
28	罗蔚锋	章璐璐	10临床七年	苏州彩香、娄北社区老年人认知功能调查分析	2013
29	刘耀波	刘昊	09临床七年	脊髓损伤神经环路修复的机制	2012
30	吴士良	唐陈月	10临床五年	β3GnT-8催化多聚乳糖胺链与癌症关系的分子机制研究	2012
31	戴建锋	王慧	09临床七年	蜱唾液蛋白抗补体活性的研究	2012
32	卫功元	胥京京	10临床五年	利用genome shuffling技术筛选SAM和GSH联合高产菌株	2012
33	陶金	张森	09临床五年	CACNA1A基因突变参与家族性偏头痛发作的机制研究	2011
34	徐勇	江长川	09临床五年	老年痴呆的早期筛查、风险评估与综合干预研究	2011
35	朱力	王媛	09临床五年	血小板活化与血管性疾病	2011
36	李斌	赵燕南	09临床五年	具有斜交叠层和硬度梯度特性的纤维环组织工程支架构建及功能评价	2011
37	吴士良	孙妍珥	08临床五年	β3GnT8基因经ets-1介导与肿瘤相关性研究	2010
38	缪竞诚	晁晓峰	08临床七年	幽门螺杆菌抗原检测试剂盒的研制及在临床检测中的意义	2010
39	居颂光	蔡文治	08临床五年	CD40信号对脑胶质瘤血管生成的作用及机制	2010

表 14-12　学生 2010—2020 年获苏州大学课外学术科研基金项目一览表

序号	指导教师	项目主持人	年级专业	项目级别	项目名称	年度
1	黄玉辉	马泽坤	15 级临床五年	重点	CSF1 介导的巨噬细胞极化改变对肿瘤免疫微环境的重塑,机制研究及临床意义	2018
2	时玉舫	王雨桐	16 级临床五年	重点	间充质干细胞参与化疗后肿瘤微环境免疫调控的功能研究	2018
3	王建荣	孟嘉皓	16 临床 "5+3"	重点	巴弗洛霉素 A1 靶向急性 B 淋巴细胞白血病起始细胞凋亡	2018
4	张国兴	康登峰	15 级临床五年	重点	肾素-血管紧张素系统在慢性束缚应激诱导的小鼠白细胞介素表达变化中的作用	2018
5	李新莉	颜上程	16 临床 "5+3"	重点	苹果多酚改善肝脏脂肪变性的作用及机制研究	2018
6	徐兴顺	杨丽清	15 级临床五年	重点	考试应激人群外周血细胞 DNA 羟甲基化改变研究	2018
7	王尔东	黄晨	16 级临床五年	重点	医学生职业人格培养研究——以苏州大学卓医班 MMPI 结果为例	2018
8	秦立强	左文婷	16 级临床五年	一般	乳铁蛋白与二甲双胍联合对高脂饮食小鼠肠道菌群改变的影响及机制研究	2018
9	刘江云	张颖莹	16 级临床五年	一般	黑种草子草苷的制备及其肠道菌群体外代谢产物的分析	2018
10	郑慧	袁超	15 临床五年	重点	EZH2 的去泛素化酶对其功能的调节及与 EZH2 相关疾病的关系	2017
11	戴建锋	黄舒怡	15 临床五年	重点	RBM47 抑制 RNA 病毒的作用机制的研究	2017
12	耿德春	熊龙滨	14 临床五年	重点	多巴胺对激素性股骨头坏死中成骨细胞自噬和凋亡的影响研究	2017
13	秦立强	陈越	14 临床七年	重点	乳铁蛋白对放射性肠损伤的防护作用及其机制研究	2017
14	孙毅	姜诗谣	15 临床 "5+3"	一般	鲤鱼生物钟基因的基因组演化及表达差异分析	2017
15	沈彤	夏青月	15 临床五年	一般	Ube2v1 基因促进肿瘤转移的分子机制	2017
16	秦立强	陈茜楠	15 临床五年	一般	谷物膳食纤维对 ApoE-/-小鼠胆固醇逆转运的影响	2017
17	李建明	洪苏倩	15 临床 "5+3"	一般	ErbB4 在肝炎肝癌的作用及其初步机制	2017

续表

序号	指导教师	项目主持人	年级专业	项目级别	项目名称	年度
18	杨巍	苏秋弟	14临床七年	一般	抑制Hh/Gli1信号通路对GSCs分化和放射敏感性的影响	2017
19	姜智	吕俊兴	14临床五年	一般	β3GnTs在结直肠癌迁移侵袭中的作用	2017
20	孙丽娜	樊子君	15临床"5+3"	一般	SIRT1在结直肠癌中的作用	2017
21	李红美	陈鑫	15临床五年	一般	基于BMI的不同肥胖亚型与心血管疾病关系的关联性研究	2017
22	朱一蓓	徐悦	13临床七年	重点	IL-33在γδT细胞介导的抗肿瘤免疫中的作用及机制	2016
23	刘春风	夏恺璘	13临床五年	重点	A53T小鼠中5-HT下行易化通路参与帕金森病疼痛的调节作用研究	2016
24	曹建平	朱柯雨	14临床七年	重点	游离泛素(free UB)通过CXCR4跨膜受体在放射性损伤中的作用机制研究	2016
25	沈月平	陈秋帆	13临床五年	重点	某高等院校在校大学生对雾霾危害认知程度调查	2016
26	李嫄渊	熊龙滨	14临床五年	重点	多巴胺对激素性股骨头坏死中骨髓基质干细胞定向分化的影响研究	2016
27	毛新良	林旭	13临床五年	重点	指环蛋白RNF6在恶性血液病中的功能探索	2016
28	王国卿	杨雁博	14临床七年	重点	核心钟基因Clock在血管紧张素Ⅱ参与的动脉粥样硬化中的作用	2016
29	郭玲玲	何雨欣	14临床七年	一般	miR-196a-3p mimics/CS 纳米粒对乳腺癌肺转移的影响	2016
30	刘通	朱丽花	13临床七年	一般	5-HT3受体调控胆汁淤积性瘙痒机制研究	2016
31	孔庆礼	杨娟	14临床五年	一般	探讨献血的安全问题及相关的社会学分析和应对措施	2016
32	李新莉	胡梦妍	13临床五年	一般	高尿酸血症危险因素及交互作用分析	2016
33	万忠晓	朱婧菡	14临床七年	一般	瑜伽改善肥胖症危险因素的随机临床干预研究	2016
34	余慧君	王伟	14临床七年	一般	RMP对肝癌细胞周期调控的靶点的筛选	2016

续表

序号	指导教师	项目主持人	年级专业	项目级别	项目名称	年度
35	曲静	曹培	14临床七年	一般	MSC外泌体治疗脊髓损伤机制的研究	2016
36	肖成梁	葛祎	14临床七年	一般	层状稀土氢氧化物高效去除放射性Se-79污染物的研究	2016
37	杨巍	苏秋弟	14临床七年	一般	抑制HDAC6对GSCs分化和放射敏感性的影响	2016
38	葛翠翠	宋欣	13临床五年	一般	不同尺寸和表面修饰的金纳米粒子的合成与蛋白质相互作用研究	2016
39	徐岚	朱周军	14临床五年	一般	动脉粥样硬化与BSP的关系	2016
40	张国兴	朱叶	13临床五年	重点	慢性电击诱导高血压大鼠中水通道蛋白1的改变及其机制	2015
41	曹健平	林旭	13临床五年	重点	细胞外泛素对电离辐射损伤的保护作用及机制研究	2015
42	杨林	谈辰欢	13临床七年	重点	优化Persongen aAPC对T/NK细胞的扩增条件	2015
43	陶金	袁忆航	13临床七年	重点	眼镜蛇神经毒素的镇痛作用及机制研究	2015
44	许玉杰	张梅	13临床七年	重点	小肠细胞辐射损伤后基因表达差异研究	2015
45	安艳	杨奕	13临床七年	一般	抗氧化丝素肽酶解工艺优化及其产物抗氧化性的评价	2015
46	王国卿	茹煜华	13临床七年	一般	丹参通脉方对大鼠动脉粥样硬化模型内质网应激相关基因表达的影响机制	2015
47	李新莉	黎悦	13临床七年	一般	苹果多酚促进混合脂肪酸诱导的干细胞内脂滴清除的实验研究	2015
48	马亚娜	印清	13临床五年	一般	关于医患沟通管理制度的对比研究——以长三角地区医院为例	2015
49	高媛	陆文强	13临床五年	一般	乙酰基转移酶Tip60在高脂饮食调控脂肪代谢中的作用	2015
50	葛翠翠	宋欣	13临床五年	一般	富勒烯及其衍生物在辐射损伤防护中的应用	2015
51	王杨云	张婕	12临床五年	一般	pH响应可注射性水凝胶的设计与合成	2015

第十四章 卓越医学人才教育教学改革项目与成果

续表

序号	指导教师	项目主持人	年级专业	项目级别	项目名称	年度
52	夏春林	王隽	13临床五年	一般	成束和延伸蛋白在大鼠抑郁症模型中的作用研究	2015
53	华益民	李菲	13临床七年	一般	SMN2剪接药物的筛选	2015
54	缪竞诚	薛禹伦	12临床五年	重大	蛋白磷酸酶PP1在乙肝病毒HBx诱导的肝癌发生中的分子机制	2014
55	张洪涛	陈东来	12临床五年	重大	XAF1基因联合TRAIL抑制肺癌转移的作用和机制	2014
56	尹斌	龚秋源	12临床七年	重点	C/EBPa及MYD88基因在中国急性髓系白血病患者中的突变研究	2014
57	魏文祥	李鉴清	12临床七年	重点	RMP基因表达和干扰与肝癌细胞周期调控的关系	2014
58	李建明	孟丹阳	12临床五年	重点	基于转基因小鼠研究Erbin是否通过自噬途径调控炎症性肠病的发生发展	2014
59	苏雄	蒋昊辰	12临床五年	重点	CD36泛素化及CD36相关信号通路对细胞自噬功能的调节作用	2014
60	马亚娜	陈沁	12临床七年	重点	国内外关于医疗纠纷处置的利益相关者比较研究	2014
61	夏春林	谢志颖	11临床五年	一般	2型星形胶质细胞植入大鼠PD模型的修复作用	2014
62	孙万平	蒋婷婷	12临床七年	一般	一种常见脑炎细菌的多重PCR检测方法的研究	2014
63	张国兴	李婷	12临床五年	一般	自噬在血管紧张素Ⅱ参与动脉粥样硬化样病变中的作用研究	2014
64	韩淑芬	颜轶麟	12临床五年	一般	膳食纤维对肠道胆固醇吸收和代谢的动物实验研究	2014
65	陆广	张琳	12临床七年	一般	Ag纳米微粒/金属有机骨架复合材料抗菌性的研究	2014
66	庄文卓	张志昱	12临床七年	一般	自噬调节对胶质瘤起始细胞分化的影响	2014
67	刘瑶	周璕	12临床五年	一般	mir-21-5p和mir-21-3p在结肠癌中的作用及机制	2014
68	吴华	马晓杰	12临床七年	一般	Erbin/EGFR信号转导新机制及其在结直肠癌细胞增殖调控中的作用	2014

续表

序号	指导教师	项目主持人	年级专业	项目级别	项目名称	年度
69	马亚娜	徐茗	11临床七年	一般	珠海市目前鼻咽癌状况调查分析	2014
70	李芳 余水长 陈永珍	马榕	12临床七年	一般	人胎盘绒毛间充质干细胞源Microvesicles在大鼠急性心肌梗死修复中的作用机制	2014
71	林芳	高晓旭	12临床五年	一般	长期有氧运动对小鼠大脑和纹状体溶酶体功能的影响	2014
72	陶金	吴依萍	11临床五年	重点	Cobratoxin通过α7烟碱型受体参与镇痛作用的研究	2013
73	谢可鸣	张灵	11临床医学	重点	单胺氧化酶抑制剂对老鼠的影响	2013
74	徐广银	王霞	10临床七年	重点	新生期结肠炎导致成年大鼠持续内脏痛过敏与抑郁倾向的研究	2013
75	马亚娜	王冰一	10临床七年	重点	苏州地区医患沟通现状以及分析的调查研究	2013
76	宋耀华	施林丽	10临床七年	重点	MSC中bFGF水平与MDS关系的研究	2013
77	秦立强	卜计源	10临床七年	重点	亮氨酸控制体重的动物实验研究	2013
78	姜岩	胥京京	10临床五年	一般	致心律失常性右心室心肌病ARVC诱导多能干细胞表面抗原鉴定	2013
79	徐晓静	张家珅	10临床五年	一般	miR-210对间充质干细胞生长、迁移的影响	2013
80	张国兴	赵敏雯	11临床五年	一般	建立纯种高表达SERCA2a大鼠系	2013
81	刘赓	王伟鹏	11临床五年	一般	p53β对肺癌细胞放射敏感性的机制研究	2013
82	李新莉	李小清	11临床五年	一般	苹果多酚对乳腺癌细胞侵袭、迁移影响的体外研究	2013
83	赵英伟	陆叶婷	11临床医学	一般	餐具表面大肠埃希菌、沙门氏菌等致病菌的检测	2013
84	缪竞诚	姚钰	11临床五年	一般	大学生科研意识及能力培养	2013
85	吴开云	杨长娟	11临床五年	一般	硫化氢对蛛网膜下腔出血早期脑损伤的保护	2013

续表

序号	指导教师	项目主持人	年级专业	项目级别	项目名称	年度
86	王晗	李舒雯	10临床七年	一般	急性间歇性卟啉症（AIP）疾病动物模型的建立和病理解析	2013
87	安艳	熊飞	10临床七年	一般	不同浓度亚砷酸钠急性染毒对HaCaT细胞氧化应激的影响	2013
88	李明	陈思佳	10临床七年	一般	KLF5在Flagellin介导肠道辐射损伤防护中的作用机制研究	2013
89	李建祥	高迪	10临床七年	一般	DNA甲基化在氡致肺癌机制中作用的初步研究	2013
90	杨红英	罗家乐	10临床七年	一般	旁效应细胞中DNA的损伤与修复	2013
91	徐广银	施慧萍	11临床七年	一般	幼年期不同刺激造成的神经系统可塑性改变对成年大鼠学习记忆能力的影响	2013
92	王晓娟	刘伟明	11临床七年	一般	经济相对发达城市空巢老人心理状况调查及干预——以苏州市为例	2013
93	毛新亮	王冰一	10临床七年	一般	类泛素化蛋白ISG15在白血病增殖和凋亡中的作用研究	2013
94	李新莉	刘楚灵	11临床七年	一般	苹果多酚对乳腺癌细胞肿瘤血管生成的影响	2013
95	田海林	王晓露	10临床七年	一般	大气细颗粒物对大鼠呼吸系统急性损伤及生物标志物研究	2013

表14-13　学生2016—2019年获医学部学生课外科研项目一览表

序号	指导教师	项目主持人	年级专业	项目名称	年度
1	王明华	靳鲁鸿媛	18临床"5+3"	受甲基化调控的miR-129-2在食管癌细胞中的功能探究	2019
2	胡小龙	施秀	18临床五年儿科	BmCPV编码病毒小肽vSP27调控ROS-NF-κB信号通路抑制病毒感染机制	2019
3	王祖峰	李伟	18临床"5+3"	AP2M1蛋白对TBI后合并PTSD的客观诊断研究	2019
4	王涛	郭涵沐	18临床"5+3"	束缚应激对脑出血后神经功能的影响及相关分子机制研究	2019
5	朱一蓓	高明	18临床"5+3"	转录因子Eomes对CD4+T细胞分化及效应功能的作用研究	2019
6	薛蓉	张佳琦	18临床"5+3"	肠道菌群-H2S在糖尿病神经痛中的调控作用	2019

续表

序号	指导教师	项目主持人	年级专业	项目名称	年度
7	潘中华	邓悠然	18临床五年	蚕蛹虫草的生长特征及产品鉴定方法的研究	2019
8	罗承良	张煦	18临床"5+3"	NAS通过TrkB通路减轻TBI后铁死亡启动内源性神经保护的作用机制研究	2019
9	周霞	刘雨辰	18临床"5+3"儿科	蜱JAK-STAT涎腺分泌蛋白通路对巴贝虫感染调控及其机制研究	2019
10	曲静	夏灿	18临床五年	基因修饰的iPS细胞治疗杜氏肌营养不良症	2019
11	张晔	赵泓程	18临床"5+3"	drebrin和星形胶质细胞谷氨酸循环在VPA诱导的ASD大鼠模型中的作用探讨	2019
12	陆挺	杨瞿颖	18临床"5+3"儿科	DRAM 1加速alpha-synuclein降解的分子机制及其在帕金森病中的作用研究	2019
13	刘瑶	梁晓宜	18临床"5+3"	表皮生长因子受体ERBB4与肠道菌群通过影响胆固醇代谢从而调控炎症相关性肠癌的交互作用研究	2019
14	刘汉洲	尤慕远	18临床五年	铅基MOF闪烁体材料的研发及性能研究	2019
15	史海斌	巫浩东	18临床五年	基于近红外二区荧光纳米探针的乳腺癌手术导航基础研究	2019
16	刘志勇	卢锐	18临床五年儿科	基于LA-ICP-MS的肿瘤切片微量元素成像分析	2019
17	徐加英 赵琳	徐靳境	19临床五年	血根碱通过调节NF-κB炎症通路防治放射性肠损伤	2019
18	张乐帅	孙纪远	18临床五年	HepaRG细胞的肝功能趋向分化及硫化铜纳米颗粒的毒性研究	2019
19	安艳	张钧阳	18临床五年	无机砷及其活性代谢产物（DMAIII、DMMTAV）致HaCaT细胞恶性转化模型的建立	2019
20	蒋菲	王梓轩	18临床五年儿科	维生素D调控lncRNA抑制乳腺癌侵袭转移的研究	2019
21	田海林	郝永祺	18临床五年儿科	维生素D基于autophagy-NRF2信号通路保护脂肪性肝病的作用及机制研究	2019
22	李新莉	孟菲	18临床"5+3"	苹果多酚提取物通过SIRT1调节脂代谢的实验研究	2019
23	武婧	朱文涛	18临床五年	PM2.5暴露诱导血管内皮细胞损伤及自噬功能紊乱的作用及其机制	2019

续表

序号	指导教师	项目主持人	年级专业	项目名称	年度
24	郅雪原	杨婷婷	18临床"5+3"	维生素D对低剂量镉联合高脂饮食暴露下小鼠骨骼健康的影响	2019
25	龙亚秋	杨雨铃	18临床五年	去泛素化酶USP28抑制剂的设计和发现研究	2019
26	张熠	刘一宇	18临床五年	靶向NAC1协同卵巢癌免疫治疗的研究	2019
27	盛瑞	荣浩堃	18临床"5+3"	突触融合蛋白STX17对神经元缺血损伤致内质网应激的影响	2019
28	林芳	王可	19临床"5+3"	运动对阿尔茨海默病小鼠神经炎症的影响	2019
29	张慧灵	李昊宸	18临床五年	MLKL在脑缺血神经细胞死亡中的作用及机制	2019
30	孙丽娜	罗朝忠	2017临床五年	针对肥胖症与消化系统肿瘤转移的现象及机制的研究	2018
31	庄文卓	邓婧蓉	2017临床五年	LncRNA ITGA6-AS1靶向ITGA6调控骨髓瘤侵袭的机制研究	2018
32	王琳辉	葛家濠	2017临床五年	早年应激对小鼠脑内AQP4介导的胶质淋巴系统的影响	2018
33	张晔	张志浩	2017临床五年	NGF-TrkA/p75NTR受体调控对星形胶质细胞FEZ1的影响及其在神经损伤中的作用机制探讨	2018
34	汪勇	田宇轩	2017临床五年	肿瘤微环境响应性仿生影像探针的构建	2018
35	何慧	张韶	2017临床五年	氟硼二吡咯纳米光敏剂的制备及其光动力/光热效应研究	2018
36	蒋小岗	牛丹	2017临床五年	海藻糖通过Beclin 1介导的自噬抑制肺成纤维细胞转化的机制研究	2018
37	安艳	包文欣	2017临床五年	砷主要活性代谢产物检测、合成以及细胞毒性研究	2018
38	田海林	彭玲玲	2017临床五年	Vitamin D对高脂饮食诱导肥胖相关肾损伤的影响	2018
39	俞家华	金佳颖	18临床"5+3"	基于CRISPR/Cas9系统的DSB修复功能检测	2018
40	胡亮	冯雨蒙	18临床"5+3"	构建荧光比色凝胶剂量计	2018

续表

序号	指导教师	项目主持人	年级专业	项目名称	年度
41	彭浩	展沁	18临床"5+3"	CORIN基因启动子区DNA甲基化与心血管代谢因素的关系	2018
42	董红亮	杨濡嫦	17临床"5+3"	乳铁蛋白免疫复合物对肿瘤相关巨噬细胞的作用研究	2018
43	张进平	曹涵钰	17临床"5+3"	SLE病人miR-130b表达调控研究	2018
44	吴华	秦姝祺	17临床"5+3"	TRAF6调控c-Myc表达的表现遗传学机制及其在肝癌发生中的作用	2018
45	许弘飞	刘允诺	17临床"5+3"	病毒性心肌炎(VMC)的基因水平探究	2018
46	赵李祥	华雯玺	17临床"5+3"	抗生素三氟尿苷模拟mir-542-3p过表达基因模块抗骨肉瘤	2018
47	许玉杰	沈志佳	17临床"5+3"	SPATA5L1基因在肿瘤转移中的相关机制研究	2018
48	徐美芸	徐浩	17临床"5+3"	基于含卟啉共轭微孔聚合物的肿瘤纳米诊疗剂研究	2018
49	张慧灵	顾枫	17临床"5+3"	GSK3β抑制剂SB216763在缺血性脑中风诱导的星形胶质细胞活化及胶质瘢痕形成的作用及其机制	2018
50	张明芝	崔永辉	17临床"5+3"	基于蛋白组学技术的缺血性脑卒中新的生物标志物的发现研究	2018
51	常杰	夏天	17临床"5+3"	探究黄酮类化合物与丰富环境综合干预对SAMP8小鼠认知行为的改变	2018
52	万忠晓	丁薇	17临床"5+3"	基于肠道菌群探讨槲皮素联合维生素D改善APP/PS1小鼠认知功能障碍的可能机制	2018
53	蒋菲	季诺	17临床"5+3"	维生素D对乳腺癌血管生成的作用	2018
54	汤在祥	林嘉希	17临床"5+3"	乳腺癌放疗敏感性基因发现方法及应用研究	2018
55	王明华	谭燕君	17临床五年儿科	转录因子TLX2在食管癌中的辅调控蛋白的寻找与鉴定	2018
56	李文杰	花艳丽	17临床五年儿科	甲醛对果蝇的伤害及DHA的神经保护作用研究	2018
57	洪超	江帅	17临床五年儿科	半相合造血干细胞移植后脾脏固有免疫重建在抗感染免疫中的作用研究	2018

续表

序号	指导教师	项目主持人	年级专业	项目名称	年度
58	孙毅	苏婧玥	16临床五年	生物钟基因与脊椎动物全基因组复制	2017
59	赵颖	陶云雯	16临床五年	血管黏附蛋白VAP-1在动脉粥样硬化斑块破裂中的作用及其机制	2017
60	姜岩	李浴萱	16临床五年	TCE致心脏发育毒性中的甲基化调控	2017
61	刘江云	张颖莹	16临床五年	黑种草子皂苷的制备及其肠道菌群体外代谢产物分析	2017
62	吴华	崔宇睫	16临床"5+3"	TRIP6在结直肠癌中的作用及机制研究	2017
63	张晔	喻子林	16临床"5+3"	NGF信号影响星形胶质细胞生物学特性及其FEZ1表达的分子机制探讨	2017
64	庄文卓	袁子涵	16临床"5+3"	piRNA-LM1在弥漫大B细胞淋巴瘤预后中的作用	2017
65	宋学宏	陈璐	16临床"5+3"	炎症因子IL-23在草鱼肠道炎症中的作用	2017
66	王涛	姚少锋	16临床"5+3"	基于自噬与凋亡相关分子机制探索束缚应激对脑外伤神经功能的影响	2017
67	刘扬	宋佳勋	16临床"5+3"	壳聚糖衍生物作为肾靶向给药系统的研究	2017
68	周建芹	杨正凯	16临床"5+3"	酶催化蛋白质药物PEG修饰的研究	2017
69	张慧灵	张心扬	16临床"5+3"	坏死性凋亡关键激酶RIP1K在缺血性脑中风诱导的胶质瘢痕形成中的作用及机制	2017
70	孙雄华	常思远	16临床"5+3"	非肌性肌球蛋白基因突变对自噬活动的影响	2017
71	薛莲	王昱傑	16临床"5+3"	维生素D调控肾小球足细胞脂代谢的研究	2017
72	莫兴波	张瑾	16临床"5+3"	验证差异表达的lncRNA与RA的关系	2017
73	陈涛	蔡怡萱	16临床"5+3"	DNA甲基化在叶酸拮抗大气$PM_{2.5}$心脏发育毒性中的作用	2017
74	徐勇	余越	16临床"5+3"	老年痴呆危险因素与预防	2017

续表

序号	指导教师	项目主持人	年级专业	项目名称	年度
75	张天阳	徐正辉	16临床"5+3"	社会对老年痴呆的认知情况及对策研究	2017
76	潘臣炜	章贵霞	16临床"5+3"	学龄前儿童不同视力筛查模式的卫生经济学研究	2017
77	李新莉	颜上程	16临床"5+3"	苹果多酚改善肝脏脂肪变性的作用及机制研究	2017
78	常杰	褚梦倩	16临床"5+3"	探究黄酮类化合物白杨素在小鼠体内对于脂质代谢的作用机制	2017
79	蒋菲	陈颖杰	16临床"5+3"	维生素D对骨代谢显微结构影响的Micro-CT研究	2017
80	朱然	孙涛	16临床"5+3"	乳腺癌靶向的多模态纳米分子探针的研究	2017
81	王畅	王嘉豪	16临床"5+3"	大鼠放射性肺损伤的代谢物研究	2017
82	张昊文	邓子澄	16临床"5+3"	TIGAR调控肠隐窝Bmi1+干细胞的增殖的机制研究	2017
83	王杨云	王演	16临床"5+3"	生物可降解碘化BSA纳米粒子造影剂的高效体内CT造影研究	2017
84	薛蓉	史忆萌	16临床五年儿科	气体分子硫化氢通过调控自噬减轻糖尿病肾病肾脏损伤	2017
85	魏文祥	俞张立	16临床五年儿科	RMB对肝癌细胞DNA损伤修复的影响极其分子机制	2017
86	安艳	梅成镐	16临床五年儿科	砷致细胞恶性转化过程中转录因子Nrf2对细胞凋亡的作用	2017
87	马晓川	王书琪	16临床五年儿科	多肽-金团簇复合物与牛血清白蛋白的相互作用	2017
88	朱一蓓	张晓芙	16临床五年	免疫卡控点分子PD-1单抗联合细胞因子IL-33介导抗肿瘤免疫应答的作用及机制研究	2016
89	杨再兴	刘凌峰	16临床"5+3"	羊毛甾醇逆转γD晶状体蛋白淀粉样纤维的分子机理研究	2016
90	葛翠翠	杨兴宇	16临床"5+3"	纳米金与典型蛋白的相互作用及生物效应研究	2016
91	裴育芳	翁瑜菁	16临床"5+3"	鉴定骨质疏松症和肥胖症多效易感基因的研究	2016

续表

序号	指导教师	项目主持人	年级专业	项目名称	年度
92	朱虹	娄竞文	16临床"5+3"	苏州相城区育龄妇女稽留流产危险因素调查及风险预测模型构建	2016
93	吴华	李江楠	15临床五年	结直肠癌转移中孤儿核受体Nur77的作用及调控机制	2016
94	沈彤	夏青月	15临床五年	Ub2v1基因在肿瘤发生和转移的作用和分子机制	2016
95	郑慧	袁超	15临床五年	EZH2的去泛素化酶对其功能的调节及与EZH2相关疾病的关系	2016
96	庄文卓	郭颖	15临床五年	骨髓MSCs源exosome在多发性骨髓瘤蛋白酶体抑制剂耐药中的作用	2016
97	刘瑶	金奕滋	15临床五年	乙型肝炎病毒感染与胃癌的发病关联研究	2016
98	蒋小岗	许锦坤	15临床五年	MiR-21在黄芩素抑制肺成纤维细胞转化中的作用	2016
99	焦旸	黄颖	15临床五年	FABP4对胰腺癌放射敏感性的调控研究	2016
100	李伟峰	钱睿	15临床五年	壳聚糖材料抗菌活性的分子机制研究	2016
101	陈秋	陈昊澜	15临床五年	Tuft细胞在结直肠癌和癌旁标本中的分布比较研究	2016
102	马亚娜	张婷婷	15临床五年	基于"当量法"测算苏州市姑苏区公共卫生服务项目补偿或支付标准的应用研究	2016
103	董晨	朱婕	15临床五年	血清microRNA与隐匿性乙肝的相关性研究	2016
104	李建祥	张珏	15临床五年	吸烟致肺细胞癌变过程中组蛋白乙酰化调控FOXO3a基因表达及诱导细胞凋亡逃逸	2016
105	赵颖	马玉濠	15临床"5+3"	胆固醇转运子ABCG1在缺血再灌注脑损伤中的作用	2016
106	刘朝晖	赵轩宇	15临床"5+3"	TT技术行前交叉韧带解剖重建术的可行性分析	2016
107	王琳辉	陈文悦	15临床"5+3"	脑内AQP4介导的胶质淋巴系统在亨廷顿舞蹈病中的变化及作用	2016
108	孙毅	姜诗谣	15临床"5+3"	生物钟基因在硬骨鱼基因组中的复制与分化	2016

续表

序号	指导教师	项目主持人	年级专业	项目名称	年度
109	张艳岭	刘博文	15临床"5+3"	一种潜在的新型外泌体调控蛋白及其作用机制	2016
110	张明阳	王怡	15临床"5+3"	脑外伤后神经元死亡机制及硫化氢的调节作用	2016
111	毛新良	万超玲	15临床"5+3"	泛素连接酶RNF6泛素化特点分析和对血液病细胞增殖的影响研究	2016
112	邓益斌	张影恬	15临床"5+3"	砷剂药物蛋白纳米粒的仿生合成及其抗肿瘤作用	2016
113	张健	陈晨	15临床"5+3"	龙脷叶抗急性肺损伤作用研究	2016
114	白艳洁	宋钰萌	15临床"5+3"	一种血糖指数可控的即食谷物食品的开发	2016
115	万忠晓	赵玥	15临床"5+3"	维生素D联合白藜芦醇调节内质网应激防治AD的可能协同效应机制研究	2016
116	王燕	徐曦	15临床五年儿科	TIGAR在KA介导的神经兴奋性毒性中的作用	2016

（龚 政 钟 慧）

大事记

2010年9月16日,苏州大学2010年第23次校务会听取副校长熊思东汇报关于"卓越医师教育培养计划"的提案,原则上同意计划内容,要求医学部加紧筹备工作,尽快启动实施该计划。

2010年10月15日,医学部成立"卓越医师教育培养计划"领导小组,副校长熊思东任领导小组组长,医学部常务副主任蒋星红任工作小组组长,以更好地组织开展医学部医学拔尖人才培养工作。

2010年11月4日,副校长熊思东主持召开"卓越医师教育培养计划"专题协调会,学校相关职能部门、医学部、附属医院等单位领导出席会议,会议达成苏州大学在全国地方高校中率先创造条件,积极探索综合大学卓越医学人才培养工作的共识。

2011年9月3日,"地方综合大学卓越医学人才培养模式改革与研究"获江苏省高等教育教学改革立项研究"重中之重"项目(项目编号:2011JSJG005,主持人:龚政)。

2011年9月,"以实验教学模式的改革创新促基础医学教学质量的提高"获江苏省高等教育教学成果一等奖(成果完成人:黄瑞、谢可鸣、陈永珍等)。

2011年9月6日,医学部出台《医学部"卓越医师教育培养计划"实施方案》,明确自2011级起选拔组建"卓越医师教改班",探索实施"卓越医师教育培养计划",培养素质高、潜力大、能力强的高层次医学人才。

2011年10月20日—21日,医学部组织骨干教师及管理人员赴汕头大学医学院调研。调研重点为"卓越医师教育培养计划"中培养方案制订与器官系统整合课程体系构建改革经验。

2011年11月18日,经过高考总分筛选、英语考试、心理测试、面试等层层选拔,从2011级五年制临床医学专业学生中遴选出30名学生组建首届"卓越医师教改班",标志着苏州大学"卓越医师教育培养计划"正式实施。

2012年3月5日,邀请北京大学医学部基础医学院副院长管又飞教授做"创新思维训练创新人才培养"的教学改革专题报告,介绍北京大学医学部"新途径"教改思路及一系列教学改革实践。

2012年9月24日,校长朱秀林主持召开医学教育改革座谈会,有关职能部门与医学部及各所属学院党政领导参会,会议重点讨论卓越医学教育改革的步骤、实施路径等,校长朱秀林要求职能部门对座谈会中提出的意见和建议进行深入调研,并提出解决方案。

2012年10月16日,医学部召开"医学专业课程改革与建设小组"会议,明确"医学专业课程改革与建设小组"各小组负责人及建设任务。副校长熊思东、蒋星红出席会议,医学部主要领导、各学院(含临床医学院)院长参加会议。

2012年11月16日,《教育部 卫生部关于批准第一批卓越医生教育培养计划项目试点高校的通知》(教高函〔2012〕20号)颁布,苏州大学"五年制临床医学人才培养模式改革"被列为国家"卓越医生教育培养计划"首批试点项目。

2012年12月12日,医学部召开本科教育教学工作会议,会议的主题是贯彻落实学校第三次发展战略研讨会上提出的"回归大学本位,提高办学质量"总体部署与具体要求,校长朱秀林,副校长熊思东、蒋星红,教务部唐忠明部长等出席会议。会上,医学部副主任龚政做了题为"加强本科教育教学工作,全面提高人才培养质量"的主题报告,提出了下一阶段医学部本科教学改革的方向及具体措施。

2012年12月14日,医学部副主任龚政在"江苏省高等学校医药教育研究会2012年学术年会"上做了题为"地方综合大学卓越医师培养实践与探索"的大会交流报告,从实施背景、现有基础、实践探索等方面介绍苏州大学正在实施的"卓越医师教育培养计划"。

2013年1月4日,医学部印发《医学部关于加强本科教育教学工作提高教育教学质量实施意见》(苏大医〔2013〕1号),明确了今后一个时期学部加强本科教学工作的指导思想和工作原则、改革目标与主要任务、改革重点和主要举措、组织管理和具体安排等,作为医学部下一阶段本科教学改革,尤其是卓越医学人才培养模式改革的纲领性文件。

2013年1月16日,医学部召开"临床医学课程改革模块"建设推进会,本次会议重点讨论如何组织并推进临床医学课程改革,副校长蒋星红出席会议。

2013年8月12日—10月4日,医学部派出20名骨干教师赴美国加利福尼亚大学洛杉矶分校(UCLA)进行教育培训,培训主要内容是围绕PBL教学模式改革而涉及的教学理念、课程设置与教学方法。

2013年12月,"以临床技能实验教学中心为依托,强化医学生临床能力培养的实践与探索"获江苏省高等教育教学成果二等奖(成果完成人:陈卫昌、龚政、李明、宋建平、赵宏)。

2014年6月6日—7日,苏州大学承办"江苏省高等学校医药教育研究会2014年学术年会"。江苏省16家医药教育研究会理事单位代表等近百人出席了会议。医学部副主任龚政代表学校做了题为"医学课程改革的挑战与应对"的大会交流报告。

2014年12月3日,医学部召开本科人才培养工作会议,本次会议主题是交流总结医学部围绕学校"回归大学本位,提高办学质量"的实践经验。会上,医学部副主任龚政做了题为"医学部本科人才培养现状与思考"的主题报告,教务部周毅部长、晏世雷处长出席会议。

2014年12月13日,苏州大学医学部成立苏州大学医学生国际交流联合会(SMSA)并加入中国医学生联合会(IFMSA-CHINA),成为该组织首批非八年制成员院校。

2015年9月6日,"医学教育国际化背景下转化式学习体系构建的研究与实践"获江苏省高等教育教学改革立项研究"重点课题"(项目编号:2015JSJG056,主持人:龚政)。

2015年11月7日,医学部召开教学团队与课程建设研讨会。此次会议主题是研讨交流苏州大学"卓越医生"教育培养暨临床医学类重点专业建设过程中的举措经验及下一阶段的改革设想。会议邀请上海交通大学基础医学院副院长郭晓奎教授做了题为"骨干教师教学激励计划——设计实施展望"的讲座报告。

2016年5月8日—12日,苏州大学接受教育部临床医学专业认证现场考察。此次认证工作组成员包括组长王维民教授,副组长杨棉华教授,成员蔡红星教授、徐磊教授、汪青教授、马榕教授和俞方教授,秘书鲁曼老师。根据《苏州大学临床医学专业认证自评报告》和现场考察结果,苏州大学临床医学专业顺利通过教育部临床医学专业认证,认证期为2016—2022年。

2016年11月19日,医学部副主任龚政在"江苏省高等学校医药教育研究会2016年学术年会"上做了题为"综合大学医学新生研讨课开设探索与实践"的大会交流报告。

2017年1月22日,《国家医学考试中心关于部分医学院校申请参加"2017年医师资格考试(临床类别)分阶段考试实证研究第一阶段考试"的复函》(国医考函〔2017〕4号)同意苏州大学成为分阶段考试实证研究试点院校的申请。

2017年9月,"能力导向,融通整合,立足转化——综合性大学医学转化式学习体系研究与实践"获江苏省高等教育教学成果一等奖(成果完成人:蒋星红、龚政、陈卫昌、黄瑞、胡春洪)。

2017年11月17日—18日,医学部召开"苏州大学临床医学品牌专业建设工作会议",会议主题:促进医教协同推进以岗位胜任力为导向的医学教育改革与发展。此次会议有15家临床教学实习基地管理人员参会,邀请浙江大学郭永松教授、上海交通大学附属第六人民医院东院副院长孙永宁教授做了专题报告,并有5家单位进行了工作交流。

2018年5月22日,医学部组织整合课程主干教师与管理人员赴上海交通大学基础医学院调研,学习整合课程团队建设的成功经验。后经学部学术分委员会讨论同意,自2018级起,临床医学("5+3"一体化)全面实施整合课程体系。

2018年11月,"综合性大学临床医学("5+3"一体化)专业学位研究生培养模式改革研究"获中国学位与研究生教育学会(医学专业学位工作委员会)教学改革课题B类项目(主持人:龚政)。

2018年12月25日,《教育部关于批准2018年国家级教学成果奖获奖项目的决定》(教师〔2018〕21号)公布,苏州大学申报项目"能力导向、融通整合、立足转化——地方综合大学医学人才培养体系构建研究和实践"(成果完成人:蒋星红、龚政、陈卫昌、黄瑞、胡春洪)获2018年高等教育国家级教学成果奖二等奖,实现了苏州大学医学教育领域国家级教学成果奖零的突破。

2019年1月11日,《教育部关于公布2018年国家精品在线开放课程认定结果的通知》(教高函〔2019〕1号)颁布,医学部3门课程获2018年国家精品在线开放课程:"放射医学概论"(负责人:柴之芳)、"医学影像学"(负责人:胡春洪)、"药理学"(负责人:镇学初、张慧灵)。

2019年3月18日,《教育部关于公布2018年度国家虚拟仿真实验教学项目认定结果的通知》(教高函〔2019〕6号)颁布,医学部2个项目获2018年度国家虚拟仿真实验教学项目:"乳腺癌组织分子分型的免疫组织化学检测方法"(负责人:邓敏)、"抗流感病毒活性药物的设计与筛选"(负责人:镇学初)。

2019年11月22日,《教育部办公厅关于公布2019年度国家级和省级一流本科专业建设点名单的通知》(教高厅函〔2019〕46号)颁布,医学部获2019年度国家级、省级一流本科专业建设点分别有2个(临床医学、药学)、1个(放射医学)。

2019年11月30日,医学部召开"农村订单定向医学生(临床医学专业)人才培养研讨工作会议",会议主题是贯彻落实国家和江苏省相关政策要求,讨论苏州大学农村订单定向医学生(临床医学专业)培养方案。会议邀请温州医科大学、贵州医科大学介绍农村订单定向医学生培养经验,有7家附属医院、2家社区卫生基地及医学部相关学院的代表参与研讨。

2020年10月26日,医学部副主任龚政在2020年江苏省医学会医学教育分会第一次学术会议上做了题为"加快创新发展,全面提升质量——综合大学医学人才培养体系构建研究和实践"的交流报告。

(钟　慧)

附 录

江苏省高等学校医药教育研究会 2012 年学术年会

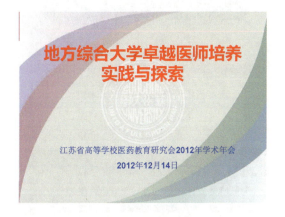

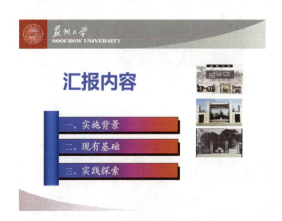

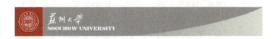

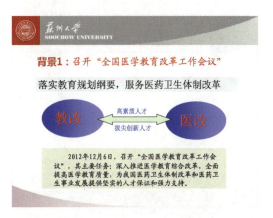

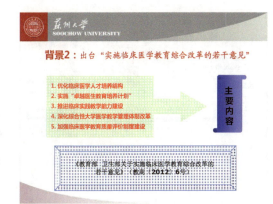

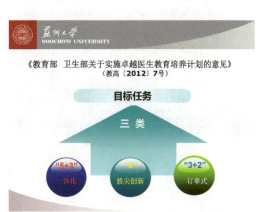

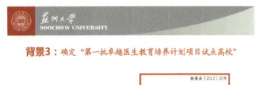
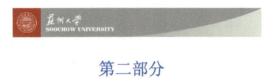
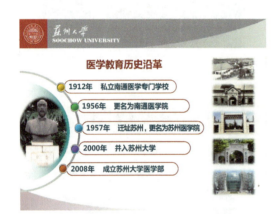
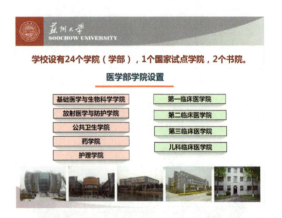
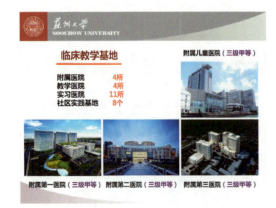
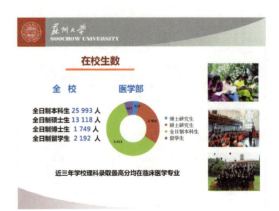

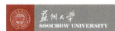
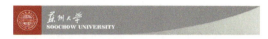
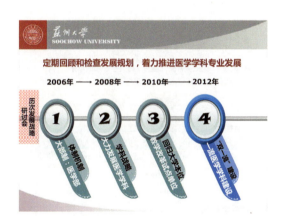
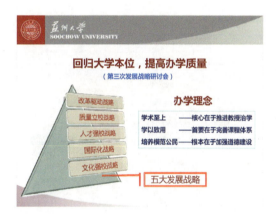
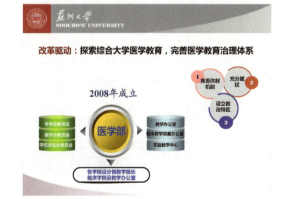
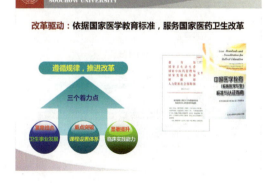

高等医学教育改革发展实践与探索
苏州大学"卓越医生教育培养计划"实例（2010—2020年）

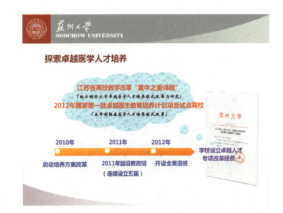
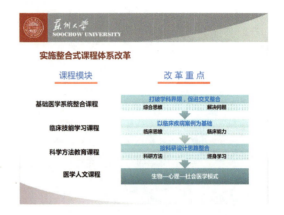
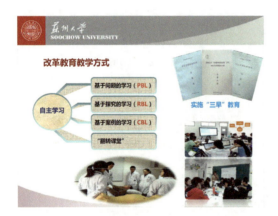
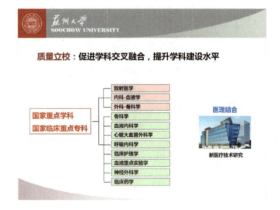
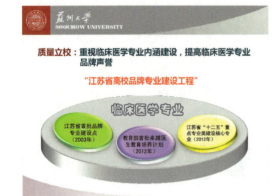
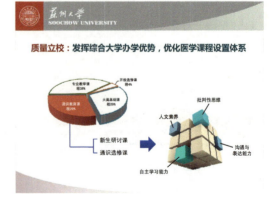

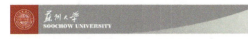
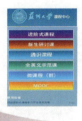
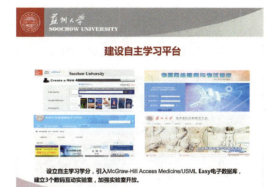
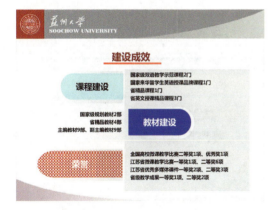
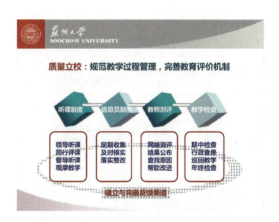
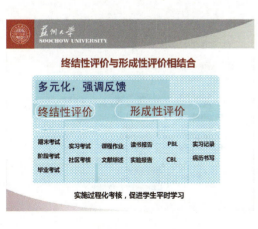
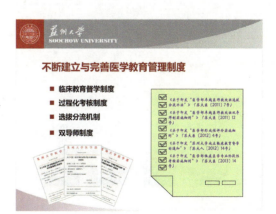

高等医学教育改革发展实践与探索
苏州大学"卓越医生教育培养计划"实例(2010—2020年)

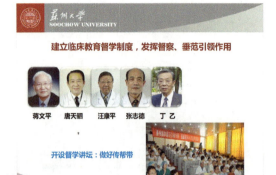

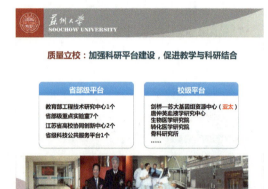

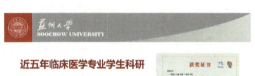

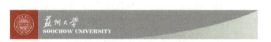

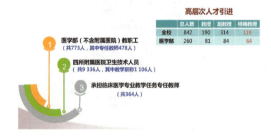

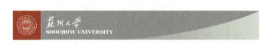

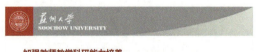
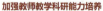
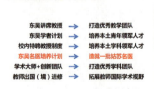

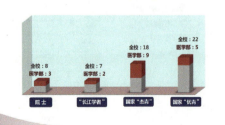

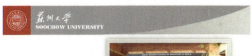
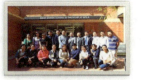
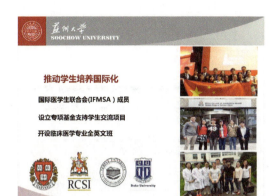
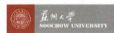
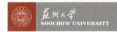
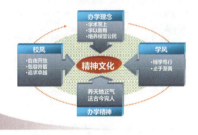
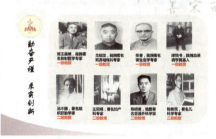
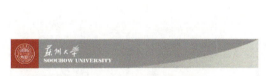
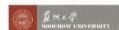
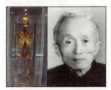
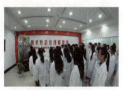

高等医学教育改革发展实践与探索
苏州大学"卓越医生教育培养计划"实例（2010—2020年）

目标与思路

坚持"回归大学本位，提高办学质量"精神，树立"学术至上，学以致用，培养模范公民"办学宗旨。着力于医学教育发展与医药卫生事业发展紧密结合；着力于人才培养模式和课程体系改革的重要突破；着力于医学生职业道德和临床实践能力的显著提升，全面提高医学人才培养质量。

秉承医学教育本源精神，注重医学人才培养质量，实施苏大"卓越医生培养计划"。

2010年9月20日苏大校务会通过决议

实践 1 科学开展理论研究，剖析自身优势与不足，加强教学团队建设，为课程改革与建设奠定基础

- 学习、宣传与引入国家、国际医学教育标准
- 与教育学院合作，开展医学人才培养调研
- 组织骨干教师参观、学习与培训
- 诚邀国内知名医学教育专家做专题讲座

学习、宣传与践行医学教育标准

- 世界医学教育联合会（WFME）：《本科医学教育全球标准》
- WHO西太平洋地区：《本科医学教育保证指南》
- 国际医学教育学会（IIME）：《全球医学教育最低基本要求》（GMER）
- 英国医学总会（GMC）：《明日医生》
- 中国高等教育学会医学教育专业委员会：《本科医学教育标准》

特点 实施卓越医学教育需要
跨学科、多院系合作、管理复杂

医学教育研究 —— 与教育学院合作

1 采用文献法，就医学教育改革发展趋势进行系统评述

综合大学卓越医学人才培养存在的问题与原因、卓越医生教育与医学知识、国外医学教师专业发展、双导师制与书院制人才培养等

2 采用调研法，对学生就业与毕业生状况进行重点调查

提升医学专业学生尽职行为的途径与方法、医患矛盾日益紧张下医学教育、医学生人格、心理与医学学习关系等

医学部2010—2013年骨干教师主要教学培训项目一览

时间	人数	内容	地点	经费	资助渠道
2010年	20	医学整合课程改革	汕头大学、吉林大学	10万元	医学部教改费
2011年	30	PBL、CBL教学	复旦大学、浙江大学	20万元	医学部教改费
2011年	12	临床技能教学	台湾阳明大学、台湾大学	15万元	医学部行政费
2012年	20	基础与临床医学教学 UCLA		200万元	医学发展基金
不定期	6	医学部青年骨干教师	天津医科大学＋UCLA	5万元	留学生专项费
合计	88			250万元	

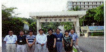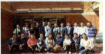

诚邀国内知名医学教育专家

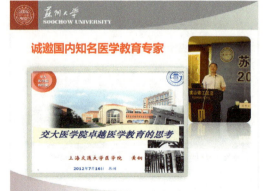

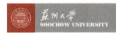
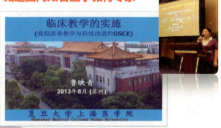
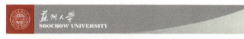
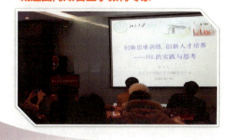
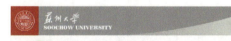
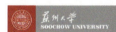

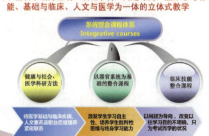
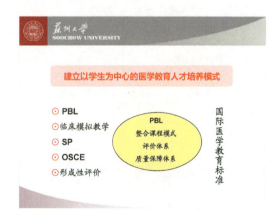

高等医学教育改革发展实践与探索
苏州大学"卓越医生教育培养计划"实例（2010—2020年）

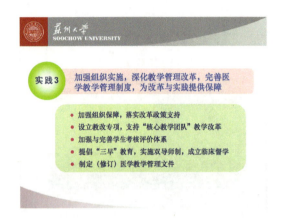
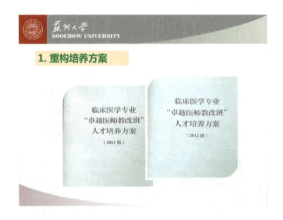
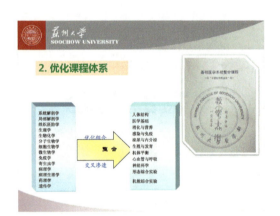
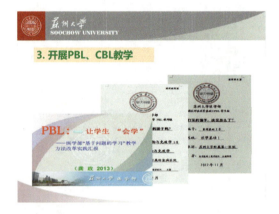
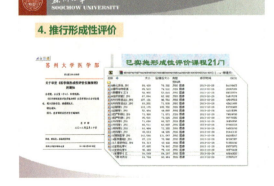
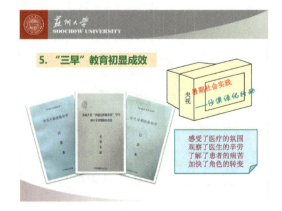

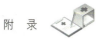
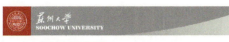
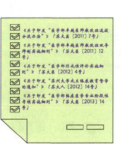
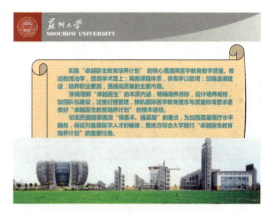
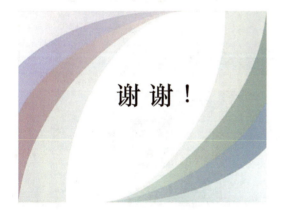

江苏省高等学校医药教育研究会 2014 年学术年会

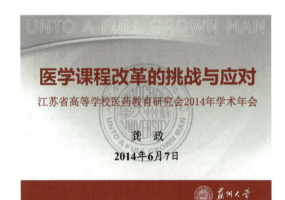

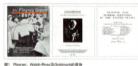

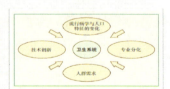

附 录

趋势与展望

医学教育的遗憾：未能跟上时代的步伐很好地应对上述挑战，现存的课程设置呈现出条块分割、各行其是、老旧过时且一成不变的弊端，培养的毕业生存在明显的缺陷。

- 岗位胜任力与患者需求不匹配
- 团队合作不佳
- 继续专注于技术不而缺乏全面思维

- "头痛医头"式诊治而非持续性医疗服务
- 以医院为中心而忽视初级保健
- 不同专业各行其是、相互竞争

趋势与展望

呼吁第三代医学教育改革

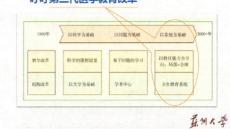

趋势与展望

倡导以岗位胜任力为导向的教学设计

传统教育模式：学校教师想教什么，课程目标就设定成什么；课程设置决定教学目标，而不是以期望的学习目标决定课程设置

胜任力教育模式：一种以学科为导向的方法，首先确定要解决的健康问题，其次确定医学毕业生应具备的能力，再次调整课程设置以使学生具备这些能力，最后评估成功与否

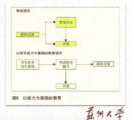

图9 以能力为基础的教育

趋势与展望

医学教育的新时代 大学本科教育应该使学生做好终身学习的准备。课程改革的内容广泛，包括以产出为核心并评估追踪的培训项目、把知识和实践经验相结合的能力培养、学生灵活自主选择的个性化学习过程及形成批判性探究的文化，这些都是为了培养学生全新的、充满社会责任感的专业素养。

1. 推动转化式学习的时代
2. 医学教育能协调相互依存关系的时代

趋势与展望

大力推进转化式学习

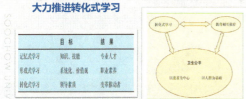

	目标	结果
记忆式学习	知识、技能	专业人才
形成式学习	系统化、价值观	职业素养
转化式学习	领导素质	变革推动者

趋势与展望

主要改革举措

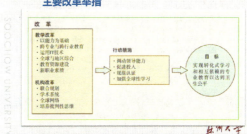

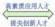

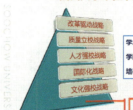

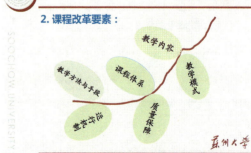

附录

要素与任务

3. 课程改革主要任务：推动医学教育发展，使医学教育不断地适应时代发展要求、不懈追求进步，促进医学教育理念和教学模式转变

要素类别	目标任务	主要内容
教育理念	注重先进	"做中学"（Learning by doing）：批判能力、自学能力、处理来知事件能力，在PBL、"三早教育"、导师制、临床技能训练充分体现
教学目标	平衡统一	"理想与现实结合"：一方面，医学生领受基础原理、理论和方法，获取终身学习的基础根基；另一方面，必须学会知有用的、实用性的知识，以根安全行医
学科知识	系统整合	"以器官系统为基础的学习"（OBSL）：跨学科组织教学模式，基础学科的整合、临床学科的整合、基础与临床学科的整合、医学科学与人文社会科学的整合；形式上有PBL、医学综合实验、OSCE考试
科学人文	有机融合	"生物—心理—社会"模式：GPEP报告指出：缺乏人文、社会科学基础的学生，在医学生涯中往往会失事力挑战而答这样挑战的勇气和能力不仅开阔一道课程，而且要融入专业教育中，在追踪医生个性、价值观和职业认识上，"隐性课程"有巨大影响
学习环境	宜造建设	"以学生为中心学习"环境：完善的基础条件（e-学习）、充满热情和奉献精神的教师、学校特有的优良传统、临床教学环境

要素与任务

4. 课程改革影响因素：多因素相互作用的结果，主要源于医学院校对外部力量的反应，以及强有力的机构或权威人士作用

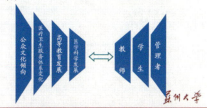

要素与任务

5. 课程改革的理念：以"卓越计划2.0"为目标，顺应时代发展要求，转变教育教学理念，完善课程体系建设

【主要任务】
- 教学理念注重先进，体现"做中学"（Learning by doing）
- 学科知识系统整合，跨学科组织教学模式
- 课程思政有机融合，塑造医学生个性、价值观和职业认识
- 学习环境营造建设，与现代信息技术深度融合

【预期目标】
- 实现整合课程体系在临床医学专业全覆盖，PBL教学在各课程广泛应用
- 建设一批课程思政教材库、优秀课程思政微视频

要素与任务

6. 课程改革的保障：以立德树人为根本，优化师资规模与结构，打造跨学科教学团队，加强教学组织建设，规范教师教研活动，提升教育教学能力

【主要任务】
- 建立医科教师成长发展中心、医学教育研究室
- 完善整合课程教学团队建设，基础与临床联动育人、交互授课
- 补充一批薄弱学科专业师资，建立非医背景教师授课准入制
- 推动一流学者建设一流课程

【预期成果】
- 省部级以上教学名师、团队、成果
- 国家级临床师资培训基地

要素与任务

7. 课程资源的建设：积极整合各类教学资源，切实改善办学基本条件与设施，积极创建基于数字化教学要求的教学资源

【主要任务】
- 遴选培育线上、线下、混合式、虚拟仿真、社会实践五类"金课"
- 整合基础与临床知识体系，建立与完善10门左右全新整合课程
- 加强校外合作，建设研究型课程，推进研究性教学
- 规划与建设基于现代信息技术的智能化教育课程

【预期成果】
- 国家"双万计划"类金课新突破

要素与任务

8. 课程评价体系的构建：以岗位胜任力为导向，重视教学方法与教学评价方式革新，加强形成性评价，强化教考分离，发挥优质课程示范作用

【主要任务】
- 完善形成性评价机制，全面推进Minicex、DOPS临床教学评价
- 建设试题库，推进实质性教考分离，参加国家临床医学分阶段考试，加强对各相关课程可比性成绩分析与评价
- 加强示范性教学课堂评比，对课堂教学要有质的区分，与绩效挂钩

【预期成果】
- 形成一套适合学部实际课堂教学质量评价体系与教学绩效分配体系

高等医学教育改革发展实践与探索
苏州大学"卓越医生教育培养计划"实例（2010—2020年）

要素与任务

"落地生根"

1. 要创新教学组织模式，有目的、有重点规划课程建设
   - 教学组织建设
   - 教学制度建设
2. 要加大课程建设投入，改善课堂教学条件
   - 经费投入
   - 条件保障
3. 要让一流学者挂帅，主持一流课程建设
   - 要主讲一门课，负责一门课
   - 实现打造"金课"，淘汰"水课"

课程建设

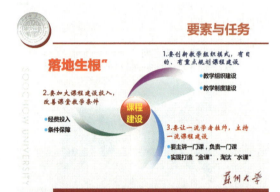

应 对
苏州大学课程改革的实践与探索

实践与探索

医学课程改革与建设的目标

课程是人才培养中的教学基本单元和核心要素，课程质量直接决定着人才培养质量。医学课程改革与建设在实现专业人才培养目标中起核心作用，以"**建设一流课程，培育一流卓越医学人才**"为目标，围绕课程师资建设、课程资源建设、课程教学方法与评价方式改革等重点，不断提高课程建设水平，提升人才培养质量。

实践与探索

高质量课程的主要特征

标志：高阶性、创新性、挑战度

高质量课程

- "**高阶性**"知识能力素质有机融合，培养医学生解决临床复杂问题的综合能力和临床思维
- "**创新性**"课程内容反映医学前沿性和时代性，教学形式体现先进性和互动性，学习结果具有探究性和个性化
- "**挑战度**"课程有一定难度，需要"跳一跳"才能够得着，对教和学有较高要求

实践与探索

两项工作要求：

- 一把手工程：医学部、学院党政主要负责人要亲力亲为，常抓不懈。
- 医学课程改革与建设小组：按学科专业属性设立六个课改模块，实现学部、学院共同推进，协调进行。

实践与探索

两个纲要文件：

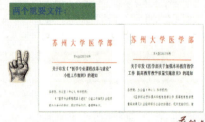

附录

实践与探索

1. 加强课程师资建设，以一流队伍促一流课程建设

高水平教师进课堂	跨学科教学团队构建	教师教学专项培训
制定"特聘教授参与本科教学实施意见"，明确特聘教授参与本科教学的渠道，并给予相应的激励措施	打破学科、教研室界限，建立了10个基于系统的整合课程教学团队	组织骨干教师赴境内高校参加教学专项能力培训，目前已超300余人次

实践与探索

2. 实施整合式课程体系，优化课程结构与教学内容

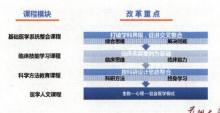

课程模块	改革重点
基础医学系统整合课程	打破学科界限，促进交叉整合；综合思维；解决问题
临床技能学习课程	临床疾病案例为基础；临床思维；临床能力
科学方法教育课程	按科研设计思路整合；科研方法；终身学习
医学人文课程	生物—心理—社会医学模式

实践与探索

3. 加强课程资源建设，着力构建数字化教学平台

医学类
- 新生研讨课程67门
- 全英语示范课程11门
- 微课程139门
- 录播课程46门
- PBL案例56个
- CBL案例72个

建设在线开放课程23门，引入McGraw-Hill Access Medicine/USML Easy电子数据库、国家试题库，支持学生不限时间、地点自测自评

实践与探索

4. 重视课程教学方法与教学评价方式改革

多元化，强调反馈

终结性评价　　　过程多元化评价

期末考试	实习考试	课程作业	读书报告	PBL	实习记录
阶段考试	社区考核	文献综述	实验报告	CBL	病历书写
毕业考试					

实践与探索

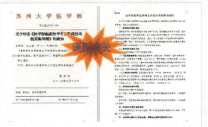

课程把关

实践与探索

省级以上优质课程资源建设成果

- 国家精品在线开放课程 3项；省级 6项
- 教育部来华留学生英语品牌课程 3项；省级 6项
- 国家级规划教材 2项；省级重点教材 6项
- 国家虚拟仿真实验项目 2项，在评 2项；省级 6项
- 全国高校微课比赛获奖 2项

标志性成果、项目历史性突破

国家级成果、项目：12项；省级成果、项目：24项

291

高等医学教育改革发展实践与探索
苏州大学"卓越医生教育培养计划"实例（2010—2020年）

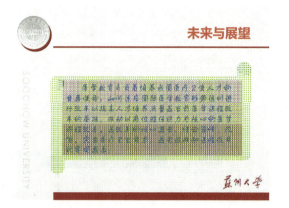

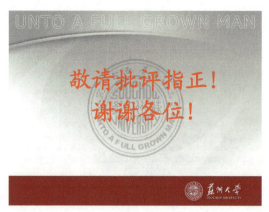

2020年江苏省医学会医学教育分会汇报

加快创新发展，全面提升质量
——综合大学医学人才培养体系构建实践探索

2020年江苏省医学会医学教育分会汇报

龚 政　2020年10月26日

汇报内容

1. 学深悟透，深刻领会医学教育创新发展新要求
2. 明晰思路，积极构建综合大学人才培养新体系
3. 明确任务，努力探索综合大学医学教育新途径

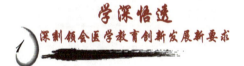

学深悟透
深刻领会医学教育创新发展新要求

 学深悟透

不能因为走得太远
而忘记为什么出发

中国高等教育改革全面发力
- "一系列讲话"
- "两个大会"
- "三个文件"

厘清了新时代中国高等教育发展思路，绘制了中国高等教育改革路线图

 学深悟透

认真组织学习，贯彻落实文件

- 医学部党工委理论学习中心组第一时间组织学习（9月29日）
- 医学部党政领导班子集体观看吴岩司长讲话（10月14日）
- 医学部及各学院分别组织师生员工学习

 学深悟透

医学教育是卫生健康事业发展的重要基石

面对新冠肺炎疫情　　实施健康中国战略　　世界医学发展

 新挑战　 新任务　 新要求

人才培养结构亟须优化、培养质量亟待提高，医药创新能力有待提升

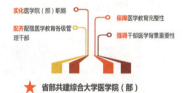
 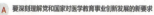
 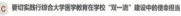

 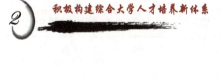

高等医学教育改革发展实践与探索
苏州大学"卓越医生教育培养计划"实例（2010—2020年）

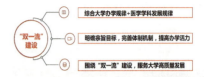

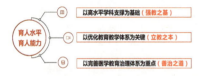

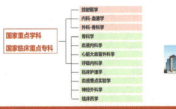

附录

3. 明确任务
努力探索综合大学医学教育新途径

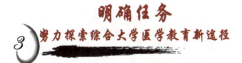

明确任务

加强顶层设计，突出立德树人，强化医教协同

师生	医教	科教	信息
落实立德树人 课程思政	完善制度保障 临床基地	开展研究性教学 研究型学院	革新教学技术 基于5G技术

明确任务

加强大学生职业素养与思政教育（强思政）

【任务要求】
传承百年医学教育，立德树人，实施"三全育人"模式，坚定学生理想信念，强化学生责任使命，培育学生职业精神

【针对性举措】
- 做实导师制：思政引领、专业导航、科研启发、创新激励
- 探索书院制：以学生为中心，促进医学第一课堂与第二课堂相结合，教学与生活相结合，形成多维度、全方位的医学人才育人体系
- 建设医学专业课程思政素材库、优秀课程思政微视频

明确任务

让学生忙起来！让教学活起来！让管理严起来！

多维驱动   双师互动   互联互动

完善育人体系，丰富育人内涵，创新育人载体，提升育人能力

坚持立德树人，不断完善人才培养体系

   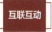

明确任务

做强一流医学专业（建"金专"）

【任务要求】
以"卓越计划2.0""双万计划"为目标，优化人才培养方案，融入大健康理念、现代前沿技术，推进新型学习模式，提高医学人才培养的社会适应度

【针对性举措】
- 加强专业发展规划与论证，全力争创国家一流专业
- 对标国际，开展专业认证（预防医学、药学）
- 探索"医学+X"新医科（医学物理、核医学），微专业建设（精准放射医学、核医学、脑科学）
- 设立"巴斯德英才班"，探索生命科学拔尖创新人才培养模式

明确任务

医学部：15个

临床医学 国家一流、省品牌	
口腔医学	
预防医学	
法医学	
医学检验技术	
护理学 （省特色）	
药学 （国家一流）	
中药学	
食品质量与安全	
生物科学	
生物技术 （省特色）	
生物信息学	
医学影像学	
放射医学 国家特色、省特色、省一流	
生物制药	

国家一流专业	2个
省一流专业	3个
国家级特色专业	1个
省品牌专业	1个
省特色专业	3个
省重点专业类项目	1个

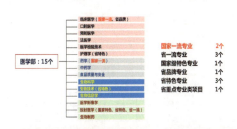

高等医学教育改革发展实践与探索
苏州大学"卓越医生教育培养计划"实例（2010—2020年）

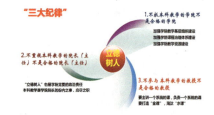

附 录

明确任务

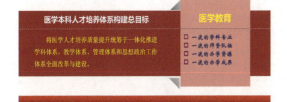

敬请批评指正！

谢 谢！

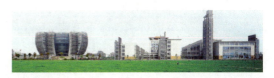